Peter Pogany-Wnendt, Elke Horn, Beata Hammerich,
Erda Siebert, Johannes Pfäfflin
Das transgenerationelle Erbe von Schuld und Scham

Forum Psychosozial

Peter Pogany-Wnendt, Elke Horn,
Beata Hammerich, Erda Siebert, Johannes Pfäfflin

Das transgenerationelle Erbe von Schuld und Scham

Von traumatischer Erstarrung zum empathischen Dialog

Mit einem Vorwort von Björn Krondorfer

Psychosozial-Verlag

Im vorliegenden Buch wird das generische Maskulinum verwendet,
es sind jedoch ausdrücklich alle Gender mitgemeint.

Bibliografische Information der Deutschen Nationalbibliothek
Die Deutsche Nationalbibliothek verzeichnet diese Publikation
in der Deutschen Nationalbibliografie; detaillierte bibliografische Daten
sind im Internet über http://dnb.d-nb.de abrufbar.

Originalausgabe

info@psychosozial-verlag.de
www.psychosozial-verlag.de

Umschlagabbildung: Constantia Rosendorfer
Umschlaggestaltung und Innenlayout nach Entwürfen von Hanspeter Ludwig, Wetzlar
ISBN 978-3-8379-3382-6 (Print)
ISBN 978-3-8379-6245-1 (E-Book-PDF)

Inhalt

Empathie wagen

Vorwort

Björn Krondorfer

Der Mut zum Mitfühlen des Leids der »Anderen« ist eine Bedingung, um sich mit vergangenem Unrecht in der Gegenwärtigkeit lebendiger Beziehungen auseinanderzusetzen. Mitgefühl mindert die Gefahr, in selbst-exkulpierenden Erklärungen zu erstarren oder das eigene politische und ethische Denken allein vom erlebten Leiden früherer Generationen bestimmen zu lassen. Durch die therapeutische Arbeit mit traumatisierten Menschen und durch die Literatur über transgenerationelle Erbschaften kollektiver Traumata wissen wir, dass wir den Folgen der Vergangenheit nicht durch Wegschauen und Verdrängen entkommen können.

Was seltener zur Kenntnis genommen wird, ist die Notwendigkeit eines Dialogs zwischen jenen, die unter vergangenem Unrecht gelitten haben, und jenen, die dieses Unrecht angeordnet oder von ihm profitiert haben. Sowohl kollektive Geschichtsinterpretationen als auch das Aufwachsen mit unhinterfragten Familiengeschichten bilden hermetische Erklärungsmuster (master narratives), die weniger über das moralische und politische Engagement jedes Einzelnen aussagen, dafür umso mehr über unsere automatischen Identifizierungen mit einem Kollektiv. Diese Identifizierungen werden erst in dem Moment hinterfragt, wenn sich Menschen begegnen, die sich aufgrund ihrer nationalen, religiösen, ethnischen, sozialen oder politischen Identifikationen voneinander unterscheiden. Sich auf das »Andere« in der Begegnung mit »Anderen« einzulassen, ist ein erster Schritt, Empathie zu wagen. In dieser Arbeit geht es nicht um Schuldzuschreibungen oder Entschuldungen, sondern um ein gemeinsames Ringen in der Gegenwart. Diese Prozesse sind zuweilen schmerzlich, explosiv, anstrengend und provokativ, aber auch immer ein Versuch des »working through« (Durcharbeiten) statt »acting out« (Ausagieren). In meiner Arbeit habe ich diese prozessorientierten Begegnungen als Momente der »unsettling empathy« beschrieben (Krondorfer, 2020).

Mit Blick auf die Geschichte des genozidalen Antisemitismus in Deutschland und der deutschen Nachkriegsgeschichte mit ihren zahlreichen (teils gescheiterten, teils geglückten) Versuchen der Vergangenheitsbewältigung ist es kein Zufall, dass sich eine Organisation wie PAKH gebildet hat. Gegründet 1995 mit dem Namen Psychotherapeutischer Arbeitskreis für Betroffene des Holocaust wurde der Verein 2006 umbenannt in den Arbeitskreis für intergenerationelle Folgen des Holocaust. In diesem Buch reflektieren fünf langjährige, therapeutisch-aktive Mitglieder von PAKH über ihre Arbeit mit zerstörerischen und heilenden Dynamiken in der Auseinandersetzung mit der Vergangenheit, sowohl in Bezug auf einen weit-gefassten therapeutischen Rahmen als auch der eigenen Familiengeschichte.

Das hier vorliegende Buch ist eine revidierte, deutsche Fassung des von Pumla Gobodo-Madikizelas herausgegebenen Bandes *History, Trauma and Shame – Engaging the Past through Second Generation Dialogue* (2020). Die Beiträge untersuchen zwischenmenschliche und gesellschaftspolitische Prozesse, in denen die Auswirkungen massiver Gewalt über Generationen hinweg zwischen Angehörigen von Opfergemeinschaften und Angehörigen von Tätergesellschaften nachgezeichnet werden. Die Autoren gehen dieser Aufgabe als klinische Psychologen, Psychotherapeuten und Psychoanalytiker nach, aber sie erzählen auch persönlich von Verletzungen in der Begegnung mit dem »Anderen« und in den eigenen Familienbiografien. Sie setzen sich im Dialog mit der Vergangenheit auseinander, um sozial heilend in Familien- und Kollektivdynamiken einzugreifen.

Dieses Buch hat seine eigene, lange Geschichte, die hier im Detail nicht erzählt werden kann. Sie begann 2009 in Südafrika, als Pumla Gobodo-Madikizela[1] – damals Professorin für Psychologie an der Universität in Kapstadt, heute Institutsleiterin für Violent Histories and Transgenerational Trauma an der Stellenbosch Universität – PAKH-Mitglieder ansprach, um in einem gemeinsamen Buch über die Notwendigkeit von Dialogen in Post-Konflikt-Gesellschaften zu reflektieren. Insbesondere sollten die Situationen in post-Apartheid Südafrika und post-Holocaust Deutschland miteinander ins Gespräch kommen. Es dauerte elf Jahre gemeinsamen Ringens, bis der Band 2020 in einer englischen Ausgabe erschien. Die politische Weltsituation im Jahre 2020 war nicht dieselbe wie 2009 und sie hat sich in den letzten vier Jahren weiterhin drastisch verändert. Die

1 Sie wurde insbesondere durch ihr Buch *A Human Being Died that Night: A South African Woman Confronts the Legacy of Apartheid* (2003) bekannt.

deutsche, revidierte Ausgabe spricht nun in eine Situation hinein, in der es gesellschaftlich wenig Bereitschaft gibt, in den Dialog zu treten. Stattdessen können wir mit Schrecken eine wachsende Radikalisierung beobachten: Menschen weigern sich, dem »Anderen« wirklich zuzuhören; sie missachten jede Perspektive, die nicht mit der eigenen übereinstimmt; sie solidarisieren sich mit Gleichgesinnten, die den »Anderen« missachten, beschimpfen, bedrohen, oder angreifen; sie lassen sich von Kollektivgefühlen manipulieren, die das gewaltsame Vernichten des »Anderen« propagieren. Es wird immer schwieriger, in einem Raum zu verweilen, der unterschiedliche Perspektiven, Erbschaften, Erfahrungen und Erklärungsversuche zulässt. Selbst der Versuch, eine geschützte Zone des gemeinsamen Austauschs zu bilden, wird missachtend als Ausdruck einer kompromittierten Neutralitätsideologie abgelehnt.

Was 2009 damit begann, die Hinterlassenschaften und historischen Traumata von Apartheid und Holocaust miteinander zu verbinden, um nicht die Fehler einer gewalttätigen Vergangenheit zu wiederholen, ist heute brisanter denn je. Furcht vor Krieg, Gewaltherrschaften und unberechenbaren Tyrannen hat die frühere Hoffnung auf friedfertige Transformationsprozesse verdrängt. Es ist gesellschaftlich eine Unlust zu spüren, kollektive Identitäten und Identifikationen ehrlich und kritisch aufzuarbeiten.[2] Aber gerade dazu lädt dieses Buch ein: Darüber nachzudenken, wie soziale und persönliche Transformationen in ehemaligen Unrechtsgesellschaften, die von Massengewalt gezeichnet sind, möglich werden. Es hofft, die Leser zur Gesprächsoffenheit über die eigene nationale Geschichte und familiären Geschichten zu motivieren, um Unverständnis und Feindseligkeiten angesichts gewaltbedingter Traumata zu überwinden.

Hindernisse und Chancen

Die Autoren dieses Bandes praktizieren einen radikalen Schritt der Selbstoffenbarung. Damit laden sie uns ein, Zeuge ihrer eigenen inneren Kämpfe mit historischen Traumata zu werden. Es ist nicht leicht, sich Fragen der trans-

2 Zur vergleichenden Forschung über den Umgang mit der Vergangenheit Deutschlands und Südafrikas siehe Ralf Wüstenberg (2008; 2009). Zu Fragen von Gerechtigkeit, Heilung und Versöhnung in einer global vergleichenden Perspektive siehe Hayner (2002), Cobban (2007) und Philpott (2006).

generationalen Übertragung historischer Traumata durch eine selbstreflexive Perspektive zu nähern und persönliche Konflikte öffentlich zu machen. Eine derart radikal-selbstprüfende Analyse muss autobiografisch ehrlich sein, darf aber nicht zu persönlich werden, damit intime Offenbarungen nicht die gesamtgesellschaftliche Relevanz verschleiern. Es geht um transformative Wendepunkte, die Menschen in unterschiedlichen sozialen und politischen Kontexten inspirieren, sich auf ähnliche Prozesse einzulassen. Die verwendete Sprache in diesem Buch möchte Verletzlichkeit ohne Selbstmitleid bekunden, um das Gemeinsame an Erfahrungen von Menschen in ihren Familien, beruflichen Netzwerken, Großgruppenidentitäten (Volkan, 2013, S. 75–88) und imaginären Gemeinschaften (Anderson, 2006) hervorzuheben.

Die Autoren weisen darauf hin, dass die Heilung von Kollektiven, Gesellschaften und Nationen davon abhängt, wie erfolgreich sich Begegnungen zwischen Mitgliedern von Opfergemeinschaften und Tätergesellschaften gestalten. Unter »Mitgliedern« werden hier einerseits Überlebende und deren Nachkommen von Gewalt und Gewaltsystemen verstanden als auch jene, die sich dieser Gruppe zugehörig fühlen; andererseits Täter und deren Nachkommen und dies schließt Zeugen von Gewalt, Nebenzeugen, Nutznießer sowie symbolische oder politische Vertreter dieser »Tätergruppen« ein. Extreme Gewalt traumatisiert Menschen nicht nur direkt, sondern hinterlässt auch Spuren, die über Generationen hinweg unterschwellig aktiv bleiben. In geschützten, öffentlichen Dialogräumen können transformative Momente entstehen, die den sich wiederholenden Kreisläufen von Misstrauen, Feindschaft, Gewalt und Hass entgegenwirken (Gobodo-Madikizela, 2008).

In den Selbstoffenbarungen und analytischen Reflexionen des Autorenteams erkennen wir, dass selbst die persönlichsten Erfahrungen mit historischen Traumata in Erzählmuster gebündelt werden, die die Individuen in eine soziale und diskursive Gemeinschaft einbinden. In dialogischen Räumen wird dieses oft nicht-bewusste Zugehörigkeitsgefühl durch einen kommunikativen Akt öffentlich gemacht, mit dessen Hilfe es in der Gegenwart des »Anderen« überprüft werden kann. Dadurch entsteht ein komplizierter Tanz in den Begegnungen zwischen Gruppen, geprägt von Neugier und Misstrauen, Klarheit und Blindheit, Introjektionen und Projektionen, verbalen und nonverbalen Signalen, empathischer Identifikation und distanzierter Skepsis.

Sich dem Erbe des Holocaust in Dialoggruppen zu nähern bedeutet, den Opfern (und deren Nachkommen) eine Stimme zu geben und den Tätern (und deren Nachkommen) eine Chance zur Selbstreflexion anzubieten. Dieser Schritt geht sowohl über die engen Grenzen der Therapie als auch über rechtliche Konventionen einer Vergeltungsjustiz hinaus und so können wir die Bemühungen des Autorenteams in den größeren Rahmen einer Versöhnungspraxis und restaurativen Justiz einordnen (Llewellyn & Philpott, 2014). In einem solchen Rahmen kann das Unerwartete – und doch so Notwendige – geschehen: Zeichen des Bedauerns und der Reue; Gesten des Verständnisses; Möglichkeiten einer aufrüttelnden Empathie; ein Überwinden von Misstrauen; das Entdecken gemeinsamer menschlicher Bindungen; selbstkritische Einsicht; Selbstakzeptanz und gelegentlich Vergebung. Diese Momente sind das Resultat harter intra- und interpsychischer Konfrontationen sowie des wachsenden Bewusstwerdens unserer menschlichen Verbundenheit. Nach außen ausstrahlend ermöglichen intime Intergroup-Begegnungen, moralische Emotionen öffentlich zu artikulieren, die dadurch ins politische Vokabular einfließen können.[3]

Kritiker gehen oft fälschlicherweise davon aus, dass diese Prozesse unbedeutend oder eigennützig sind. Sie vermuten, solche restaurativen Dialoge konstruierten künstliche Instanzen von Mitgefühl, die eine (häufig von Regierungen) gewünschte Versöhnung erzwängen und Opfergruppen moralisch zur Vergebung drängten. Obwohl dieses Buch nicht geschrieben wurde, um solche Missverständnisse zu widerlegen, macht jedes Kapitel deutlich, dass dialogische Prozesse nicht linear verlaufen und keine vordeterminierten Resultate forcieren. Dialoge können keine Verständigung erzwingen, sie können nur Rahmenbedingungen schaffen, in denen das Unerwartete eintreten kann. Wichtig ist: Damit transformative Wendepunkte eintreten können, ist es notwendig, mitmenschliche Intersubjektivität mit der harten emotionalen Arbeit intrapsychischer Konfrontationen zu verbinden.

Metanarrative

Wenn Dialoggruppen nicht auf die Präsenz verwundender Erinnerungen und die Subtilität intrapsychischer Realitäten achten, kann die Dynamik in

3 Das Konzept der »moralischen Emotionen« – seit Aristoteles Teil der Moralphilosophie – ist zu einem Forschungsfeld der Moralpsychologie geworden. Ein gutes Beispiel im Zusammenhang mit der Heilung von unrechtmäßigem Schaden ist die philosophische Arbeit von Margaret Walker (2006). Siehe auch Martha Nussbaums Arbeit über politische Emotionen (2013).

ein seichtes, mitfühlendes Zuhören abrutschen, welches die Komplexität der notwendigen Vergangenheitsaufarbeitung vermeidet. Komplexe Prozesse auf mitfühlendes Zuhören einzuschränken, kann dazu führen, dass Teilnehmende ihre Identitäten mithilfe von wiederkehrenden, metanarrativen Motiven verteidigen. Ein Metanarrativ ist, kurz definiert, die Selbstbeschreibung einer Großgruppe, in der Identitäten festgeschrieben werden; es bestätigt normative Geschichte(n), die ein Kollektiv über sich selbst erzählt. Metanarrative können in mannigfaltigen Variationen von Individuen erzählt werden, sie bleiben aber letztlich einem bestimmten Grundmuster treu. Persönliche Erlebnisse, die auf einem Konglomerat diskreter und fragmentierter Erfahrungen beruhen, werden in einen wiedererkennbaren Rahmen gepresst und gewinnen so an sozialer Bedeutung. Zum Beispiel sind deutsche Erinnerungen an den Zweiten Weltkrieg sehr unterschiedlich in ihrer Spezifität, aber in den ersten Jahrzehnten nach dem Krieg erinnerte sich das kollektive Gedächtnis wesentlich an Geschichten der eigenen Unschuld oder an die Nöte der deutschen Bevölkerung am Kriegsende und in der unmittelbaren Nachkriegszeit (derweil den ehemalig verfolgten Gruppen kaum Aufmerksamkeit geschenkt wurde).[4] Die Botschaft eines metanarrativen Rahmens nichtverfolgter Deutscher in der Nachkriegszeit hieß: »Wir haben auch gelitten!« Dieses Leitmotiv bündelte und organisierte eine Vielfalt von Erfahrungen (auch widersprüchliche Erfahrungen) in eine erzählbare und erkennbare Form.

Wenn sich Dialoggruppen auf den Austausch allgemeiner Metanarrative beschränken, ist es wenig wahrscheinlich, dass sich die Teilnehmenden gegenseitig mit Empathie unterstützen. In deutsch/jüdischen Gruppen können zum Beispiel Nachkommen von Überlebenden mit Abwehrhaltung reagieren, wenn sie eine »Wir-Deutsche-haben-auch-gelitten«-Botschaft spüren oder hören. Selbst wenn die nicht-jüdisch deutschen Gesprächspartner etwas anderes als Selbstmitleid beabsichtigten, wird eine solche metanarrative Botschaft von jüdischen Gesprächspartnern als Versuch wahrgenommen, dass Leid »ihrer« Vorfahren zu verringern. Und so beginnt ein bekannter, unproduktiver Kreislauf: Um der »Wir-

4 Die Kürze dieses Beispiels soll lediglich darauf hinweisen, wie ein Metanarrativ operiert. Ich beabsichtige hier nicht, den Nuancen der diskursiven Struktur deutscher Kriegserinnerungen gerecht zu werden. Für eine Fallstudie einer detaillierten diskursiven Analyse zum Umgang mit der Vergangenheit in deutschen Nachkriegserinnerungen, siehe Krondorfer (2022).

haben-auch-gelitten«-Botschaft etwas entgegenzusetzen, bestehen jüdische Gesprächspartner auf dem unermesslichen Ausmaß traumatischer Erinnerungen ihrer Eltern, und verstärken damit die zentrale Bedeutung des Holocaust als ihr Metanarrativ. Dies wiederum kann die nicht-jüdisch deutsche Seite zum schamvollen Schweigen bringen oder es verstärkt ihr Beharren auf dem eigenen Leiden oder individuell-unschuldigen Familiengeschichten. Emotional blockiert, kommt der Austausch zum Stocken.

Ich kenne diese Dynamiken aus meiner langjährigen Arbeit mit jüdisch/deutschen Begegnungen in den Vereinigten Staaten und Deutschland. Vor allem in den ersten Begegnungen in den 1980er Jahren zwischen amerikanischen Juden und nicht-jüdischen Deutschen, alle nach 1945 geboren, kamen beide Seiten mit Erwartungen aufeinander zu, die die jeweils andere Seite nicht bereit war zu erfüllen. Während beide Seiten Signale am Interesse des Kennenlernens des »Anderen« sendeten und erste Verbindungspunkte knüpften, redeten sie oft aneinander vorbei. Jüdische Teilnehmende, die aus einer Post-Holocaust Mentalität heraus sprachen, hofften, von nachkriegsgeborenen Deutschen ein ausdrückliches Eingeständnis deutscher Schuld zu hören. Junge Deutsche hingegen sprachen, oft unbefangen, aus einer Nachkriegsmentalität heraus, die davon ausging, ihre jüdischen Gesprächspartner teilten mit ihnen eine gemeinsame politische Sensibilisierung für die Lasten einer katastrophalen Vergangenheit. Daher, so die Annahme, bestehe zwischen ihnen eine gemeinsame Verbindung. Zu ihrer Überraschung wurden sie stattdessen als die deutschen »Anderen« empfunden. In den 1980er Jahren lehnten viele junge Juden und Jüdinnen, die in eine Welt nach dem Holocaust hineingeboren waren, die Idee einer gemeinsamen Generationenverbindung mit Nachkriegsdeutschen ab; stattdessen bestanden sie auf einer in der Opfer-Täter-Kluft begründeten Differenz (Krondorfer, 1995).

Allein der Austausch von persönlichen Geschichten schafft kein wirkliches Vertrauen, sondern kann gegenseitiges Misstrauen erhöhen, vor allem wenn wir den Einfluss von Metanarrativen unterschätzen. Wenn nicht-jüdische Deutsche und Juden persönliche oder familienbiografische Geschichten austauschen, die unterschwellig oder explizit mit Motiven und Botschaften ihrer Metanarrative verbunden sind, wird keine Seite der anderen wirklich zuhören. Nachkommen jüdischer Überlebender mögen solche Begegnungen mit dem Gefühl verlassen, das Leid ihrer Eltern – und stellvertretend ihr eigenes – stieße bei deutschen Dialogpartnern immer noch auf taube Ohren. Jüngere Deutsche hingegen könnten frustriert sein, weil sie glauben, es gäbe keinen Platz für ihre Erinnerungen an das Elend, welches in nachkriegsdeutschen Familien tradiert wurde. Und so fühlen sich beide Seiten gezwungen – vielleicht mit noch größerer Dringlichkeit als zuvor – in einen Zyklus einzutreten, der ihre Versionen kollektiver Metanarrative wiederholt, statt diese selbstkritisch und konstruktiv durchzuarbeiten.

Ähnliche Dynamiken habe ich auch in friedensfördernden Dialogen mit Palästinensern und Israelis beobachtet, die ich für viele Jahre geleitet und begleitet habe. Beide Gruppen beharren auf ihren jeweiligen Metanarrativen und sie beherrschen das Wiedererzählen zur Perfektion. Was die einzelnen Personen mitteilen, ist erschütternd und traurig, aber die jeweils andere Seite hat Schwierigkeiten, das Mitgeteilte wirklich aufzunehmen und anzuerkennen. Die Gründe dafür sind nicht im moralischen Versagen oder Empathie-Mangel jedes Einzelnen zu suchen. Vielmehr liegt die Ursache darin, dass die Vielzahl menschlicher Erfahrungen in ein gesellschaftlich anerkanntes Muster einer Opfergeschichte gepresst wird, welches der anderen Seite bereits bekannt ist. So kommt es schnell zu Beschuldigungen, etwa, dass Israelis oder Palästinenser herzlos gegenüber dem kollektiven Leiden des jeweils »Anderen« seien oder als kollektives »Ich« Schuld daran trügen. Persönliche Nuancen gehen verloren, wenn Erzählstrukturen einem vereinfachten, wenn auch teilweise wahren, Schema folgen: Wir/Meine Familie kamen/kam als verzweifelte Flüchtlinge aus dem antisemitischen Europa mit zwei Koffern an den Küsten Israels an, wo wir mit arabisch-palästinensischer Feindseligkeit empfangen wurden; wir/meine Familie wurden/wurde aus unseren palästinensischen Dörfern von europäischen Juden vertrieben, die wir zuvor willkommen geheißen hatten, und was wir heute besitzen, sind nur noch Erinnerungen und die Schlüssel zu unseren früheren Häusern. Die tiefe existenzielle Unsicherheit, die der Holocaust hinterlassen hat, und die tiefe Wunde der Entwurzelung, die durch die *Naqba* verursacht wurde, verengen sich in den überlieferten Erzählungen zum Leidwesen aller Beteiligten zu sich wiederholenden Anschuldigungen über Terrorismus und Besatzung. Häufig geht in den ersten Runden eines gemeinsamen Austauschs das Verstehen des persönlichen Leids des »Anderen« verloren, weil es sich nicht vom emotionalen Muster eines Metanarrativs lösen kann; mentale Abwehrkräfte werden mobilisiert, die ein gemeinsames Zuhören verhindern.[5]

---

5 Metanarrative haben die Funktion, die Komplexität und Mehrdeutigkeit realer Erfahrungen zu vereinfachen. Diese reduktive Version des jeweils »Anderen« wird in bewaffneten,

Die dialogische Arbeit von PAKH ist in Deutschland erfolgreich, weil sie nicht in den Traumata der Großgruppenidentitäten gefangen bleibt (Volkan, 2001, 2013). Wenn Dialoggruppen bewusst und umsichtig mit der Angst arbeiten, sich vor dem Leid der »Anderen« schützen zu müssen, kann ein empathisches Zuhören entstehen, das sich nicht verteidigen muss. Wahre Empathie erschüttert eingefahrene Weltanschauungen, Annahmen und Großgruppenidentifikationen. Diese Form der Empathiearbeit ist aufrüttelnd und verunsichernd; sie stört die Gewissheiten, mit denen wir uns und unsere Umwelt und Welt erklären; sie bringt ins Schwanken, was wir als allgemeingültige Wahrheit über uns, unsere Familie, unsere Geschichte und unsere Zughörigkeit zu verstehen glauben. Mehr als bloßes Mitgefühl, das sich frei jeder ethischen Kritik äußern kann, beruht das Erleben einer *unsettling empathy* in der dem »Anderen« behutsam zugewandten Reaktionsfähigkeit. Dies zu praktizieren ist nicht einfach angesichts vergangener und gegenwärtiger Ungerechtigkeiten und asymmetrischer Machtstrukturen. Eine verunsichernde Empathie riskiert Verletzlichkeit gegenüber dem »Anderen«. Als ethische Haltung und Verantwortung gegenüber dem »Anderen« rüttelt sie an den eigenen Grundannahmen über die Welt und drängt uns, die Existenz des »Anderen« anzuerkennen (Krondorfer, 2020).

Loyalität und Mut

Es wird oft unterschätzt, wie stark Gruppenloyalitäten dialogische Begegnungen beeinflussen. Loyalitätskonflikte untergraben dialogische Annäherungsversuche zwischen Menschen, die in gewaltsamen Konflikten verstrickt sind. Wer sich auf dialogische Prozesse einlässt, riskiert, die Unterstützung der eigenen Gruppe, mit der man sich identifiziert, zu verlieren. Keine Dialoggruppe kann isoliert von Großgruppenidentitäten arbeiten. Ein ständiges Wechselspiel zwischen innerpsychischer Arbeit,

militanten oder militärischen Konflikten verschärft (Krondorfer, 2015). Zur »disruptiven Empathie« in Bezug auf den Holocaust und al-Naqba, siehe Bashir und Goldberg (2014). Für eine nuancierte konzeptionelle Studie über persönliche und kollektive Erinnerungen an den Holocaust und al-Naqba, einschließlich einer Alternative zu Metanarrativen, die »meine/deine« Erinnerungen gegeneinander ausspielen, siehe Chaitin und Steinberg (2014), die friedensfördernden Begegnungen organisieren und analysieren.

gruppenspezifischer Dynamik und Außenimpulsen kennzeichnet das Wesen dialogischer Prozesse. Da die Teilnehmenden ermutigt werden, auf den jeweils »Anderen« zuzugehen, kann die Loyalität gegenüber der eigenen Familie, Religion, ethnischen Zugehörigkeit, politischen Partei oder Nation infrage gestellt werden. Teilnehmende, die sich inmitten von Loyalitätskonflikten befinden, müssen Botschaften aushandeln, die sowohl äußere politische Realitäten als auch innere psychische Ängste widerspiegeln. Entwickeln sie in Dialoggruppen Empathie mit der anderen Seite, können sie zu Außenseitern in den eigenen Familien und Sozialstrukturen werden. Sie können gesellschaftlich geächtet oder – schlimmer – als Verräter stigmatisiert werden. Erda Siebert erwähnt in ihrem Beitrag die Angst vor sozialer Ausgrenzung. Als sie sich darum bemühte, die Vergangenheit ihres Nazi-Vaters offenzulegen, musste sie damit rechnen, den Kodex des Familienschweigens zu brechen. Durch ihr Engagement in aktiver Erinnerungsarbeit konnte sie jedoch »Zusammenhänge zwischen ›öffentlichen‹ historischen Ereignissen, Gefühlsstrukturen, Familiendramen [...] nationalen Identitäten und [...] ›persönlichen‹ Erinnerungen« (Kuhn, 1995, S. 4; Übers. BK) herstellen.[6] Die Erinnerungsarbeit, die Erda mithilfe von PAKH betreiben konnte, war insofern öffentlich, als sie dies in Anwesenheit von Kindern von Holocaust-Überlebenden als auch als Podiumsteilnehmerin auf öffentlichen Veranstaltungen in Deutschland und Südafrika präsentieren konnte.

Fragen zur Loyalität betreffen sowohl Mitglieder der Tätergesellschaft als auch Mitglieder einer Opfergemeinschaft. Seitens der Tätergesellschaft können persönliche Gesten der Reue und der Anerkennung von Schuld als unaufrichtige Geständnisse, Opportunismus, Karrierismus oder strategische Selbsterhaltungsmaßnahmen verunglimpft werden. Seitens der Opfer können Gesten der Vergebung und des empathischen Verständnisses als eine irregeleitete persönliche Versöhnung oder als politischer Opportunismus interpretiert werden. In beiden Fällen wird empathisches Engagement nicht als Zivilcourage, sondern als psychologische, moralische oder politische Schwäche verstanden. Diese Vorwürfe beschränken sich nicht nur auf die Generation der Täter und Opfer, sondern können auch gegen Nachkommen oder politische Repräsentanten, die im Namen von Opfern und Tätern sprechen, erhoben werden. Oft überwachen selbsternannte und

6 Im Original: »explore connections between ›public‹ historical events, structures of feeling, family dramas [...] national identity and [...] ›personal‹ memory« (Kuhn, 1995, S. 4).

öffentliche Hüter von Großgruppenidentitäten das Überschreiten dieser Grenzen. Sie ermutigen nicht, sondern verschmähen Menschen, die in den Grenzgebieten dialogischer Empathie und restaurativer Justiz (restorative justice) arbeiten.

Das Autorenteam zeigt in diesem Buch, wie lohnend es ist, gegen diesen Strom normativer Erwartungen zu schwimmen. Die Autoren weisen darauf hin, dass Loyalitätsforderungen nicht immer real sind, sondern im eigenen Kopf ihr Unwesen treiben. Zum Beispiel kann ein vermutlicher Schweigekodex weniger mit einer elterlichen Verfügung als vielmehr mit den eigenen Ängsten zu tun haben. Daher das Bedürfnis des Autorteams, die Ursachen nicht nur in der Gesellschaft zu verorten, sondern diesen auch in intrapsychischen Konfrontationen nachzuspüren. Johannes Pfäfflin etwa schildert seine inneren Kämpfe mit zerbrochenen Identitäten und Rissen in deutschen Familien und versucht, diffuse Gefühle des Unbehagens und verzerrte Schulderfahrungen von seinem jetzigen Leben zu trennen.

Die Beiträge weisen auch darauf hin, dass der Mut zur Empathie – und damit die Überschreitung von Loyalitätscodes –Veränderungen erwirken kann, selbst in scheinbar unlösbaren Familiendynamiken. Beata Hammerich und Peter Pogany-Wnendt veranschaulichen, wie Beziehungen in ihren Familien neu belebt werden konnten, nachdem sie selbst die ersten Schritte in ein emotionales Neuland gewagt hatten. Wie kompliziert empathisches Engagement sein kann, wird auch in Elke Horns Beschreibung eines Konfliktes zwischen einem jungen Deutschen, der nach 1945 geboren wurde, und einem in Deutschland wohnenden, jüdischen Holocaustüberlebenden nachgezeichnet.

Die Autoren spüren auch eigenen Loyalitätskonflikten nach, etwa wenn sie sich der qualvollen Entscheidung stellen, Familiengeheimnisse preiszugeben. Wir können hier auf die Auseinandersetzungen von Beata Hammerich mit ihrer jüdischen (überlebenden) Mutter und von Erda Siebert mit ihrem deutschen (nationalsozialistischen) Vater verweisen. In beiden Fällen löste die Bereitschaft, ihre Familiengeschichten öffentlich zu machen, intensive Schamgefühle aus. Da Scham vom Individuum als eine existenzverneinende, moralische Emotion erlebt wird, stecken wir viel psychische und soziale Energie in die Vermeidung und Abwehr von Scham. Die innere Bereitschaft, Scham anzuerkennen und von anderen in der eigenen Scham anerkannt zu werden, war genau die Öffnung, die es brauchte, um aus lebenseinschränkenden Ängsten herauszukommen, die an Erda und Beata delegiert worden waren.

Öffentliche Äußerungen und Aktivitäten, die den moralischen Konsens einer sozialen Gruppe infrage stellen, sind eine weitere Möglichkeit, die Reglementierung von Loyalitäten zu hinterfragen. Beispielhaft kann hier auf das heiß diskutierte Thema des Staates Israel hingewiesen werden, das immer wieder auftaucht, wenn jüdische Gesprächspartner auf öffentlichen Foren vertreten sind, selbst wenn diese persönlich wenig mit Israel zu tun haben. Die Diskussion um das umstrittene Terrain der Legitimität der israelischen Politik – die seit dem 7. Oktober 2023 eine besondere Heftigkeit angenommen hat, aber PAKH schon länger bekannt ist – geht oft mit Forderungen politischer Loyalitäten für pro-palästinensische oder pro-israelische Positionen einher. Sich solch vereinfachten Positionierungen zu verweigern und für ein nuanciertes Verständnis auf der Grundlage empathischen Engagements einzutreten, wird in politisierten Foren als Loyalitätsverrat und politische Unzuverlässigkeit gewertet. PAKH erfährt diese Spannungen immer wieder.

In Zeiten bewaffneter Konflikte verfestigen und verschärfen sich diese Positionen. Das wurde mir schmerzlich deutlich, als ich im Sommer 2014 ein Treffen mit Palästinensern und Israelis im Westjordanland moderierte, als Hamas in Gaza und israelische Streitkräfte im Krieg miteinander standen. Einige der israelischen und palästinensischen Teilnehmenden hatten weder ihren Familien noch (in einigen Fällen) ihren Partnern etwas von ihrer Teilnahme an diesem Treffen erzählt – so groß war die Angst vor gesellschaftlicher Ächtung und Repressalien (Krondorfer, 2015). Als PAKH sein erstes öffentliches Forum zu Israel in Deutschland organisierte, wurden auch sie vom Publikum dazu gedrängt, sich zu positionieren. Sie sollten preisgeben, was und wen sie repräsentierten: Jüdische Nachkommen von Überlebenden oder deutsche Nachfahren der Nachkriegszeit? Statt sich vom Publikum in bestimmte Rollenvorstellungen stecken zu lassen, unterstützten sich die PAKH-Vertreter auf dem Podium gegenseitig.

Ein letzter Punkt zur Loyalität betrifft das Berufsethos. Im Erwachsenenleben kann die berufliche Loyalität so wichtig sein wie die Loyalität zur Familie, denn ein großer Teil des erwachsenen Egos steht nicht in der Familie, sondern unter Kollegen auf dem Spiel. Wie bereits erwähnt, ist das Autorenteam das Risiko eingegangen, sich offen mit ihren gruppeninternen Konflikten im PAKH zu befassen und der Öffentlichkeit einen Blick in die intime Natur ihrer Auseinandersetzungen als Nachkommen von Opfern und Tätern zu gewähren. Einige Autoritäten auf dem Gebiet der Psychologie mögen diese Form öffentlicher Selbstoffenbarung als unangemessen ansehen. Das Verdienst und die Stärke der PAKH-Arbeit ist es jedoch, Möglichkeiten zu skizzieren, wie ein gesellschaftliches Gefüge, das in Nazi-Deutschland auseinandergerissen wurde, sozial geheilt werden kann; und dazu bedarf es des Mutes, entgegen professionellen Einsprüchen von Kollegen persönliche Verwundbarkeiten öffentlich zu machen.

Delegationen und Verpflichtungen

Loyalitätskonflikte können *direkt* zwischen Akteuren in andauernden Konfliktzonen oder *stellvertretend* zwischen Nachkommen oder sekundären Zeugen (secondary witnesses) in einer Post-Konflikt-Phase erlebt werden. Menschen, die sich »stellvertretend« identifizieren, mögen nicht in der gleichen Weise belastet sein wie direkt-traumatisierte Menschen, aber ihre Identifikationen sind deshalb keine künstlichen Konstrukte, sondern sind mit eigenen intensiven und komplizierten Emotionen belastet.[7] Wir können in den Beiträgen dieses Buches beobachten, wie sehr die Begegnungen zwischen Kindern von Tätern und Kindern von Opfern von kontroversen und fragilen Kämpfen mit familiären Verpflichtungen und Delegationen geprägt sind. Obwohl die kritische Traumaliteratur das Ausmaß von Trauma und die Art, ob und wie Traumata von Generation zu Generation weitergegeben werden kann, hinterfragt,[8] besteht kein Zweifel daran, dass delegierte emotionale Belastungen generationsübergreifend wirksam sind. Sie verpflichten neue Generationen, stellvertretend das Unerledigte der Elterngeneration zu wiederholen. Menschen identifizieren sich mit ihren Familien – und damit auch mit Großgruppenidentitäten – und sie verteidigen sie, wenn sie sich vom »Anderen« seelisch und psychisch bedroht fühlen.

Ich möchte kurz an einem Beispiel aufzeigen, wie stellvertretende Akte der Verpflichtung in dialogischen Begegnungen durch unterschwellige Delegationen unerledigter Aufgaben aktiviert werden können. Mein Bei-

7 Für eine positive Bewertung von stellvertretenden Identifikationen, insbesondere in Bezug auf Schuld und Verantwortung, die in Tätergesellschaften vererbt werden, vgl. Vetlesen (2005); für eine kritischere Sichtweise, insbesondere in Bezug auf die »stellvertretende Opferrolle«, siehe LaCapra (2002).

8 Siehe Fassin und Rechtman (2009), Kansteiner und Weilböck (2008), Kansteiner (2004), Berlant (2007), Weissman (2004) und Seltzer (1997).

spiel mag auf erstem Blick trivial klingen, womit ich nicht die Schwere der ererbten Last infrage stellen möchte. Es veranschaulicht, wie emotional aufgeladene Delegationen unverarbeiteter Emotionen als eine generationelle Verpflichtung ausgelebt werden können. Der Vorfall ereignete sich während eines vierwöchigen Sommerprogramms, in dem amerikanisch-jüdische und nicht-jüdisch deutsche Studenten die Geschichte und das Vermächtnis des Holocaust und des Zweiten Weltkriegs untersuchten und diskutierten. Zwischen 1989 und 2005 hatte ich mehrere dieser Programme organisiert und moderiert, speziell für Studierende, deren Großeltern die 1930er und 1940er aktiv erlebt hatten (Krondorfer, 1995). Die Studierenden, die einen Monat lang gemeinsam reisten, lernten in dieser Zeit mit Aufrichtigkeit und Integrität ihre kulturell unterschiedlichen Perspektiven zu diskutieren, insbesondere die Frage, wie sich diese tief verletzende Geschichte auf ihr Leben ausgewirkt hat. Wir waren nach einem zweiwöchigen Aufenthalt in den Vereinigten Staaten gerade in Berlin angekommen, als beim Abendessen eine amerikanisch-jüdische Studentin aufstand, sich eine Scheibe Wurstaufschnitt schnappte, sie an ihrer Hand baumeln ließ, dann laut rief: »Schaut her, wer will diesen Dreck essen!«[9] Dann warf sie die Wurstscheibe quer durch den Raum.

Zuerst gab es Gelächter, dann verlegenes Schweigen. Es war eine impulsive Handlung dieser ansonsten sehr besonnenen und sensiblen jungen Frau. Sie konnte sich später selbst nicht erklären, was ihr spontanes Handeln motiviert hatte. Es suggerierte eine Aggressivität, die von einer ungelösten inneren Spannung herzurühren schien. Sie war zum ersten Mal in Deutschland, dem Land der Mörder zusammen mit deutschen Studierenden, mit denen sie sich bisher gut verstand. Wenn gemeinsames Essen ein elementarer Bestandteil einer Kultur und der Gastfreundschaft ist, dann können wir die Charakterisierung der Wurstscheibe als »Dreck« und das Schleudern durch den Raum als eine spontane, aber unmissverständliche Botschaft an die Deutschen verstehen: »Ihr seid, was ihr esst.« Ihre Geste verstieß gegen unausgesprochene Regeln gegenseitiger Gastfreundschaft (Kearney & Taylor, 2011), aber instinktiv gehörte auch Mut dazu. Sie schien – und ich möchte dies nur vorsichtig formulieren – impulsiv ein generationsübergreifendes, delegiertes Misstrauen auszuagieren. Es schien fast so, als sei dieser lieblose Akt gegen ihre deutschen Kommilitonen und Freunde von ihr verlangt worden, als gäbe es eine unterschwellige Ver-

9 Übers. BK., wörtlich sagte sie: »Look, who wants to eat this shit.«

pflichtung durch ihre Familie oder Gemeinschaft just in dem Moment, in welchem ihre jüdische Identität bedroht zu sein schien.[10] Obwohl keiner der deutschen Studierenden in diesem Moment auf ihr Ausagieren reagierte, löste es Verwirrung und Abwehrreaktionen aus, wie z. B. spätere Kommentare über den »Snobismus« amerikanischer (sprich »jüdischer«) Studenten.

Dies ist nur eines von vielen Beispielen dafür, was passieren kann, wenn Menschen es wagen, sich in das Grenzgebiet des empathischen Engagements zu begeben, wo soziale Identitäten und familiäre Loyalitäten auf dem Spiel stehen. Ich erinnere mich, wie verunsichert ich war, als ich in den 1980er Jahren als Doktorand in den Vereinigten Staaten zum ersten Mal Holocaustüberlebende traf. Die Versuche, meinen Eltern in Deutschland von diesen Begegnungen zu erzählen, waren mühsam. Meine Eltern konnten nicht verstehen, welche Bedeutung diese Begegnungen für mich hatten; stattdessen verteidigten sie sich gegen vermeintliche oder imaginierte Anschuldigungen, die allein darin bestanden, dass ich mit jüdischen Menschen in den USA in Kontakt war. Meine Eltern gehörten zur sogenannten Hitlerjugend-Generation. Sie wuchsen als Kinder und Jugendliche im NS-Regime auf. Mit 16 Jahren wurden sie direkt in die letzten Kriegsjahre hineingezogen und nach 1948 entwickelten sie sich zu guten, demokratisch-westdeutschen Bürgern. Unter den zahlreichen ungelösten Emotionen, die die Hitlerjugend-Generation geprägt hat, war eine Botschaft immer hörbar: Aufgrund ihres jungen Alters waren sie unschuldig. Ich fühlte mich lange dem Mythos der jugendlichen Unschuld meiner Eltern verpflichtet. Aber dieser unausgesprochenen Verpflichtung konnte ich umso weniger nachkommen, je mehr ich mit jüdischen Partnern im Gespräch blieb. Über die Jahre hinweg änderte sich langsam meine Haltung gegenüber meinen Eltern: Zuerst rebellisch, dann verschämt (als missbrauche ich ihr Vertrauen), mal hoffnungsvoll, mal verzweifelt über meine Versuche, ihre Sichtweisen zu beeinflussen. Später spürte ich, wie bedroht sie sich von mir fühlen mussten, vom Sohn im fernen Amerika, der sich entschieden hatte, das Erbe des Holocaust zu verstehen und mit jüdischen

10 Um Missverständnissen vorzubeugen: Es ist unwahrscheinlich, dass jemand in der jüdischen Familie dieser jungen Frau gesagt hat, sie solle sich unhöflich gegenüber Deutschen verhalten. Dennoch ist es vorstellbar, dass Botschaften des Misstrauens, wenn nicht gar unterschwelligen Zorns in der Familie verbal oder nonverbal vermittelt wurden.

Menschen im anhaltenden Gespräch zu sein. Im Laufe vieler Jahre entwickelte ich eine Fähigkeit, den Nöten ihrer Jugenderfahrungen offener zuzuhören, und lernte, unsere Unterschiede besser zu akzeptieren.

Das Delegieren von generationsüberschreitenden, ungelösten Emotionen – der generationelle »Auftrag« der (Groß-)Eltern – geht Hand in Hand mit impliziten und expliziten Verpflichtungen, deren Ausmaß sich von Familie zu Familie unterscheidet. Sich selbst überlassen, behindern diese generationsübergreifenden Delegationen dialogische Begegnungen. Bleiben sie in Gruppen unbearbeitet, aktivieren sie Abwehrhaltungen. Was dem Autorteam in diesem Buch so gut gelingt, ist, uns zu zeigen, wie wir Möglichkeiten öffnen können, diese Abwehrhaltungen zu überwinden, auch wenn sie keine umgehende Heilung historischer Traumata versprechen können.

Mit Blick auf die »Anderen«

In Dialogen zwischen Menschen, die aufgrund unterschiedlicher Großgruppenidentifikationen im Konflikt miteinander stehen, ergeben sich unweigerlich Momente interkulturellen Lernens. Das zeigt sich in der unermüdlichen Arbeit, die PAKH in den letzten dreißig Jahren in Deutschland geleistet hat. Interkulturelle Gespräche helfen, Hindernisse zu überwinden, die in spezifischen kulturellen Normen und familiären Verpflichtungen verankert sind.[11] Als beispielsweise Erda Siebert auf Videoaufnahmen der südafrikanischen Wahrheits- und Versöhnungskommission versöhnliche Gesten gegenüber Apartheid-Tätern erleben konnte, öffnete sich unerwarteterweise ein Weg aus ihrem familiären Dilemma. Viele Jahre lang hatte sie die Loyalität zu ihrer Familie als unvereinbar mit ihrem moralisch-politischen Engagement gegenüber Opfergemeinschaften empfunden. Das südafrikanische Beispiel ermöglichte ihr, ihren Konflikt nicht als eine Entweder-Oder-Entscheidung zu sehen. Die Suche nach der Wahrheit in einer

11 Es ist denkbar, dass PAKH zukünftig auch Dialogmöglichkeiten mit und für islamisch-identifizierte Menschen in Deutschland anbietet. Siehe dazu Esra Özyürek *Subcontractors of Guilt: Holocaust Memory & Muslim Belonging in Postwar Germany* (2023), Sa'ed Atshan und Katharina Galor *The Moral Triangle: Germans, Israelis, Palestinians* (2020), Mehnaz Afridi *Shoah through Muslim Eyes* (2017) und die historische Studie von David Motadel *Islam and Nazi Germany's War* (2014).

Täterfamilie ließ sich mit der Akzeptanz durch eine Opfergemeinschaft vereinbaren.

Wir wissen, dass Annäherungen zwischen ehemaligen NS-Tätern und ihren Opfern im Nachkriegsdeutschland selten stattgefunden haben. Den Nachfolgegenerationen ist es aber möglich – in generationsverzögerten Gesten –, mit hart erarbeiteter Ehrlichkeit aufeinander zuzugehen. Erda war in der Lage, das zu tun, wozu ihr Vater, der Täter, nicht in der Lage war: Die Wahrheit auszusprechen, sich an liebevolle Kindheitsmomente mit ihm zu erinnern und dennoch lebendige Beziehungen mit Nachkommen jüdischer Holocaustüberlebender aufzubauen.

Historische Traumata, soziale Transformationsprozesse und persönliche Versöhnungspraktiken können durch kulturübergreifende, komparative Analysen vertieft werden. Davon zeugt auch die ursprünglich englische Version dieses Buches, welches die Dynamiken im südafrikanischen post-Apartheid Staat mitreflektierte. Diese Erfahrungen spürt man beim Lesen auch in der deutschen Ausgabe. Das Buch als öffentliches Dokument bezeugt und analysiert das intime Ringen des Autorenteams – ein Ringen, welches die Grenzen eines intrapsychischen und intersubjektiven Engagements mit den Lasten der Vergangenheit überschreitet, um die gegenwärtigen sozialen Ungerechtigkeiten, Hassideologien und Kriege in den Blick zu nehmen. Insofern die besonderen und persönlichen Erfahrungen der Autoren exemplarisch sind, so möchten sie auch andere Menschen dazu inspirieren, Empathie zu wagen.

Literatur

Afridi, M. (2017). *Shoah through Muslim Eyes.* Academic Studies Press.

Anderson, B. (2006). *Imagined Communities: Reflections on the Origin and Spread of Nationalism.* Verso.

Atshan, S. & Galor, K. (2020). *The Moral Triangle: Germans, Israelis, Palestinians.* Duke University.

Bashir, B. & Goldberg, A. (2014). Deliberating the Holocaust and the Nakba: Disruptive Empathy and Binationalism in Israel/Palestine. *Journal of Genocide Research, 16*(1), 77–99.

Berlant, L. (2007). The Subject of True Feeling: Pain, Privacy, and Politics. In K. Ball (Hrsg.), *Traumatizing Theory: The Cultural Politics of Affect in and beyond Psychoanalysis* (S. 305–347). Other Press.

Chaitin, J. & Steinberg, S. (2014). »I can almost remember it now«. Between Personal and Collective Memories of Massive Social Trauma. *Journal of Adult Development, 21*(1), 30–42.

Cobban, H. (2007). *Amnesty after Atrocity? Healing Nations after Genocide and War Crimes.* Paradigm Publishers.

Fassin, D. & Rechtman, R. (2009). *The Empire of Trauma: An Inquiry into the Conditions of Victimhood* (R. Gomme, Übers.). Princeton University Press.

Gobodo-Madikizela, P. (2003). *A Human Being Died that Night: A South African Woman Confronts the Legacy of Apartheid.* Mariner Book/Houghton Mifflin.

Gobodo-Madikizela, P. (2008). Trauma, Forgiveness and the Witnessing Dance: Making Public Spaces intimate. *Journal of Analytical Psychology, 53*, 169–188.

Gobodo-Madikizela, P. (Hrsg.). (2020). *History, Trauma and Shame – Engaging the Past through Second Generation Dialogue.* Routledge.

Hayner, P. (2002). *Unspeakable Truths: Facing the Challenge of Truth Commissions.* Routledge.

Kansteiner, W. (2004). Genealogy of a Category mistake: A Critical Intellectual History of the Cultural Trauma Metaphor. *Rethinking History, 8*, 193–221.

Kansteiner, W. & Weilnböck, H. (2008). Against the Concept of Cultural Trauma or How I Learned to Love the Suffering of Others Without the Help of Psychotherapy. In A. Erll & A. Nünning (Hrsg.), *Cultural memory studies: An international and interdisciplinary handbook* (S. 229–240). de Gruyter.

Kearney, R. & Taylor, J. (Hrsg.). (2011). *Hosting the Stranger: Between Religions.* Continuum.

Krondorfer, B. (1995). *Remembrance and Reconciliation: Encounters Between Young Jews and Germans.* Yale University Press.

Krondorfer, B. (2015). Notes from a Field of Conflict: Trilateral Dialogical Engagement in Israel/Palestine. *Journal of Ecumenical Studies, 50*(1), 153–158.

Krondorfer, B. (2020). *Unsettling Empathy: Working with Groups in Conflict.* Rowman & Littlefield.

Krondorfer, B. (2022). Nationalsozialismus und Holocaust in Autobiographien protestantischer Theologen. In B. Krondorfer, K. von Kellenbach & N. Reck (Hrsg.), *Mit Blick auf die Täter: Fragen an die deutsche Theologie nach 1945* (revidierte Auflage, S. 27–185). Wissenschaftlicher Buchverlag.

Kuhn, A. (1995). *Family Secrets: Acts of Memory and Imagination.* Verso.

LaCapra, D. (2002). *Writing History, Writing Trauma.* Johns Hopkins University Press.

Llewellyn, J. & Philpott, D. (Hrsg.). (2014). *Restorative Justice, Reconciliation, and Peacebuilding.* Oxford University Press.

Motadel, D. (2014). *Islam and Nazi Germany's War.* The Belknap Press

Nussbaum, M. (2013). *Political Emotions: Why Love Matters for Justice.* The Belknap Press.

Özyürek, E. (2023). *Subcontractors of Guilt: Holocaust Memory & Muslim Belonging in Postwar Germany.* Stanford University Press.

Philpott, D. (Hrsg.). (2006). *The Politics of Past Evil: Religion, Reconciliation, and the Dilemmas of Transitional Justice.* University of Notre Dame.

Seltzer, M. (1997). Wound Culture: Trauma in the Pathological Public Sphere. *October, 80*(Spring), 3–26.

Vetlesen, A.J. (2005). *Evil and Human Agency: Understanding Collective Evildoing.* Cambridge University Press.

Volkan, V. (2001). Transgenerational Transmission and Chosen Trauma: An Aspect of Large-Group Identity. *Group Analysis, 34*(1), 79–97.

Volkan, V. (2013). *Enemies on the Couch: A Psychopolitical Journey through War and Peace.* Pitchstone.

Walker, M. (2006). *Moral Repair: Reconstructing Moral Relations after Wrongdoing*. Cambridge University Press.

Weissman, G. (2004). *Fantasies of Witnessing: Postwar Efforts to Experience the Holocaust.* Cornell University Press.

Wüstenberg, R. (2008). *Aufarbeitung oder Versöhnung? Ein Vergleich der Vergangenheitspolitik in Deutschland und Südafrika*. Brandenburgische Bundeszentrale für politische Bildung.

Wüstenberg, R. (2009). *The Political dimension of reconciliation: A theological analysis of ways of dealing with guilt during the transition to democracy in South Africa and (East) Germany*. Eerdmans.

Biografische Notiz

Björn Krondorfer, Regents' Professor, ist Leiter des Martin-Springer-Instituts und Professor für Religion am Institut für vergleichende kulturelle Studien an der Northern Arizona University in Flagstaff. Seine Fachgebiete sind Religion, Gender, Kultur sowie Studien zum (Post-)Holocaust und zur Versöhnung. Zu seinen neuen Büchern gehören *Unsettling Empathy: Working with Groups in Conflict* und *The Holocaust and Masculinities*. Er ist – mitunter als Vorstand – an diversen Komitees zur Holocaust-Aufarbeitung beteiligt.

Zur Entstehungsgeschichte des PAKH

Einleitung

Peter Pogany-Wnendt, Elke Horn, Beata Hammerich, Erda Siebert & Johannes Pfäfflin

Im Jahre 1995, dem Gründungsjahr des PAKH[1], gab es bereits einen gesellschaftlichen Diskurs über die deutsche Täterschaft im Holocaust und die Kriegsverbrechen im Zweiten Weltkrieg, in vielen Familien jedoch herrschte weiterhin Schweigen über die ganz konkrete Beteiligung einzelner Familienmitglieder. Die Kinder und Enkel wussten kaum etwas darüber, ob und wie sich ihre Eltern und Großeltern an der NS-Herrschaft sowie an der Verfolgung und Ermordung von Juden und anderen für »unwert« erachteten Menschen beteiligt hatten. Auch in vielen Familien von Überlebenden herrschte – aus völlig anderen Gründen – Schweigen über das erfahrene Leid während der NS-Verfolgung. Die Kinder der Überlebenden waren weitgehend genauso unwissend. Auch in Psychotherapien und Lehranalysen wurde das Thema kaum angesprochen (Leuzinger-Bohleber, 2003). Die sogenannte »transgenerationelle Weitergabe« des schmerzlichen Leides und der Traumatisierungen der Überlebenden auf ihre Nachkommen sowie die Auswirkungen von Täterschaft und Gewalterfahrungen auf die nächsten Generationen waren auch Psychotherapeuten größtenteils nicht bewusst oder sie wurden als nicht maßgebend für die seelische Symptombildung ignoriert. Sie waren zumeist auch nicht Gegenstand der psychotherapeutischen Ausbildung. In dieser Situation spürten einige Menschen, in der Mehrzahl Psychotherapeuten, aber auch Menschen anderer Berufsgruppen – Personen mit Eltern oder Großeltern, die eine deutsche Täter-, Mittäter- oder Mitläufer-Geschichte oder eine jüdische Verfolgungsgeschichte hatten –, dass sie eine schwere und zugleich

1 Der Gründungsname war Psychotherapeutischer Arbeitskreis für Betroffene des Holocaust, PAKH e.V. Erst im Jahre 2006 wurde der Name in Arbeitskreis für intergenerationelle Folgen des Holocaust, ehem. PAKH e.V. verändert, wie weiter unten ausgeführt wird.

schwer fassbare seelische Last auf ihre Schultern aufgebürdet bekommen hatten. Sie machten sich auf, einen Verein zu gründen, der sich mit den transgenerationellen Folgen des Holocaust sowohl aufseiten der Täter wie auch der Verfolgten befassen und den Dialog zwischen den Nachkommen beider Seiten fördern sollte. Auf beiden Seiten fühlten sich die Nachkommen mit ihren Geschichten sehr alleine gelassen. Sie wollten einen sicheren und vertrauten Raum schaffen, in dem sie sich über ihre Familiengeschichten austauschen und zugleich die (unbewussten) seelischen Auswirkungen des transgenerationellen Erbes auf das Individuum und die Gruppe auf der Grundlage psychoanalytischen Denkens erforschen konnten. Wege des konstruktiven Umgangs mit dem schwierigen Erbe sollten entwickelt werden. Und schließlich sollten die Erkenntnisse aus dem Mikrokosmos des PAKH helfen, die gesellschaftlichen Prozesse im Zusammenhang mit der Verarbeitung der NS-Herrschaft und des Holocaust besser zu verstehen. Die Gründenden wollten durch öffentliche Aufklärungsarbeit einen Beitrag zur Verhinderung des Wiederauflebens von Antisemitismus, Rassismus und Fremdenfeindlichkeit leisten. Das vorliegende Buch ist nun, fast 30 Jahre nach der Vereinsgründung ein Ergebnis dieser Arbeit.

Zur Geschichte des PAKH

Bevor wir der Leserschaft die einzelnen Kapitel vorstellen, möchten wir gern noch einen Blick auf die bewegte Geschichte des Vereins werfen, da diese in ihrer Gesamtheit die Grundlage unserer Reflexionen darstellt. Wir verstehen die PAKH-Gruppe als repräsentativ für das Aufscheinen von Spuren der Geschichte des Holocaust in der Gegenwart. Das heißt, der Gegenstand dieses Buches sind wir selbst, die Mitglieder des Vereins, ihre Interaktionen und die Strukturen, die daraus erwachsen sind.

Den Impuls zur Gründung setzte Liliane Opher-Cohn. Die Idee entstand im Gespräch mit dem Psychoanalytiker Vamik Volkan während eines Kongresses in Jerusalem im Jahr 1989.[2] Am 14. Juli 1995 war es dann endlich soweit und die Gründungssitzung des PAKH konnte mit zehn Gründungsmitgliedern stattfinden. Der erste Vorstand konnte Prof. Karl Köhle, den damaligen Leiter der Klinik und Poliklinik für Psychosomatik und

2 Johannes Pfäfflin geht in seinem Kapitel ausführlich auf die Gründungszeit des PAKH ein.

Psychotherapie der Universität Köln, für eine Kooperation mit dem neugegründeten Verein gewinnen. Prof. Christian Albus, der Nachfolger von Prof. Köhle, pflegt die Kooperation weiter. Darüber hinaus konnte Vamik Volkan als Supervisor gewonnen werden, der die Anfangszeit des PAKH mit fachlichem Rat begleitete. Auf sein Anraten hin bildete sich eine sogenannte Kern-Gruppe (»Core-Group«), bestehend aus zwei jüdischen Mitgliedern, Liliane Opher-Cohn und Peter Pogany-Wnendt, sowie drei nicht-jüdischen deutschen Mitgliedern, Johannes Pfäfflin, Bernd Klose und Bernd Sonntag. Diese Gruppe sollte einen tragenden Kern bilden, um den herum sich die ersten organisatorischen und inhaltlichen Strukturen des Vereins entwickeln sollten. Es ist zum größten Teil dem einfühlsamen und fachlich kompetenten Vorgehen Vamik Volkans bei den mehrtägigen Supervisionen zu verdanken, dass der PAKH sich trotz größerer und kleinerer Krisen in der Anfangszeit zu einem dauerhaft funktionsfähigen Verein entwickeln konnte. Volkan half der Kern-Gruppe, die transgenerationell bedingte unbewusste Dynamik, die sich in der Begegnung zwischen jüdischen und nicht-jüdischen Mitgliedern entfaltete, zu erkennen und zu handhaben. Dies war extrem hilfreich, denn auch bei der Erledigung banaler alltäglicher Aufgaben kam es teilweise zu Kommunikationsstörungen, deren Auswirkungen den noch jungen Verein hätten zum Scheitern bringen können. Trotz Volkans Unterstützung gelang es nicht ganz, diese Aufbauphase ohne schmerzliche Brüche und Verluste zu überstehen, wie wir noch zeigen werden.

Volkan motivierte die Gruppe, ein gemeinsames Projekt in Angriff zu nehmen, das integrative Wirkung für den ganzen Verein haben sollte. Er schlug die Durchführung eines internationalen Symposiums vor. So kam es, dass der PAKH aus Anlass des 50-jährigen Bestehens des Staates Israel vom 14. bis zum 16. August 1998 das internationale Symposium »Das Ende der Sprachlosigkeit? Auswirkungen der transgenerationellen Weitergabe traumatischer Holocaust-Erfahrungen«[3] unter der Schirmherrschaft der damaligen Bundestagspräsidentin Frau Prof. Rita Süssmuth in der Kunstsammlung Düsseldorf veranstaltete. Das Symposium wurde vom damaligen NRW-Ministerpräsidenten Johannes Rau unterstützt und über die Staatskanzlei finanziell gefördert.

Volkans Konzept war das einer Annäherung an das Thema der transgenerationellen Weitergabe ausgehend von den eigenen persönlichen Familiengeschichten. Er ermutigte die Mitglieder der Kern-Gruppe, zu Beginn

3 Die Vorträge sind erschienen in Opher-Cohn et al. (2001).

des Symposiums jeweils ein kurzes persönliches Statement abzugeben – eine ungewöhnliche Vorgehensweise. Dies führte dazu, dass auch die Vortragenden ihre Vorträge mit einem spontanen persönlichen Wort begannen. Es kam zu sehr persönlichen Berührungen. Eines der bewegendsten persönlichen Statements hat der amerikanische Psychoanalytiker und Sohn eines Holocaust-Überlebenden Ira Brenner abgegeben. In der Nacht vor seinem Vortrag gab er sich die Mühe, die folgenden Worte zu schreiben, die er sichtlich bewegt in gebrochenem Deutsch vortrug:

> »Letzten November plante ich, Sachsenhausen zu besuchen, um dort an einer besonderen Gedenkfeier teilzunehmen, die den noch lebenden Opfern dieses Lagers gewidmet war. Aber mein Vater, der in Berlin geboren wurde und, anstelle die Universität zu besuchen, diese Jahre als Sklavenarbeiter in den Konzentrationslagern Sachsenhausen und Auschwitz verbrachte, war zu krank, um diese Reise zu machen. Deshalb konnten wir nicht daran teilnehmen. Er fürchtete, in Deutschland zu sterben und nicht mehr lebend in die USA zurückzukehren. Dies war ihm sehr wichtig, denn er hatte die Gräueltaten der Nazis überlebt und konnte das Land vor über fünfzig Jahren verlassen. Und er hatte Recht, denn er starb kurz darauf. Deshalb widme ich diesen Vortrag seinem Gedenken und allem, was er mich gelehrt hat. Es hätte ihn glücklich gemacht, zu wissen, dass ich heute hier bin und diese Worte auf Deutsch an Sie richte, denn er liebte die deutsche Kultur vor der Shoah« (Opher-Cohn et al., 2001, S. 114).

Spätestens beim Symposium war der Geist des PAKH, der seine Arbeit bis heute prägen sollte, endgültig geboren: Aus dem persönlichen Dialog miteinander und der gemeinsamen Reflexion darüber sollte neue Erkenntnis erwachsen.

Der große Erfolg des Symposiums war das Ergebnis einer seelisch und körperlich kräftezehrenden gemeinsamen Anstrengung, an der sich neben der Kern-Gruppe viele weitere Menschen beteiligten. Während der Vorbereitung durchliefen die Beteiligten einige persönliche und zwischenmenschliche Krisen. Nachdem die Euphorie des Symposiums verflogen war, breitete sich ein Gefühl der Erschöpfung und der Leere innerhalb der Kern-Gruppe aus. Die schöpferischen Kräfte waren dermaßen gelähmt, dass Volkan das Bild der »Wüstenblume« (desert flower), die einmal blüht und dann erstirbt, benutzte, um die Frage in den Raum zu stellen, ob das Symposium ein einmaliges Projekt des PAKH bleiben sollte. Lange Zeit war nicht klar, ob der Verein überleben würde oder nicht. Er arbeitete lediglich auf Sparflamme. Die Aktivitäten beschränkten sich für die nächsten zwei Jahre auf den regelmäßig monatlich stattfindenden Literaturkreis und die Intervisionsgruppe. Im Juni 2001 veranstaltete dann der PAKH in der Kunstsammlung Düsseldorf gemeinsam mit dem Kulturwissenschaftlichen Institut Essen und der Landeszentrale für politische Bildung NRW eine Podiumsdiskussion zum Thema »Holocaust-Erinnerung und Gewalt von Rechts heute«. An diesem Abend kam es zu einem Eklat innerhalb des Vorstands.[4] Der Bruch im Vorstand endete mit dem Austritt von Liliane Opher-Cohn aus dem Verein, den sie initiiert hatte.

Das Ausscheiden von Liliane Opher-Cohn war ein großer Schock für alle und die erste schmerzliche Erfahrung für die Gründenden. Es war eine bittere Lehre, die die unberechenbare und unheilvolle Macht der unbewussten transgenerationellen Dynamik offenbarte, welche trotz allem Bemühen um ein freundschaftliches Miteinander zu unheilbaren Brüchen führen kann. Dieses Scheitern hinterließ eine Narbe, die den PAKH für immer begleiten wird. Das transgenerationelle Erbe der Feindschaft setzte sich mit seiner destruktiven Kraft auf verhängnisvolle Weise durch und führte zu einer unheilvollen Verstrickung in der Beziehung zwischen den Mitgliedern, die schließlich zum Ausstieg der jüdischen Initiatorin führte. Aus Freunden, die sich mit den besten Absichten gemeinsam auf den Weg zu einer schwierigen Mission gemacht hatten – die Gründung eines Vereins, der sich zum Ziel machte, die Feindschaft unter ihren Vorfahren durch den Dialog zwischen den Nachkommen zu überwinden –, wurden »Feinde«, die sich gegenseitig so schwer verletzten, dass ihre freundschaftlichen Bindungen zerbrachen.[5] Auf tragische Weise stellten sie unbewusst die Feindschaft und die Vernichtungsdynamik, die zwischen ihren Eltern oder Großeltern – »Deutschen« und »Juden« – herrschte, wieder her. Volkan hatte immer wieder in den Supervisionen auf diese Gefahr aufmerksam gemacht. Er wusste, dass die Nachkommen der Täter und der Opfer das Erbe der Feindschaft ihrer Vorfahren in sich trugen und dass es jederzeit maligne Effekte entfalten könnte, wenn es unerkannt blieb.[6] Dennoch unterlagen

4 Johannes Pfäfflin schildert die Situation in seinem Kapitel.

5 Es gab auch Konflikte und Spannungen innerhalb der Gruppe der jüdischen wie auch innerhalb der Gruppe der nicht-jüdischen Mitglieder.

6 Siehe: »Die Anatomie der Vorbereitungen für das Symposium ›Das Ende der Sprachlosigkeit?‹« (Opher-Cohn et. al., 2001).

die Mitglieder der ersten Stunde bei allem Bemühen und aller Sorgfalt dem Zwang der »Wiederkehr des Verdrängten« und waren gewiss auch aus Unerfahrenheit nicht in der Lage gewesen, die destruktive Dynamik besser zu handhaben. Liliane Opher-Cohns Austritt sollte im Laufe der Jahre nicht der einzige Bruch bleiben, der zum Weggang eines Mitglieds führte, aber er war sicherlich der schwerwiegendste und der schmerzvollste. Wir schätzen uns sehr glücklich, dass es im Jahre 2023 nach mehr als zwanzig Jahren zu einer unerwarteten versöhnlichen Annäherung zwischen Liliane Opher-Cohn und dem PAKH kam. Am 09.11.2023 wurde sie von der Mitgliederversammlung zum Ehrenmitglied ernannt.

Nach dem Weggang von Liliane Opher-Cohn musste sich der Verein neu aufstellen und organisieren. Er wurde nach dem Willen der Mitgliederversammlung im Jahre 2001 in ruhigere Bahnen gebracht und befasste sich hauptsächlich mit inhaltlichen Fragen. Die hohen Zielsetzungen, mit denen der Verein begonnen hatte, wurden an die realen Möglichkeiten angepasst. Die Auseinandersetzung mit der zukünftigen inhaltlichen Ausrichtung des Vereins führte nicht zufällig dazu, dass der Gründungsname des Vereins Psychotherapeutischer Arbeitskreis für Betroffene des Holocaust, PAKH e. V. infrage gestellt wurde. »Psychotherapeutisch« suggerierte den Außenstehenden, dass es sich um einen Verein allein für Psychotherapeuten handeln könnte, er sollte jedoch für alle Berufsgruppen offen sein. »Betroffene des Holocaust« seinerseits erweckte den Eindruck, als würde sich der Verein hauptsächlich mit den direkt Betroffenen, d. h. den Überlebenden befassen. Im Mittelpunkt der Arbeit stand jedoch die sogenannte zweite Generation. Die Diskussion um den neuen Namen begann im Jahre 2002. Schon damals wurde die Frage, wie politisch der Verein werden und ob der Zusatz »politisch« im neuen Namen erscheinen sollte, kontrovers diskutiert. Im *Protokoll der Mitgliederversammlung vom 28. November 2002* wird als Ergebnis der Diskussion vermerkt: »Wir sind keine ›politische Vereinigung‹. Unsere Arbeit sollte aber politische Wirkung haben.« Die Mitglieder einigten sich darauf, dass der Verein sich als Initiative gegen das Wiederaufleben von Fremdenfeindlichkeit und Antisemitismus verstand, die primär mit psychoanalytischen Mitteln arbeitet und für alle Interessierten offen ist. 2006 wurde der neue Name Arbeitskreis für intergenerationelle Folgen des Holocaust, ehem. PAKH e. V.[7] offiziell bekannt gegeben.

7 Die Abkürzung »PAKH« wurde im Namen beibehalten, weil der Verein schon als PAKH bekannt war.

Zu diesem Zeitpunkt vollzog sich eine zunehmende Öffnung des PAKH nach außen. Ein wichtiger Schritt in diese Richtung war die Bekanntschaft mit Pumla Gobodo-Madikizela, damals Professorin für Psychologie an der Universität Kapstadt. Erda Siebert lernte sie bei einer Reise nach Südafrika kennen und lud sie in den PAKH ein. Pumla war Mitglied der südafrikanischen Wahrheits- und Versöhnungskommission im Jahre 1996 gewesen und damit eine bedeutsame Dialogpartnerin für uns, wie sich in den folgenden Jahren herausstellen sollte. Sie hatte außerdem ein bewegendes Buch geschrieben über ihre Begegnung mit Eugene de Kock, dem Chef der Todesschwadronen während der Apartheid, der als »prime evil« bekannt war. (Gobodo-Madikizela, 2003) Ein halbes Jahr lang hatte sie ihn im Gefängnis besucht und mit ihm über seine Taten gesprochen. Sie befasste sich intensiv mit der Frage der Versöhnung zwischen Großgruppen nach politisch motivierten Traumatisierungen. Im Jahr 2004 lud PAKH sie zum ersten Mal zu einem Vortrag und Gespräch über die Arbeit der Wahrheitskommission ein und zum Austausch über den unterschiedlichen Umgang mit Massengewalt in Südafrika und Deutschland. Pumla interessierte sich für die Frage, wie der Holocaust in Deutschland sowohl individuell als auch in den Familien und in der Gesellschaft verarbeitet wurde. Vor allem wollte sie etwas über die Erfahrungen des PAKH mit den transgenerationellen Auswirkungen des Holocaust lernen, insbesondere im Hinblick darauf, dass auch in Südafrika die nächsten Generationen das psychologische Erbe der Apartheid in sich tragen würden. Von da an kam Pumla regelmäßig etwa einmal im Jahr zu Workshops nach Düsseldorf, um sich mit PAKH-Mitgliedern der Werkstatt[8] gedanklich auszutauschen. Es entwickelte sich ein produktiver Dialog auf der Grundlage einer zunehmend tieferen Freundschaft. Dieser inspirierte die Arbeit von PAKH maßgeblich und es folgten Einladungen zu Kongressen in Südafrika in den Jahren 2006, 2009 und 2012.[9]

In Anbetracht dieser menschlich und fachlich fruchtbaren Entwicklung

8 Die Werkstatt bildete sich als eine weitere PAKH-Gruppe nach der Intervisionsgruppe und dem Literaturkreis aus dem Bedürfnis einiger Mitglieder heraus, die Arbeit des PAKH theoretisch zu reflektieren und vor allem zu konzeptualisieren.

9 Hervorgehoben sei hier der erste Vortrag der Werkstattmitglieder in Südafrika im Jahre 2006 unter dem Titel »Handing Down the Holocaust in Germany – A Reflection on the Dialogue between Second Generation Descendents of Perpetrators and Survivors« (Hammerich, B., Pfäfflin, J., Pogany-Wnendt, P., Siebert, E. & Sonntag, B.; erschienen in Gobodo-Madikizela, 2009 und 2016).

in der Beziehung zu Pumla ergab es sich fast zwangsläufig, dass die Werkstattmitglieder im Jahre 2009 Pumlas Idee, einen gemeinsamen Beitragsband unter ihrer Herausgeberschaft zu schreiben, positiv aufgriffen. Sie wollten nicht nur die Dialogarbeit innerhalb des PAKH darstellen, sondern auch den deutsch-südafrikanischen Austausch zwischen dem PAKH und Pumla reflektieren. Pumla überzeugte unser vom psychoanalytischen Denken geleiteter Ansatz, der immer auch die eigene persönliche Geschichte miteinbezieht. Er reflektiert die Auswirkungen individueller Erfahrungen auf die (Groß-)Gruppe und umgekehrt kollektiver Erfahrungen auf das Individuum sowie die seelischen Folgen von Konflikten zwischen verfeindeten Gruppen. Die Arbeit des PAKH, so Pumlas Meinung, war geeignet, als Modell für andere Gruppen zu dienen, die sich mit Versöhnungs- und Friedensarbeit nach Genoziden und anderen politisch bedingten Traumatisierungen zwischen Großgruppen und mit den transgenerationellen Nachwirkungen solcher Ereignisse beschäftigen.

Mit viel Elan und starker Motivation machten wir uns ans Schreiben unserer jeweiligen – sehr im Persönlichen gehaltenen – Texte. Unsere Absicht war nicht nur, »die Welt« an unseren Erfahrungen teilhaben zu lassen, sondern wir wollten auch und vor allem dem PAKH ein lebendiges historisches Zeugnis der jahrelangen Arbeit im Verein geben, das sich auch als Konzept für die zukünftige Arbeit eignen würde. Beim Schreiben wurde uns allmählich klar, dass wir uns eine Aufgabe aufgebürdet hatten, die nicht nur mit wertvoller Erkenntnis und befreienden Gefühlen einherging, sondern auch mit inneren Widerständen, Ängsten, ambivalenten Gefühlen und durch sie bedingten persönlichen Krisen. Jeder von uns trat in einen Prozess der intensiven und zuweilen schmerzlichen Auseinandersetzung mit der eigenen Familiengeschichte. Darüber hinaus entwickelte sich beim gemeinsamen Schreiben und dem Austausch über unsere Texte auch eine Dynamik innerhalb der Gruppe, zunächst intensiver zwischen den fünf Werkstattmitgliedern und dann zunehmend auch mit Pumla, eine Dynamik, die gleichermaßen mit produktiven Anregungen wie auch mit emotionalen Krisen und Spannungen untereinander einherging. Unsere Kapitel waren keine rein wissenschaftlichen Abhandlungen, sondern sehr persönliche und mit viel »Herzblut« geschriebene Texte. Wir fühlten uns dadurch verletzlich; es bereitete uns Angst, unsere mit Schmerz und teilweise mit Scham behafteten Geschichten der Öffentlichkeit preiszugeben. Gleichzeitig, das war uns zu diesem Zeitpunkt noch nicht so klar, aktualisieren sich auch beim Schreiben transgenerationelle Themen, was Konflikte auflädt und verschärft. Auch hier war es wieder sehr hilfreich, einen externen Moderator zu haben. Björn Krondorfer, den wir in Kapstadt kennengelernt hatten, Professor für vergleichende Religionswissenschaften und Direktor des Martin-Springer Instituts in Northern Arizona, leitete uns sicher und erfahren durch viele schwierige Situationen und trug maßgeblich zur Konzeption des Buches *History, Trauma and Shame. Engaging the Past through Second Generation Dialogue* bei. Es erschien 2021 in englischer Sprache unter der Herausgeberschaft von Pumla Gobodo-Madikizela.

Zu den Inhalten dieses Buches

Während *History, Trauma and Shame* (Gobodo-Madikizela, 2021) die Situation in Südafrika miteinbezieht und eine vergleichende Perspektive eröffnet, fokussiert der vorliegende Band auf die individuellen Erfahrungen und Gruppendynamiken im PAKH. Die Kapitel der Beitragenden sind in unterschiedlicher Weise überarbeitete Versionen der englischen Texte. Sie beschreiben am Beispiel des Holocaust die versteckten emotionalen Fallen und Verstrickungen, die in der Folge von Genozid und Massengewalt bei den Nachfahren auftreten können. Aus einer je unterschiedlichen Perspektive schildern sie das Ringen mit ihrer eigenen Verletzlichkeit, ihren (tradierten) Schuld- und Schamgefühlen, ihrem Schmerz, ihren Ängsten, ihrer Aggression, ihren Ressentiments und Vorurteilen. Sie beschreiben einen Prozess, in dem sie sich immer wieder schützen mussten, in dem auf Phasen der Öffnung und Erkenntnis auch solche des Rückzugs folgten. In der Auseinandersetzung mit den Spuren des Holocaust und der Massengewalt in sich selbst und in ihrem Dialog verband sie die Frage, wie destruktive Kommunikationszirkel durchbrochen werden und Wendepunkte im Dialog entstehen können.

Johannes Pfäfflin beschreibt den schmerzhaften Prozess seiner Reise in die Vergangenheit seiner teilweise ins NS-System verwickelten Großfamilie, bei der er auf komplexe und oft widersprüchliche Antworten stieß. Darüber hinaus stellt Pfäfflin das Drei-Generationen-Projekt mit der jüdischen Familie Reusmann vor, in dem es um seine Beziehung zu einem Überlebenden sowie dessen Kindern und Enkeln geht. Seine Auseinandersetzung mit Erda Siebert steht beispielhaft für die Auseinandersetzung der nicht-jüdischen Deutschen untereinander, die im Laufe unseres Dialogprozesses notwendig wurde. Dieser Prozess wird dargestellt als Ausdruck einer notwendigen aber schmerzlichen Klarifizierung und Loslösung von destruktiven, auf den anderen projizierten Elternidentifizierungen. Als Ziel dieser Auseinandersetzungen formuliert Pfäfflin das Verbunden-Sein in der Differenz. Dieses Ziel gilt letzten Endes auch für die Gestaltung der Beziehung zur Elterngeneration.

Beata Hammerich beschreibt die Folgen multipler Traumatisierungen der eigenen Familie, die zwei große historische Traumata erlebt hat: Zunächst den Holocaust und danach den Kommunismus mit darauffolgender Flucht aus Prag und dem Verlust des Zuhauses. Sie zeigt dabei die Verwobenheit des transgenerationell vermittelten Traumas mit der eigenen von ihr selbst erlebten Traumatisierung. Die Schwierigkeit, aus einer solchen Verwicklung heraus das eigene Leid zu thematisieren, und Hammerichs Ringen darum sind zentrale Aspekte in diesem Kapitel. Darüber hinaus werden die Hindernisse und Chancen beschrieben, die sich daraus ergeben, wenn die traumatisierten Eltern noch am Leben sind und eine direkte Auseinandersetzung mit ihnen möglich ist. Sie erläutert, wie ungelebte Trauer und mit dem Trauma eng verbundene Scham zur Unsicherheit in der Identitätsentwicklung, zum Schweigen und zum Verstecken führen. Die Trauerarbeit sowie die Bearbeitung der Scham mit den daraus resultierenden heilsamen Veränderungen werden dargestellt. Als wesentliche Voraussetzung für Transformation beschreibt Hammerich Anerkennung, die sie als echtes Interesse und Bereitschaft versteht, die Gefühle auszuhalten, die durch den Dialog auf beiden Seiten ausgelöst werden.

Erda Siebert, selbst Kriegskind und Überlebende der Bombardierung von Dresden, schildert ihre Auseinandersetzung mit dem väterlichen Erbe des Nationalsozialismus und dem Holocaust. Die Konfrontation mit der NS-Akte ihres Vaters, die nach der deutschen Wiedervereinigung zugänglich wurde, stellte eine große Herausforderung dar. Sich mit den Verbrechen eines geliebten Elternteils auseinanderzusetzen, schuf immer wieder eine tiefe Ambivalenz, verbunden mit der verstörenden Frage, inwieweit sie als Tochter den »schlechten Samen« auch in sich trage. Die entscheidenden Veränderungen erlebte sie in der tiefgreifenden Dialogarbeit im PAKH, die sie exemplarisch an ihrer Auseinandersetzung mit dem jüdischen Kollegen Peter Pogany-Wnendt darstellt.

Peter Pogany-Wnendt, Sohn von Holocaust-Überlebenden aus Budapest, beschäftigt sich in seinem Text mit der transgenerationellen Weitergabe schmerzlicher und feindseliger Gefühle. Anhand seines Dialogs mit Erda Siebert beschreibt er, wie die aus der realen historischen Feindschaft zwischen den im Nationalsozialismus in »Deutsche« und »Juden« gespaltenen Großgruppen unbewusst weiterwirken und im Dialog der Nachkommen zu destruktiven Verstrickungen führen können. Konstruktive Transformationsprozesse, so Pogany-Wnendt, können in Gang gesetzt werden, wenn es gelingt, mit dem »Anderen« in einen mitfühlenden Dialog zu treten und damit die durch den Holocaust zerbrochenen zwischenmenschlichen Bindungen wiederherzustellen.

Elke Horn beschäftigt sich in ihrem Beitrag mit der Gruppendynamik des PAKH. Ausgehend von ihrer eigenen biografischen Verortung als Kind von Kindern des Krieges und des Nationalsozialismus beschreibt sie zunächst Begegnungen mit einem Überlebenden des Holocaust. Die damit verknüpften Schuld- und Schamdynamiken werden zum Teil aus der jeweiligen Familiengeschichte, aber auch als Auswirkung der deutschen, durch den Nationalsozialismus geformten Großgruppenidentität verstanden. Anschließend beschreibt sie Interaktionen der nachfolgenden Generationen am Beispiel eines ganztägigen supervidierten Workshops und identifiziert anhand psychoanalytischer Gruppentheorien typische Interaktionsmuster. Schließlich wird der PAKH als Katalysator für die Sichtbarmachung von Post-Holocaust-Verwicklungen skizziert und in den deutschen historischen Kontext eingeordnet.

Eine wesentliche Erkenntnis dieses Buches ist es, dass es zum Verstehen der komplexen emotionalen und sozialen Dynamiken in einer post-genozidalen Gesellschaft immer die Perspektive der »anderen Seite« braucht. Es lädt die Lesenden ein, sich selbst in Bezug zur eigenen Familiengeschichte zu verorten und die jeweils »andere Seite« wahrzunehmen. Es möchte ermutigen, in einen von Empathie getragenen Dialog einzutreten und Polarisierungen und Spaltungen zu überwinden. Da die Kapitel wechselnde Perspektiven auf das zentrale Thema einnehmen, muss das Buch nicht unbedingt »der Reihe nach« gelesen werden, manches erschließt sich dadurch aber leichter. Manches wiederholt sich, gewinnt dabei aber neue Aspekte. Wir wünschen den Lesenden erhellende und berührende Momente bei der Lektüre.

Literatur

Gobodo-Madikizela, P. (2003). *A Human Being Died That Night. A Story of Forgiveness.* David Philip.

Gobodo-Madikizela, P. (Hrsg.). (2016). *Breaking Intergenerational Cycles of Repetition: A Global Dialogue on Historical Trauma and Memory.* Barbara Budrich Publishers.

Gobodo-Madikizela, P. (Hrsg.). (2021). *History, Trauma and Shame. Engaging the Past Through Second Generation Dialogue*. Routledge.

Gobodo-Madikizela, P. & van der Merwe, Ch. (Hrsg.). (2009). *Memory, Narrative and Forgiveness: Perspectives on the Unfinished Journeys of the Past* (S. 27–46). Cambridge Scholars Publishing.

Hammerich, B., Pfäfflin, J., Pogany-Wnendt, P., Siebert, E. & Sonntag, B. (2009). Handing Down the Holocaust in Germany – A Reflection on the Dialogue between Second Generation Descendents of Perpetrators and Survivors. In P. Gobodo-Madikizela & Ch. van der Merwe (Hrsg.), *Memory, Narrative and Forgiveness: Perspectives on the Unfinished Journeys of the Past* (S. 27–46). Cambridge Scholars Publishing.

Leuzinger-Bohleber, M. (2003). Die langen Schatten von Krieg und Verfolgung: Kriegskinder in Psychoanalysen. Beobachtungen und Berichte aus der DPV-Katamnesestudie. *Psyche – Z Psychoanal, 57*(9/10), 982-1016.

Opher-Cohn, L., Pfäfflin, J., Sonntag, B., Klose, B. & Pogany-Wnendt, P. (Hrsg.). (2001). *Das Ende der Sprachlosigkeit? Auswirkungen traumatischer Holocaust-Erfahrungen über mehrere Generationen*. Psychosozial-Verlag.

Psychotherapeutischer Arbeitskreis für Betroffene des Holocaust, PAKH e.V. (2002, 28. November). *Protokoll der Mitgliederversammlung vom 28.11.2002*. Vereinsgebäude, Köln.

Von gebrochenen Identitäten zur Verbundenheit in der Differenz

Johannes Pfäfflin

> »Darin spiegelt sich die Wechselwirkung des Dialogs, die unvermeidliche Tatsache, dass der Andere mit uns den Wunsch gemeinsam hat, Andere zu berühren, zu beeinflussen und zu verändern.«
>
> *Jessica Benjamin (2013, S. 19)*

Dieses und die folgenden Kapitel handeln von der deutschen und der jüdischen Identität in Deutschland nach dem Holocaust. Identität meint dabei in Anlehnung an Erikson (1956) und Volkan (2013) jenen Bereich im Individuum, der die Schnittstelle zwischen Ich und Nicht-Ich, zwischen Innenwelt und Außenwelt resp. zwischen dem Individuum und der jeweiligen Großgruppe repräsentiert. Die verinnerlichten Täter- oder Opfer-Repräsentanzen spiegeln in ihrem Ursprung einerseits reale traumatische Erfahrungen der jüdischen Mitbürger im Dritten Reich oder andererseits traumatisierende, in unserem Kontext in der Regel verbrecherische Schandtaten nicht-jüdischer Deutscher wider. Sie werden individuell und kulturell über die Generationen weitergetragen und entfalten ihre destruktive Kraft subtil auch in den nachfolgenden Generationen. Die unerträglichen traumatischen Erfahrungen oder destruktiven Taten werden bei Tätern wie bei Opfern abgespalten und führen in Individuum und Großgruppe zu dem, was ich »gebrochene Identität« nenne.[1] Kennzeichen dieser gebrochenen Identität ist eine im Seelischen isolierte, unbegehbare Zone, deren Kernpunkt auf der einen Seite vor allem unaushaltbare Schuld und andererseits unsagbaren Schmerz und Entwürdigung beinhaltet. Die weitervermittelten abgespaltenen Anteile können über die Generationen hinweg unvermittelt wiederauftauchen und ihre

---

1 Den Begriff der »Gebrochenen Identität« entlehne ich dem Werk Hermann Hesses. Gebrochene Identität meint die partielle Desintegration des ansonsten funktionierenden Individuums. Als zentrales Symbol hierfür dient Hesse der Spiegel, in dem sich die Auflösung des Ichs mit seinen Bezügen zum Alter Ego, dem Anderen oder der Welt bildlich darstellt (Esselborn-Krumbiegel, 1997).

zerstörerische Wirkung im Hier und Jetzt der aktuellen Beziehung oder gesellschaftlichen Situation neu entfalten. Während die Vorgänge der Abspaltung des Unaushaltbaren in der unmittelbaren Täter- resp. Opfergruppe sich in ihrem strukturellen Aspekt gleichen, unterscheiden sich die psychischen Niederschläge des Grauens in Form des Traumas auf der einen und der frevelhaften Tat auf der anderen Seite grundlegend. Sie stehen einander unvereinbar und scheinbar unauflösbar gegenüber. Am Beispiel meines deutschen Vaters werde ich aufzeigen, dass für die Entstehung eines jeweiligen Identitätsbruches nicht allein die persönliche Durchführung der mörderischen Tat die Voraussetzung bildet, sondern dass der Umstand ausreicht, dabei gewesen zu sein und so unwiderruflich mit dazu gehört zu haben. Dies gilt in analoger Form auch für die Überlebenden des Holocaust.

In diesem Kapitel wird der Dialogprozess in einer deutsch-jüdischen Dialoggruppe mit Mitgliedern aus erster, zweiter und dritter Generation bezogen auf den Holocaust beschrieben. Im Rahmen dieses Prozesses treffen die subtilen Auswirkungen der transgenerational bedingten Identitätsbrüche aufeinander. Sie werden in ihren gelingenden, aber auch in ihren misslingenden Verläufen beschrieben. Dabei wird die Frage aufgeworfen, welcher Voraussetzungen es bedarf, um die jeweils festgefahrenen, ursprünglich funktionalen Selbstschutz- oder Überlebensmechanismen zu überwinden. Wie also kann ein Dialog in Gang gesetzt und aufrechterhalten werden, der zu beidseitiger heilsamer Transformation führen kann? Es wird postuliert, dass ein Dialog zwischen den Täter- und Opfernachkommen nicht ausreichend ist; vielmehr erscheint der reflektierend-kritische Austausch auch innerhalb der jeweiligen eigenen Gruppe als eine *Conditio sine qua non* für einen Prozess, den man im weitesten Sinne als heilsam bezeichnen kann.

Schließlich wird das Ineinandergreifen von gesellschaftlich-kultureller Wirklichkeit und individuellen Bedürfnissen und Motiven im Sinne einer sozialen Matrix reflektiert, in die wir hineingestellt sind, die uns prägt und die wir weitgehend unbewusst mitgestalten.

Präambel. Das Erbe gebrochener deutscher Identität

Es war der 9. November 1989. Ich hatte mich bei Freunden zu einem Treffen verabredet. Als ich eintraf, lief im Deutschen Fernsehen gerade die

Tagesschau. Mein Freund empfing mich mit den Worten: »Die Berliner Mauer ist offen. Gerade berichten sie es in der Tagesschau.«

Wir verfolgten die Ereignisse dieses Abends im Fernsehen und hatten zunehmend das erhebende Gefühl, Zeugen eines großen, eines historischen *deutschen* Ereignisses zu sein, das zweifellos als Ruhmesblatt in unsere Geschichte und – psychologisch gesprochen – unsere deutsche Großgruppenidentität[2] eingehen würde. Als nach mehreren medialen Ankündigungen spätnachts, es war kurz vor Mitternacht, die Menschen über den geöffneten Grenzübergang strömten und die ersten Interviews mit den Grenzgängern geführt wurden, waren wir hingerissen und fasziniert zugleich und zu Tränen gerührt.

Doch ganz unvermittelt mischte sich in unsere Euphorie auch ein »ungutes« Gefühl. War ein halbes Jahrhundert zuvor auf den Tag genau der 9. November 1938 nicht auch ein großdeutsches Ereignis? Nahmen nicht in der Reichskristallnacht[3] die vom nationalsozialistischen Regime gelenkten Gewaltmaßnahmen gegen Juden im gesamten »Deutschen Reich« ihren Anfang? Und waren nicht just in jener Nacht unzählige jüdische Mitbürger ermordet und Synagogen, Geschäfte und jüdische Friedhöfe in Brand gesetzt und zerstört worden? Die Pogrome der Kristallnacht waren ein Signal für die dann folgende systematische Verfolgung der jüdischen und anderer unerwünschter Mitbürger in Deutschland. Sie mündeten zu jener fernen Zeit, die meine Freunde und ich persönlich nicht erlebt hatten und die nun emotional plötzlich so nah erschien, in den Holocaust. Dieser steht ab 1941 für die im Machtbereich der Nationalsozialisten planmäßig und industriell durchgeführte Ermordung vor allem der europäischen Juden, aber auch der Sinti und Roma, der Homosexuellen, sogenannten »Geisteskranken«, Kommunisten und anderer diskriminierter Minderheiten.

Vor diesem Hintergrund war dieses anfänglich diffuse Unbehagen plötz-

2 Volkan (1999) definiert in Erweiterung von Eriksons (1978) Beschreibung der Ich-Identität die Großgruppenidentität als geteilte subjektive Erfahrung von tausenden oder Millionen von Menschen einer Religion, Nationalität oder Ethnizität, die durch einen »beständigen Sinn von Gleichheit« verbunden sind (»linked by a persistent sense of sameness«, 1999, S. 48). Dabei setzt sich die Großgruppenidentität aus insgesamt sieben, von Volkan beschriebenen Komponenten zusammen wie z. B. gemeinsamen, »gewählten Ruhmesblätter[n]« oder »gewählten Traumata«, aber auch »geteilten Identifikationen« oder »Externalisierungen böser Selbst oder Objektbilder«. Diese Faktoren und drei weitere verweben sich zu einem Gesamten, das der Gruppe gefühlten Schutz und Zusammenhalt gewährt und sie wie durch ein unsichtbares Band vereint (1999, S. 49ff.).

3 Auch Reichspogromnacht genannt.

lich zu entschlüsseln als ein hinter dem Glücksgefühl liegendes Beschämt-Sein, welches uns auf eigenartige Weise die Feierlaune verhagelte und unsere Euphorie dämpfte. In unserer Fantasie tauchten zunächst witzelnd erörterte, böse Ahnungen von einer Restauration eines Großdeutschlands auf. Hiermit verband sich die ernsthafte Frage, ob dieses Großdeutschland dann nicht alte Ressentiments wiederbeleben und eine damit verbundene gefühlte oder eben auch wirkliche Gefahr für Deutschland selbst und mehr noch für die Welt darstellen könnte. Müssten wir uns jetzt nicht viel eher mit den Augen unserer einstigen Todfeinde und jetzigen Verbündeten sehen und uns in Demut üben, statt zu jubilieren? Dieses Empfinden bestimmte schließlich den restlichen Teil dieser langen Nacht und begleitete mich in den Schlaf. Auf unerklärliche Weise waren nicht nur ich, sondern auch meine Freunde in unserem Deutschsein – in unserer Identität als Deutsche – peinlich berührt und auf unbestimmte Weise beschämt.

In den Tagen nach diesem Ereignis stellte sich mir als Psychologe die akademische Frage: Fällt in den Köpfen der Menschen mit dem Fall der Berliner Mauer, die über vier Jahrzehnte als Symbol für den »eisernen Vorhang« fungiert hatte, nicht auch zugleich eine psychologische Grenze? Auf beiden Seiten hatten sich unterschiedliche politische und ideologische Großgruppenidentitäten gebildet, mit der Funktion, die unerwünschten Selbst- oder Objektanteile, Gedanken und Affekte auf die jeweils andere Seite der Mauer zu *ver*rücken. Und dies, ohne die Befürchtung haben zu müssen, dass sie auf einen selbst oder die eigene Gruppe zurückfielen. Bestand nun, nach dem Fall der Mauer nicht die Gefahr der Wiederbelebung des Verdrängten bzw. des *Ver*rückten? Würden hier nicht zwei unvereinbare Vorstellungswelten aufeinandertreffen, an denen man jeweils festhalten und die man doch ändern muss? Und würde das nicht günstigeren Falles einen persönlichen und gesellschaftlichen Prozess des Klagens, des Leidens, des Trauerns und nicht zuletzt auch der Anpassung erforderlich machen, wie Mitscherlich und Mitscherlich (1967; siehe auch Volkan, 2013, S. 149) es beschrieben haben?

Diese Fragen schienen jedoch mit mir persönlich, mit meinem inneren Kern nichts zu tun zu haben. Ich wollte lieber Wegschauen und Nicht-Wissen[4] und blendete die Schnittstelle zwischen politisch-historischer Realität

4 Der Psychoanalytiker Wilfried Bion (1962a) spricht in diesem Zusammenhang von »minus K«, einer aktiven Haltung des Nicht-Wissen-Wollens, weil der Schmerz der Erkenntnis und Anerkennung des Geschehenen zu unerträglich wäre.

und persönlichem Betroffen-Sein grundlegend aus. Ich wandte mich lieber dem vermeintlich vordringlichen Tagesgeschäft meiner psychoanalytischen Ausbildung und Beschäftigung als Psychotherapeut zu. Erst später sollte ich begreifen, dass dies auch Ausdruck einer transgenerationell vermittelten Haltung war. Scheinbar selbstverständlich verleugnete ich den Einfluss alles Politischen auf mich und verbannte es ins emotionale Niemandsland. Dass das so Dissoziierte sich auf irrationale Weise immer wieder Ausdruck verschaffen konnte, z. B. in den beschriebenen »unguten« Gefühlen oder seltsamen Vermeidungshandlungen, wurde mir erst später bewusst. Diese Dissoziation war Ausdruck meiner gebrochenen Identität als Deutscher, wie es sich damals im Erleben des Falls der Berliner Mauer resp., ein knappes Jahr später in der deutschen Wiedervereinigung zum Ausdruck brachte. Letztere erfolgte am 3. Oktober 1990, dem heutigen Nationalfeiertag, im Rahmen eines Staatvertrages. Es war der Beitritt der Deutschen Demokratischen Republik zur Bundesrepublik Deutschland. Der damalige Bundespräsident Richard von Weizsäcker hielt zu diesem Anlass eine vielbeachtete Rede. Warnend erhob er seine Stimme, »die verantwortliche Erinnerung an die Vergangenheit [sei] eine unentbehrliche Kraft der Befreiung für die Zukunft« (Weizsäcker 2020, S. 65). Er fügte mahnend hinzu, es gäbe »politisch-ethische Verantwortlichkeit, die nicht geahndet werden kann« (ebd., S. 77) und »Schuld reicht weiter als Strafbarkeit« (ebd., S. 77). Dabei könnten Gerechtigkeit, Aussöhnung und innerer Friede unter Menschen nur gelingen, wenn sich der Voraussetzung von Regierungsverträgen, der Verfassung oder der Gesetzgebung die persönliche Bereitschaft der Betroffenen zur »zwischenmenschlichen Offenheit und Zuwendung« beigeselle (ebd., S. 84).

Diese Rede gab ein Signal an die bundesdeutsche Zivilgesellschaft – bei mir persönlich mit deutlicher zeitlicher Verzögerung –, das nicht nur Auswirkungen auf den Dialog zwischen Ost- und Westdeutschen zeigen sollte, sondern auch auf die lange Zeit vermiedene Auseinandersetzung mit der deutschen Holocaust-Vergangenheit.

Doch trotz dieser Mahnung wirkte mein Nicht-wissen-Wollen zunächst weiterhin in alle Bereiche meines Lebens hinein, auch in den meiner Arbeit als Psychotherapeut. So diente mir auch die professionelle psychoanalytische Haltung von Abstinenz dazu, den historischen und politischen Kontext nicht nur im eigenen Erleben, sondern auch im Erleben meiner Patienten auszuklammern und mir das Grausam-Tragische im Menschen in erster Linie als innerseelisches Fantasiegebilde vorzustellen, mit dessen historisch-politischem resp. gesellschaftlichem Hintergrund ich mich nicht befassen musste.[5]

Erst knapp fünf Jahre später sollte ich mich fragen, ob diese Haltung des »Wegschauens« und »Nicht-Wissen-Wollens« nicht genau jener innere Bedingungsrahmen von Überforderung, Defätismus und unreflektierter Arglosigkeit ist, der in sehr viel schwereren Zeiten auch meinen Vater in seinem Denken und Handeln geleitet hatte.

Dabei könnte es aber auch genau umgekehrt gewesen sein. Er erwies sich, wie wir noch sehen werden, als junger Pfarrer im Kreise des Köngener Bundes, dem er angehörte, als zeitkritischer, politisch engagierter und streitbarer Geist, der sich offen gegen die Willkürherrschaft der gerade an die Macht gekommenen Nationalsozialisten stellte. So schreibt er in einem Brief vom 20. Mai 1933 an seine Mutter: »Es wäre einmal an der Zeit, jetzt energisch gegen den Unfug der Verfolgung persönlich anständiger und deutscher Juden vorzugehen. Wir Köngener Pfarrer haben eine Eingabe an den Kirchenpräsidenten gemacht in d[ies]em Sinne.« Dann führt mein Vater die konkreten willkürlichen »Vorgänge« und »Überfälle« in verschiedenen Ortschaften des Hohenloher Landes auf, wie sie von den Nationalsozialisten gegenüber »hervoeragende[n] Vertreter[n] des deutschen Judentums […] verübt worden sind« (siehe Brief meines Vaters vom 20. Mai 1933 an seine Mutter, abgedruckt in Röhm & Thierfelder, 1990, S. 135).

Doch wie passt das mit seinem späteren beharrlichen Schweigen zusammen?

I Risse in der Familie: Familiärer Hintergrund

> »Der kürzeste Weg ist der lange,
> und auf diesem Weg gibt es keine Abkürzungen.
> Während du auf diesem Weg gehst, musst du reden, viel reden,
> und während du redest, musst Du zuhören, das ist das Wichtigste
> und du musst sehr viel zuhören und nachdenken.«
>
> *Nitai Keren (zit. n. Bar-On, 2000).*

5 S. Freud hatte in seiner Verführungstheorie ebenfalls diesen Schritt vollzogen, den möglichen realen Missbrauch in den Bereich der Fantasie zu verschieben, was zu seiner zweiten Verführungstheorie führte (Masson, 1984).

Innerlich aufgewühlt hielt ich den Artikel aus dem Gemeindeblatt Württembergs in der Hand. Es handelte sich um einen wörtlichen Abdruck eines Mahnbriefes, der im Mai 1933, also vier Monate nach der Machtübernahme der Nationalsozialisten in Deutschland verfasst worden war. Die Verfasser waren mein Vater (1906–1988), frischgebackener Pfarrer der evangelisch-lutherischen Landeskirche, und zwei seiner dienstälteren Brüder im Amt, Rudi Daur[6] und Hermann Umfrid[7]. Ihren engagierten und mutigen Appel richteten sie an ihren Landesbischof der evangelischen Landeskirche Theophil Wurm[8]. Exemplifiziert an einigen konkreten Vorkommnissen der vergangenen Wochen und Monate klagten sie die zum Teil mörderische Willkür der Nationalsozialisten im Umgang mit jüdischen und kommunistischen Mitbürgern an. Sie verlangten eine öffentliche Anprangerung dieses Verhaltens von den Kanzeln Württembergs.

Der geforderte Aufruf an die Gemeinden erfolgte nie.[9] Was mich aber auch aufhorchen ließ: Trotz ihrer unerschrockenen Forderung nach einem öffentlichen Bußwort zum Schutze verfolgter Juden und Sozialisten waren mein Vater und seine Mitstreiter in ihrem Aufruf nicht frei von der gängigen nationalsozialostischen und antisemitischen Terminologie. So sprachen sie dort auch von »entartetem Judentum« und der »Notwendigkeit einer Neuordnung des Rechtsverhältnisses der beiden Rassen« (Röhm & Thierfelder, 1990, S. 136). Im Nachgang habe ich meinen Vater in Bezug auf dieses Thema mein ganzes Leben lang als verstummt erlebt. Dies musste umso mehr erstaunen, als er in den Vorkriegsjahren ein kritischer Geist und darüber hinaus in seiner Funktion als Pfarrer, Büchermensch und Herausgeber verschiedener Schriften ein Mann des Wortes war. Als meinem Vater

6 Rudi Daur (*26.01.1892; †17.06.1976) war evangelischer Pfarrer in Stuttgart und zwischenzeitlich Leiter des Bundes der Köngener.

7 Hermann Umfrid (*20.06.1892) war ein deutscher evangelischer Pfarrer in der württembergischen Stadt Niederstetten, der Widerstand gegen den Nationalsozialismus leistete und infolgedessen selbst zum Opfer wurde. Am 21. Januar 1934 nahm sich Umfrid, der von den Nationalsozialisten systematisch bedroht und verfolgt wurde, schließlich das Leben, wohl auch um seine Frau und seine vier Kinder zu schützen (Mensing, 2003).

8 Björn Krondorfer hat eine kritische Auswertung der Biografie Theophil Wurms (1868–1953) und weiterer deutscher Amtsträger der evangelischen Kirche vorgenommen (Krondorfer et al., 2006).

9 Eingabe der Pfarrer Rudolf Daur, Fritz Pfäfflin jun. und Hermann Umfrid an den württembergischen Kirchenpräsidenten Theophil Wurm im Mai 1933 (Röhm & Thierfelder, 1990, S. 372–376).

in Liebe verbundener Sohn hatte ich bis zu seinem Tod im Juni 1988 nie mit ihm darüber gesprochen. Dabei hatte mich die Frage der Beteiligung meines Vaters an den nationalsozialistischen Gräueltaten immer wieder insgeheim bis in meine Träume hinein verfolgt.[10] Doch wiederholt verspürte ich, dass dies ein – im wörtlichen Sinne – »Thema zum Davonlaufen« für ihn war und dass es besser war, dieses heikle Thema nicht zu berühren. Es war eine unbegehbare seelische Zone. Heute kann ich mir eingestehen: Auch ich wollte nichts wissen über seine Beteiligung an den Gräueltaten des Dritten Reichs und konnte ihn mir so als »guten Vater« bewahren. Hinter dieser Haltung verbarg sich andererseits die von früher Jugendzeit an »gefühlte« Überzeugung, Sohn eines Nazitäters zu sein.

Nach mittlerweile intensiver Recherche kann ich – wie ich noch darstellen werde – feststellen, dass mein Vater wie auch meine Mutter mit an Sicherheit grenzender Wahrscheinlichkeit wohl keine vorrangigen Täter und nie in der NSDAP oder der Partei nahestehenden Organisationen waren: Vielmehr verkörpern sie das, was in der Literatur als »Bystander« beschrieben wird.

Doch sowohl durch die Familie meines Vaters als auch durch die meiner Mutter ging ein Riss, den ich im Folgenden in seiner je unterschiedlichen Ausprägung beleuchten möchte.

Meine Mutter hatte drei Brüder. Ihr ältester Bruder war der designierte Nachfolger des 1938 verstorbenen Eugen Salzer (mein Großvater), der 1891 seinen eigenen Verlag gegründet hatte. Fotos zeugen davon: Mutters ältester Bruder war ein stattlicher, gutaussehender Mann, den sie als weltoffen, gewandt, sehr verlässlich und bescheiden beschrieb. Sie hatte eine besonders innige Beziehung zu ihm, fühlte sich von ihm in ihrem Selbstbewusstsein bestärkt. Sie verehrte ihn und erwähnte ihn in späteren Jahren immer wieder als Vorbild für mich als Sohn. Sie teilte es mir mit und ich konnte es fühlend nachvollziehen: Nachdem er 1943 im Afrikafeldzug in

10 In meiner frühen Adoleszenz hatte ich sich häufig wiederholende Träume von Gerichtsverhandlungen, in denen mein Vater schwerwiegender Kriegsvergehen angeklagt war, die sich aber in den Träumen nicht konkretisierten. Ich trat in meinen Träumen vor Gericht jedes Mal wieder als Zeuge auf, der den Vater mit allen ihm zur Verfügung stehenden Mitteln verteidigte und dem Gericht nachwies, was für ein wunderbarer Vater und Mensch er doch war. Voller Glücksgefühl nahm ich zur Kenntnis, dass meine Argumente und Bezeugungen die Richter erreichten und berührten. Ich hatte jetzt die innere Gewissheit, sie würden ihn nicht mehr verurteilen können. Doch bevor es zum Urteilsspruch kam, wachte ich jedes Mal auf.

Tunesien als Unteroffizier gefallen war, vermisste sie ihn nachhaltig und unsäglich.[11] In unseren zahlreichen Gesprächen Anfang der 90er-Jahre wurde mir erstmals bewusst, dass ihr Bruder resp. mein Onkel ab 1933 Parteimitglied und, der Schulterriemen zur Uniform bei einer Fotoaufnahme belegt es, Mitglied der SA gewesen war.[12] In den Jahren vor diesen Gesprächen mit meiner Mutter waren in der Familie immer nur die Erzählungen aus jener Zeit im Umlauf, bei denen es darum ging, wie sehr der Verlag durch die Kriegszeit in eine existenzgefährdende Notlage geraten war.[13] Auch war in diesem Zusammenhang dann gerne die Rede von dem »Ruhmesblatt« meines Vaters, der sich nach Kriegsende erfolgreich dafür eingesetzt hatte, den schwiegerelterlichen Verlag zu retten, indem er mit großem Aufwand die Wiederzulassung des Verlags in der französischen Besatzungszone erwirkte und ihn dann 1950 an den jüngsten Bruder meiner Mutter nach dessen Rückkehr aus der Gefangenschaft übergeben konnte.

Doch zurück zur Mitgliedschaft des Onkels in der Partei. Diese war aller Wahrscheinlichkeit nach für die Veröffentlichung einiger nationalsozialistisch geprägter Schriften im Verlag förderlich. So erschien bereits 1932 das Buch *Was wir vom Nationalsozialismus erwarten* mit Beiträgen von August Winning, Gustav Steinbömer und anderen. 1933 erschien *Die deutsche Mutter* von Magda Goebbels[14] im Verlag. Es folgten zwei weitere nationalsozialistisch orientierte Veröffentlichungen. 1940 wurde die antisemitische Schrift *Die Judenfrage in Heilbronn im Lauf der Jahrhunderte* von Götz Krusemarck herausgegeben, die der Verlag als Kommission für das Stadtarchiv Heilbronn aufgelegt hatte. (Jacobi, 1991, S. 75–76). Vor allem dieser Veröffentlichungen wegen war der Salzer Verlag nach Kriegsende wohl auf den Index gesetzt worden. Gleichwohl hatte der Salzer-Verlag auch unter der Zensur durch die Nationalsozialisten zu leiden, indem die Titel *Amaryllis und andere Geschichten* von Anna Schieber (1918) und *Jüdische Le-*

11 Das 1943 noch im Salzer-Verlag erschienene Buch war ein – auch – ihm gewidmeter Gedichtband mit dem Titel *Der Tod fürs Vaterland* (Jacobi, 1991, S. 74).

12 Nachforschungen im Stadtarchiv Heilbronn legen nahe, dass der Bruder meiner Mutter in seinen Funktionen als Partei- oder SA-Mitglied niemals öffentlich in Erscheinung getreten war.

13 Im Zweiten Weltkrieg ging die Verlagsproduktion aufgrund des kriegsbedingten Papiermangels rasch zurück. Nachdem 1939 noch zwölf Neuerscheinungen bei Salzer erschienen, waren es 1940 noch acht, 1941 noch zwei und 1942 und 1943 jeweils noch eine.

14 Es handelte sich um den Abdruck einer Muttertagsrede der Frau des späteren Reichsministers für Volksaufklärung und Propaganda Joseph Goebbels.

genden nacherzählt von Else Schubert-Christaller (1929) verboten wurden (Jacobi, 1991, S. 64).

Als ich meine Mutter fragte, wie sie denn mit der Partei-Mitgliedschaft des Bruders umgegangen sei, erzählte sie mir folgende Geschichte: Die Freundin ihrer Mutter war Jüdin und verkehrte regelmäßig im Hause meiner Großeltern. Aber nach ihres Bruders Beitritt zur Partei und SA habe die Freundin verleugnet und vor ihm versteckt werden müssen. Wann immer er auftauchte, durfte sie nicht anwesend sein. Auf mein Nachfragen, wie man denn so etwas einfach so hinnehmen könne, antwortete sie: »Das war eben so!« Und weiter: Im Nachhinein, nachdem sie wisse, was geschehen sei, frage sie sich das auch! Aber in der Situation damals hätten sie alle keine kritischen Fragen gestellt. »Wir erkannten den Ernst der Lage nicht, weil wir ja noch nicht wussten und uns auch nicht vorstellen konnten, was da alles noch später auf uns zukommen sollte. Wir fanden das … irgendwie … nicht so schlimm.«

In dieser Haltung der Dissoziation vom Schwierigen fühle ich mich ertappt. Ich erinnerte mich in diesem Moment an meinen naiven und verleugnenden, ja abspaltenden Umgang mit dem Tatbestand des durch die deutsche Wiedervereinigung ausgelösten, unpolitisch-naiven Umgangs mit der deutschen Vergangenheit und – hier ganz speziell – mit dem Holocaust. Auch ich wollte es einfach nicht genauer wissen, habe mich auf diese Weise beruhigt und konnte unbehelligt meinen Alltag weiter bestreiten.

In der Familie meines Vaters konnte ich ein vergleichbares Phänomen feststellen, das mir aber noch komplexer und weitreichender erscheint.

Drei Brüder meines Vaters waren zum Teil schon ab 1931 Mitglieder der NSDAP und der SA bzw. in späteren Jahren der SS. Speziell der jüngste Bruder war mit Begeisterung dabei. In ihren Tagebuchaufzeichnungen aus dem Jahr 1935 schilderte meine Großmutter, dass sie ihren Kindern vorenthalten hatte, dass ihr Großvater jüdischer Abstammung war und im Jahre 1830 mit 21 Jahren zum Christentum übergetreten ist. Diesem Umstand war es nun geschuldet, dass drei ihrer Söhne infolge urgroßväterlicher »Infizierung« mit jüdischem Blut aus Partei und SA bzw. SS ausgeschlossen wurden. Voller Mitgefühl schreibt sie über ihren jüngsten Sohn[15] in ihr Tagebuch: »Der arme Bub! Seit 31 ist er bei der SA., ein alter

15 Dieser hatte, so schreibt meine Großmutter, »den Stellvertreter des Führers voller guter Hoffnung angeschrieben und in einem Bescheid nahegelegt bekommen, freiwillig aus der SA auszuscheiden«. Auch er wanderte aus.

Kämpfer und nun heißt es neu anfangen.« An anderer Stelle führt sie aus, dass dieser sie 1933 überzeugt habe, die NSDAP zu wählen, während ihr Ältester, mein Vater, ihr davon abgeraten habe. Während sich mein Vater gedanklich mit Emigration befasste und Reisepläne schmiedete, waren es paradoxerweise die anderen drei Brüder, die de facto zwischen 1936 und 1939 Deutschland in Richtung Südamerika verließen.[16]

Mein Vater befand sich also infolge dieser familiären Zerrissenheit in einer bitteren Konfliktsituation. Zu meiner Überraschung kommt dies jedoch in seinen Briefen und Notizen nicht zum Ausdruck. Von ihren unterschiedlichen ideologischen Standpunkten scheint die Beziehung der Brüder untereinander unbeschädigt zu bleiben. Die Differenz wird beiseitegelassen; das persönlich Verbindende rückt in den Vordergrund, z. B. die Liebe zu den Kindern, zur Literatur, Glaubensfragen und die Reiselust. Er korrespondiert regelmäßig mit seinen in Südamerika weilenden Brüdern, vor allem dem nächstälteren Bruder Georg. Er vermittelt ihm Schriftsteller für Vortragsveranstaltungen in den deutschen Gemeinden von Buenos Aires. Und er trägt sich ständig mit der Möglichkeit, selbst auch auszuwandern. Neben Südamerika rangiert Lambaréné in der französischen Kolonie Gabun in Zentralafrika ganz oben in seiner Prioritätenliste. Dort

16 Die Motive für die Beitritte zu Partei und Parteiorganisation waren bei den drei Brüdern meines Vaters unterschiedlich. Der nächstältere Bruder Georg war wie mein Vater Theologe. Im Rahmen seiner Ausbildung war er 1934/1935 Assistent beim Theologen Karl Fezer in Tübingen. Letzterer war überzeugter Nationalsozialist, dabei Rektor der Universität und zugleich Ephorus des Tübinger Stifts (Thierfelder, 1988). Georg stand während seines Theologiestudiums zweifelsfrei stark unter dessen Einfluss, konnte sich später aber sehr entschieden von ihm und seinen Überzeugungen distanzieren (Pfäfflin, 2008). Georg war vom 01.11.1933 bis 01.04.1934 »SA-Anwärter«. Am 11.07.1934, also nach dem Röhm-Putsch, bekam er die Aufforderung, »wegen seiner nicht rein arischen Abstammung umgehend ein Gesuch um Abschied aus der SA einzureichen«, dem er am 17.07.1934 nachkam. Er bemühte sich unmittelbar im Anschluss daran um eine Auslandspfarrei (Pfäfflin, 2008, S. 18–28). Der mittlere Bruder Wilhelm war Landwirt, ausgebildet in Hohenheim an der Landwirtschaftlichen Hochschule. Er war kein politischer Mensch, jedoch passionierter Landwirt und Reiter. Ein Pferd konnte er sich aber nicht leisten, dies stellte ihm die Reiter-SS der Hochschule zur Verfügung sowie eine Uniform. Als er mit dem Widerspruch seiner nicht-arischen Abstammung und der SS-Mitgliedschaft konfrontiert wurde, bewarb er sich auf der Stelle um die Leitung einer südamerikanischen Hazienda der Krupp-Familie, die er bis 1975 erfolgreich leitete. Bruder Otto hielt sich vor dem Krieg in Südamerika auf, emigrierte dann nach dem Krieg nach Kanada, wo er sich eine Existenz aufbaute.

hatte Albert Schweitzer[17] ein Spital errichtet. Er stand mit ihm in brieflichem Kontakt und veröffentlichte 1940 – mitten im Krieg – im mütterlichen Salzer-Verlag die Schrift *Waffen des Lichts*, eine Anthologie zu Texten Albert Schweizers.

Doch die Ereignisse überschlugen sich und holten meinen Vater ein: Kurz nach Kriegsbeginn wurde er zur Wehrmacht eingezogen. Der Krieg führte ihn zunächst ins Protektorat nach Mähren, dann nach Frankreich und ab 1941 an die Ostfront nach Polen und Russland. Er wurde in seiner Funktion als Pfarrer und als Zahlmeister und später Oberzahlmeister[18] eingesetzt. Von meiner Mutter weiß ich, dass mein Vater im Laufe der Jahre »vieles mitbekam« und selten oder nur widerstrebend darüber sprach. Er wusste von der Judenvernichtung, von den Konzentrationslagern und auch von den Sondereinsätzen zur Erschießung von Partisanen und Juden, wie sie von der Wehrmacht ausgeführt wurden.[19] In seinen Feldpredigten vermittelte er rein theologisch begründete Texte und sprach über die Verbundenheit mit dem Zuhause in der Heimat. Zeitkritische Anmerkungen finde ich in seinen zahlreichen, mir vorliegenden Predigtabschriften keine.

In der späten autobiografischen Schrift von Luis Raffeiner (2010) finde ich Hinweise, wie eine Anpassung im Gefüge der Gruppe funktionieren kann. Raffeiner schildert, wie er als Panzerwart einer Sturmgeschützabteilung 1941 in den Krieg gegen Russland zog. Dort erlebte er Krieg in seiner brutalen und grausamen Wirklichkeit. Eindrücklich schildert er die dramatischen Kriegserlebnisse. Dabei bricht er mit dem Mythos der sauberen Wehrmacht, beschreibt die schleichende Verrohung – auch seiner selbst – und benennt die Unrechtstaten der Deutschen. Seine Schilderungen

17 Der Arzt Albert Schweitzer (*14. Januar 1875 in Kaysersberg/Elsass bei Colmar; †4. September 1965 in Lambaréné, Gabun) war ein deutsch-französischer Arzt, evangelischer Theologe, Organist, Philosoph und Pazifist. Er gründete 1913 zusammen mit seiner Frau Helene im afrikanischen Urwald der französischen Kolonie Gabun unter schwierigsten Bedingungen ein Spital für die dortige Bevölkerung.

18 Zahlmeister waren in der deutschen Wehrmacht Militärbeamte mit Offiziersrang zur Besorgung des Zahlungs- und Rechnungswesens bei den Truppen (siehe: http://www.enzyklo.de/lokal/42134).

19 Die aktive Rolle und Mitwisserschaft eines großen Teils der Wehrmacht am Holocaust, am Massenmord an der Zivilbevölkerung und an der systematischen Vernichtung der Kriegsgefangenen wurde auch in Deutschland erst 1995 durch die von Hannes Heer geleitete Ausstellung »Vernichtungskrieg. Verbrechend der Wehrmacht 1941 bis 1944« in ein breiteres öffentliches Bewusstsein gehoben (Heer et al., 1996).

machen deutlich, wie er zu gleicher Zeit Opfer war und – trotz seines Bemühens um Aufrichtigkeit – zum Mittäter wurde (siehe Raffeiner, 2010).

Auch wenn nicht alle Details seiner Schilderungen auf meinen Vater übertragen werden können, so konnte ich anhand der Auseinandersetzung mit dieser biografischen Schrift doch den schleichenden Mechanismus einer Anpassung zur Sprachlosigkeit verstehen, dem auch mein Vater unterworfen war.

Und so fragte ich mich bei meinen Nachforschungen über meinen Vater immer wieder, wie er mit dem zunächst so verführerischen und von den anfänglich erfolgreichen Feldzügen offenbar untermauerten Wahn seiner nationalsozialistisch geprägten Zeit umging, welcher den Deutschen den Besitz der ganzen Welt versprach, in Wirklichkeit aber überall Tod und Vernichtung anrichtete. Und wie ging er konkret mit seinem Wissen um, das er durch seine übergreifenden Tätigkeiten als Oberzahlmeister hatte? Wie mit dem Gruppendruck, dem er als Deutscher unter Deutschen ausgesetzt war? Konnte er ihm standhalten oder verfuhr er mit seinen Kameraden wie mit seinen nationalsozialistisch engagierten Brüdern? In seinen zahlreichen Briefen an seine Eltern und seine Brüder verdichtet sich der Eindruck von der gänzlichen Abspaltung des Destruktiven, einer doppelten Buchführung. Es scheint so, dass sie es ihm möglich machte, nicht nur den Kontakt zu seinen nationalsozialistisch gesinnten Brüdern, sondern auch den zu den Kammeraden im Feld auf unverfängliche Weise aufrechtzuerhalten. Hatte er sich anfangs noch empört, wie der eingangs erwähnte Protestbrief an seinen Landesbischof und der Brief an seine Mutter verdeutlichen, so ist er schließlich in seiner Funktion als (Ober-)Zahlmeister zum verstummten Zuschauer, sicherlich nicht zum willigen Vollstrecker, aber doch zum fügsamen Zuarbeiter – auch für die Gräueltaten – geworden. Diese Erfahrungen gingen in seine Identität als Deutscher (Großgruppenidentität) genauso ein wie in seine Identität als Mensch (Ich-Identität). Es genügte, dabei gewesen, einer von ihnen gewesen zu sein.

Wie sollte er dies seinen Kindern erklären? Die Schritte von einer gleichermaßen distanzierten und menschlichen Haltung zur Komplizenschaft und dann zur manifesten Täterschaft erscheinen mir als eher klein, wie auch Raffeiner gezeigt hatte. Es stellt sich mir die Frage, ob sich mein Vater als Kriegsteilnehmer im Dritten Reich mit der herrschenden lebensfeindlichen Ideologie zwingend arrangieren und sie somit unausweichlich mittragen musste? Unter dieser Voraussetzung war er nach Zusammenbruch des »tausendjährigen Reiches« auch in das grandiose Scheitern ganz und gar mit einbezogen. Musste er sich in Identifikation mit seinen Kameraden im Feld nicht auch als Täter fühlen und somit schuldbeladen? Das »Wir« obsiegt über das »Ich«. Diese Schuld, gründete sie nun auf persönlichem Unrecht oder dem der Gruppe, musste aber ausgemerzt, dissoziiert, abgespalten werden mit dem doppelten Zweck, das eigene Beschämt-Sein nicht zu spüren und aus der Bezugsgruppe der Deutschen nicht herauszufallen, auch über die Zeit des Dritten Reiches hinaus. Beides würde sein Schweigen begründen.

Dabei befand sich mein Vater in einer paradoxen Situation: Während seine Brüder, die sich der nationalsozialistischen Idee verschrieben oder ihr zumindest einmal nahegestanden hatten, wegen ihres jüdischen Urgroßvaters im südamerikanischen Ausland weilten, fand er sich unverhofft in den Kriegsdienst und damit in eine absurde Konfliktsituation gestellt. Wie mir meine Mutter in späteren Jahren bestätigte, war sie es, die ihn immer wieder anhielt standzuhalten und von seinen Auswanderungsplänen abzusehen: Um der gemeinsamen Kinder willen. Was ich bei meinem Vater, aber auch bei meiner Mutter, wie das Beispiel mit ihrem Lieblingsbruder zeigt, als gebrochene Identität bezeichne, findet sich in vergleichbarer, wenn auch gemäßigter Form auch in meinem Erleben wieder; gemäßigt vielleicht deshalb, weil die Umstände – der Referenzrahmen –[20] andere sind: Ich lebe in einer Demokratie und befinde mich nicht im Krieg![21] Gebrochene Identität verweist auf die partielle Desintegration und den Ausschluss unerträglicher Selbst- oder Großgruppenanteile im Individuum. Metaphorisch gesprochen, verzerrt sich das Bild vom Ich im Spiegel, in den ich blicke, selektiv. Die zerstörerischen, schuldhaften Anteile können nicht ausgehal-

20 Harald Welzer (2005) und Christopher Browning (1993) schildern in ihren Schriften, wie man im Bezugsrahmen einer (Groß-)Gruppe, motiviert durch die existenzsichernde Bindungsnotwendigkeit, Schritt für Schritt durch Gewöhnung an das Grauen zum Täter und Massenmörder werden kann und die Normen und Werte der Großgruppe so allmählich absorbiert. Ist erst einmal der erste Schritt, eine erste Untat getan, dann erscheinen alle weiteren Schritte als nicht mehr so schwer, ja »normal«.

21 Die gebrochene Identität meines Vaters resultierte neben den beschriebenen Schamgefühlen aber auch aus einer von ihm unmittelbar erlebten Schuld, Zeuge von Verbrechen gegen die Menschlichkeit gewesen zu sein, d. h. aus dem Verhältnis zur damaligen Realität. Meine hingegen ergab sich, jenseits dieses unmittelbaren Erlebens, aus der transgenerational vermittelten Deponierung respektive identifikatorischen Übernahme der väterlichen »unbegehbaren Zone«. Hierauf weisen auch meine Träume in früher Adoleszenz hin (siehe Fußnote 13).

ten werden und entstellen sich zur Unkenntlichkeit. Ich erkenne mich in meinen destruktiven Anteilen nicht wieder und verhalte mich gleichgültig, abgestumpft und leidenschaftslos. Gegebenenfalls suche ich diese deshalb anderswo, also beim Feind. Auf diese Weise konnten mein Vater und meine Mutter ihre primären familiären Beziehungen »ungestört« weiterführen, so als wäre nichts geschehen.[22]

Dieses Muster bleibt auch nach dem Krieg bestehen. Dies bedeutet, dass Gespräche über alle unmittelbaren Beziehungsinhalte geführt werden können, aber es kann kein Dialog zustande kommen über den verzerrten Anteil der sich wiederspiegelnden Scham- oder Schulderfahrung. Wie Beata in ihrem Beitrag (siehe Kap. Beata Hammerich) am Beispiel ihrer beiden noch lebenden Eltern zeigt, bedarf es besonderer Voraussetzungen, um sich diesem Wagnis zu Lebzeiten der Eltern zu stellen (siehe auch Hammerich et al., 2009).

So stand ich zunächst vor vielen offenen Fragen. Je mehr Fragen sich mir jedoch erschlossen, umso mehr neue, hintergründigere tauchten auf. Von diesem Gruppenprozess soll jetzt die Rede sein.

II Erinnern, Verstehen, Anerkennen. Der Weg zu PAKH[23]

> »Du bist dir nur des einen Triebs bewusst; O lerne nie den andern kennen! Zwei Seelen wohnen, ach! in meiner Brust, Die eine will sich von der andern trennen; Die eine hält, in derber Liebeslust, Sich an die Welt mit klammernden Organen; Die andere hebt gewaltsam sich vom Dust[24] Zu den Gefilden hoher Ahnen.«
>
> *Johann Wolfgang von Goethe (Faust I, Vers 1110–1117)*

Im Frühjahr 1995 hatte ich meine Lehranalyse beendet. Mittels dieser hatte ich mir Voraussetzungen für einen erweiterten seelischen Spielraum und prosperierendes berufliches Weiterkommen geschaffen. Mit dem

22 Volkan weist darauf hin, dass dieses drängende Bedürfnis von den Bemühungen des Individuums herrührt, seinen Sinn für das eigene Selbst zu bewahren oder es zu schützen, gerade und ganz besonders auch da, wo es um Großgruppenerfahrungen geht, also um Erfahrungen von Ethnizität oder Nationalität (Volkan, 1985, S. 219ff.).

23 Arbeitskreis für intergenerationelle Folgen des Holocaust, ehem. PAKH e.V.

24 Norddeutsch: Staub.

Thema meiner familiären Verflochtenheit mit dem Geschehen im nationalsozialistischen Deutschland und im Holocaust war ich dort allerdings kaum in Berührung gekommen. Lediglich in verschiedenen Begegnungen mit Juden oder bei Anlässen wie dem Mauerfall verspürte ich dieses unwirkliche Gefühl vom peinlichen Berührt-Sein. Diesen Teil meiner gebrochenen Identität hatte ich in meiner Lehranalyse ausgelassen. Es war, als würde er gar nicht existieren.[25]

Doch wie stand es nun um den jenseitigen Teil meiner gebrochenen Identität? Wie um die Frage, auf welche Weise sich das Erleben meiner Eltern im Nationalsozialismus auf mich ausgewirkt und wie es sich in mir fortgepflanzt hat?

Wenige Monate nach Rezeption des Protestbriefes meines Vaters an Landesbischof Wurm begegnete ich Liliane Opher-Cohn.[26] Sie berichtete von ihrem Vorhaben, einen Verein zu gründen, der sich den Dialog zwischen Nachkommen von Überlebenden und Tätern des Holocaust zur Aufgabe stellen sollte. Inspiriert von den eigenen jüngsten Entdeckungen, aber sicherlich auch von der Aufbruchsstimmung, die im »Deutschland nach der Wende« herrschte, musste ich nicht lange nachdenken und wurde im Juni 1995 Gründungsmitglied und zweiter Vorsitzender jenes Vereins, den wir wenige Monate nach Gründung »PAKH e.V.« nannten.

Liliane war das einzige Kind von Holocaust-Überlebenden. Der Vater hatte das KZ knapp überlebt, was sie erst spät erfuhr. Stattdessen hatte er immer wieder die Heldengeschichten erzählt, wie er den Deutschen entkommen und als Partisan gekämpft hatte. Ihre Eltern lebten in Bukarest in Rumänien, ihrem Geburtsort. In ihrer Familie war sie die Prinzessin, die ihre Eltern für das erlittene Leid mit ihren Bühnenauftritten wie etwa als Ballerina aufheiterte. Außerhalb der Familie, in Gesellschaft und Schule

25 Der Ausschluss der deutschen Geschichte in Psychoanalysen war keinesfalls außergewöhnlich zu jener Zeit und in völliger Deckung mit dem damaligen gesellschaftlichen Tabu. So existierten zu jener Zeit wenige Berichte von Psychotherapeuten über die Kinder der Täter. Mit Täter-Identifikationen, mit deren Ideologie wollte man sich in vielen gesellschaftlichen Bereichen Nachkriegsdeutschlands nicht auseinandersetzen. Auch nicht in den Psychoanalysen. Viel eher identifizierte man sich mit den Opfern oder deren Kinder oder alternativ mit dem deutschen Widerstand. Man wähnte sich dann ideell auf der Seite der Verfolgten (Eckstaedt, 1989, S. 11f.).

26 Liliane Opher-Cohn erteilte der Autorengruppe ihr ausdrückliches Einverständnis für die Veröffentlichung der vorliegenden Beschreibung unseres Dialoges.

allerdings machte sie als Kind jüdischer Eltern wiederholt ausgrenzende, demütigende und herabwürdigende Erfahrungen (Opher-Cohn, 2000, S. 12). Dieser Erfahrungshintergrund, der sich durch ihre Kindheit und Jugendzeit zog, war ursächlich für ihre gebrochene Identität.

In Lilianes zwölftem Lebensjahr erreichte die Familie durch glückliche Umstände die ersehnte Ausreise nach Israel. Auf ihrem Umweg über Deutschland, wo sie die mütterliche Familie besuchen wollten, stießen sie unvermittelt auf die gerade krebserkrankte Großmutter. Die Mutter konnte die Großmutter unter diesen Umständen auf keinen Fall allein lassen. Sie verweilten, wie zunächst geplant, nur übergangsweise im Land der Täter. Eindrucksvoll schilderte Liliane, welch hohen Preis ihr Vater dafür bezahlen musste, der ihr nunmehr als Schatten seiner selbst erschien. In Rumänien war er ein anerkannter Universitätsprofessor gewesen. Da er jedoch der deutschen Sprache nicht mächtig war, musste er sich und die Familie hier in Deutschland mit einfachsten Gelegenheitsjobs über Wasser halten (Opher-Cohn, 2000, S. 13). Diese neuerliche Entwürdigung muss ihm heftig zugesetzt haben und mit ihm seiner mitfühlenden Tochter Liliane.

In Deutschland fühlte sie sich nie wirklich zu Hause. Sie absolvierte eine psychoanalytische Ausbildung zur Kinder- und Jugendlichenpsychotherapeutin, blieb mit ihrem Thema Emigration und Holocaust aber auch hier allein, konnte mit niemandem darüber wirklich sprechen. Vielmehr erfuhr sie hier »Verwunderung, Befremden bis hin zu Beleidigungen« (Opher-Cohn, 2000, S. 14). Ein Jahr nach dem Fall der Berliner Mauer, kurz vor der Staatsgründung des vereinigten Deutschlands besuchte sie in Jerusalem einen Kongress zum Thema »Children in war«. Hier lernte sie Vamik Volkan kennen, der sie im Rahmen eines Projektes zu ihrem Umgang als Deutsche mit dem Mauerfall befragte. Von Vamik Volkan fühlte sie sich in ihrer oft empfundenen Entwurzelung und Heimatlosigkeit wahrgenommen. Diese Erfahrung bestärkte sie in ihrem zuvor gefassten Vorhaben, eine Dialoggruppe der Gleichgesinnten zu gründen, die sie nach entsprechenden Vorbereitungen fünf Jahre später in Düsseldorf initiierte. Sie nannte diese Initiative EVA, wobei die Initialen für »Erinnern, Verstehen, Anerkennen« standen.[27]

27 Der Wirtschaftsjournalist Reinhold Rombach war Mitinitiator im Vorfeld der Vereinsgründung. Ebenso wie der Rechtsanwalt Heinz-Jürgen Gahr, der die Vereinssatzung entwarf und in der ersten Wahlperiode als Schatzmeister fungierte.

III Gebrochene Identitäten oder »Das Scheitern des Dialogs«

»There is no so highly charged issue in Germany, loaded with mines, traps and poison, as the issue of Germans and Jews.«
Peter Schneider (zit. n. Krondorfer, 1995, S. 74)

Nach Gründung und Eintragung des Vereins mit Anbindung an die Klinik für Psychosomatische Medizin und Psychotherapie der Universität Köln[28] entwickelten wir einen ausgeprägten Pioniergeist. Es bildete sich eine fünfköpfige »Core-Group« aus zwei jüdischen und drei nicht-jüdischen Mitgliedern.[29] Diese wollten im Sinne eines Laboratoriums zuallererst an sich selbst erproben, was sie zunächst in den Verein und späterhin in die Gesellschaft hineintragen und weitervermitteln wollten. Wir gaben uns hochtrabenden Fantasien von Post-Holocaust-Beratungszentren und anderen öffentlichen Einrichtungen hin, die wir aufbauen wollten. Doch wir mussten bald einsehen, dass wir die für uns selbst erforderlichen inhaltlichen Voraussetzungen noch lange nicht erarbeitet hatten. Es bestand Bedarf nach einer übergeordneten Struktur, die uns hierfür die Voraussetzungen schaffen helfen sollte. Es gelang uns Vamik Volkan als Mentor und Supervisor zu gewinnen (Volkan 2013, S. 410f.). Er kam zu vier mehrtägigen Treffen nach Düsseldorf ins Rheinland. Diese Supervision mündete in der Organisation und Realisierung eines 1998 durchgeführten internationalen Symposions in Düsseldorf, das die Frage zum Thema hatte: »Das Ende der Sprachlosigkeit? Auswirkungen traumatischer Holocaust-Erfahrungen über mehrere Generationen« (Opher-Cohn et al., 2000). Vortragende waren Psychoanalytiker, Historiker und Sozialwissenschaftler aus den USA, Israel, Frankreich, Ungarn und Deutschland. Den Erfolg dieses Kongresses mit seinen über 300 Teilnehmern kann man zunächst als überwältigend bezeichnen. Die Core-Group-Mitglieder berichteten als Auftakt des Kongresses über ihre persönlichen Erfahrungshintergründe und Motive sowie Aspekte der sie prägenden Familiengeschichte. So waren die Voraussetzungen geschaffen für einen sehr lebendigen und persönlichen – und eben nicht nur akademischen – Austausch. Im Kongressband werden

28 Leitung: Prof. Dr. med. Karl Köhle. Seit 2005: Prof. Dr. med. Christian Albus.

29 Die Mitglieder waren: Liliane Opher-Cohn, Peter Pogany-Wnendt und Bernd Klose, Bernd Sonntag und Johannes Pfäfflin.

die bis dahin durch Vamik Volkans Supervision angestoßenen Prozesse gewürdigt (Volkan, 2000).

Zunächst könnte man meinen, die äußere Beschreibung dieses erfolgreichen Verlaufes könne als Beispiel für ein entsprechendes Gelingen herhalten. Wir hatten den Schritt in die Öffentlichkeit geschafft. Wir hatten wichtige Erkenntnisse aus der Supervision und unseren Auseinandersetzungen gewonnen. Wir waren in unserer Dialogarbeit in Berührung gekommen mit den identifikatorisch übernommenen Haltungen unserer Eltern und Vorfahren, deren einer Teil dem anderen einst mit tödlicher Feindschaft gegenübergestanden hatte. Diese vom Unglück verfolgten, entmenschlichenden »Erbnachlässe« drängten sich in unseren Begegnungen und Auseinandersetzungen immer wieder unvermittelt in unser Bewusstsein und brachten eine Vergangenheit in die Gegenwart, die wir nicht selbst erlebt und doch auf nicht zu fassende Weise »verinnerlicht« hatten (vgl. Volkan, 2013, S. 410f.). So waren wir mit unseren subtilen Haltungen und Vorurteilen der jeweils anderen Gruppe gegenüber konfrontiert und begannen, damit umzugehen. Doch wir sollten noch erfahren, dass die »wahre« destruktive Latenz, der tatsächliche Sprengstoff im Zusammenleben jüdischer und nicht-jüdischer Menschen in der zweiten Generation sich erst jetzt, inmitten des schönsten Erfolges offenbaren und entfalten würde.

Was war passiert? In einer Pause des Symposions war es zu einer tumultartigen Szene zwischen Liliane und einem weiteren aktiven, in der Planung des Kongresses engagierten, nicht-jüdischen PAKH-Mitglieds gekommen. Meiner damaligen Auffassung gemäß ging es offenbar um Neid, Rivalität und um die Frage, wem dieser sich abzeichnende schöne Erfolg zuzuschreiben sei. Beide Streitpartner beanspruchten dieses Glück für sich allein. Auf einer tieferen Ebene trafen hier zwei Repräsentanten aufeinander, die ihr »Existenzrecht« für sich allein und die jeweilige Gruppe, die sie repräsentierten, beanspruchten. Der Boden des Symposions konnte kein Ort des Sowohl-als-Auch, des friedlichen Miteinanders, des geteilten Erfolges sein. Entweder Du oder Ich, Deutsch oder Jüdisch war die Existenz-bestimmende Parole. Der Augenblick des schönsten Erfolges hatte also die alten Geister in Gestalt transgenerationell vermittelter Introjekte unserer Vorfahren herbeigerufen. Die Situation mutierte intrapsychisch – ganz im Sinne des von Volkan beschrieben time-collapse[30] – zum Kampf um Sein

30 Volkan (2013) definiert time-colapse wie folgt: Durch traumatische Erfahrungen bedingte unverdauliche Gefühle, Gedanken, Wünsche und Ängste werden durch eine

oder Nicht-Sein auf Leben und Tod. In das aktuelle, augenscheinlich von beiden Seiten schwer kontrollierbare Handgemenge griffen zwei weitere Vereinsmitglieder ein, indem sie die Streitenden auseinanderzogen. De facto konnte der Erfolg des Symposions auf diese Weise gerettet und positiv verbucht werden. Doch die »Sache« hatte ihr bitteres Nachspiel.

Die Eröffnung dieses Nachspiels kam auf leisen Sohlen daher, scheinbar ganz harmlos und beiläufig unmittelbar vor der abschließenden Podiumsdiskussion des Symposions. Hier waren Liliane und ich als Vertreter unseres Vereins für das Podium vorgesehen. Doch infolge des Ereignisses vom Vortag gab es »besorgte« Stimmen, die dafür plädierten, Liliane lieber nicht aufs Podium zu setzen. Ich sprach mit Liliane darüber. Vernünftig, sachlich. Sie war sichtlich enttäuscht, stimmte den von mir vermittelten Bedenken aber zu. Statt Liliane saß schließlich ein anderes jüdisches Mitglied mit mir auf dem Podium: Peter Pogany-Wnendt. Seine Zusage, zu der ich ihn trotz einiger Bedenken seinerseits überreden konnte, ist – auf tieferer, emotionaler Ebene – Teil der destruktiven Dynamik: Ein Jude, der mit den Deutschen »kooperiert« und den anderen Juden resp. die Jüdin verrät. Damit hatten, so sehe ich es heute, auf dieser tieferen Ebene »die Deutschen« gewonnen. Als zweiter Vorsitzender und Stellvertreter von Liliane Opher-Cohn war ich zum Hauptakteur, zum An-»Führer« für diesen Handstreich geworden.

Die Zeit nach dem Symposion war geprägt von einer eigenartigen inhaltlichen Lähmung. Das Vereinsleben reduzierte sich auf die »mechanische« Durchführung öffentlicher Aufgaben, die Dialogarbeit war zum Erliegen gekommen. Vamik Volkan prägte in dieser Phase die Metapher von der Wüstenblume (desert flower), die einmal aufblüht und dann erstirbt. Es bleibt nichts als verwüstetes Land zurück. Es war das Gleichnis vom Sterben und hoffentlich möglichen Wiederaufleben des Vereins, das wir alle verstanden. Der Vorfall vom Symposion wurde in der Gruppe zunächst totgeschwiegen, flammte in den Gesprächen und Sitzungen jedoch immer wieder als Chimäre auf, die es noch zu erle(di)gen galt. Eine Klärung zwischen den beiden Mitgliedern, die sich zerstritten hatten, stand noch aus. Ich erkannte zu diesem Zeitpunkt weder die Tiefenschicht der vernichtenden Angst und des Grauens, die Liliane vor dieser Auseinandersetzung mit dem deutschen Widersacher hatte, noch war mir die gefühlslose Unerbitt-

aktuelle, ggf. harmlose persönliche oder Großgruppen-Konfliktsituation wiederbelebt und brauen sich unvermittelt zu einer unlösbaren seelischen Gefahr zusammen (S. 167).

lichkeit des deutschen Widersachers – mich eingeschlossen – bewusst, der sich augenscheinlich untadelig im Recht erlebte, wodurch sich die kollusive Stimmung wechselseitig immer weiter hochschraubte.

Während wir also in der faktischen Vereinsarbeit zur Tagesordnung übergingen, herrschte zwischen den beteiligten Mitgliedern eine emotional eingefrorene, unlebendige Atmosphäre. Diese eskalierte noch weiter bei einer von PAKH und anderen Kooperationspartnern gemeinsam initiierten öffentlichen Veranstaltung, bei der politische, journalistische und wissenschaftliche Prominenz von Rang und Namen aufs Podium geladen war.[31] Liliane erschien in einem Zustand, der mir erbarmungswürdig erschien und in mir die Vorstellung weckte, sie sei misshandelt worden. Später erfuhr ich, dass sie einen schweren Treppensturz »überlebt« und sich dabei Wundmale am ganzen Körper zugezogen hatte. So oder so, Lilianes Zustand hätte mich anrühren und wachrütteln müssen. Stattdessen erkaltete ich und bat sie, im Verbund mit anderen Vorstandsmitgliedern, am anschließenden Buffet mit den Podiumsgästen nicht teilzunehmen. Ich dachte mir damals, ich würde Liliane damit schützen und erkannte nicht, dass ich sie erneut nicht nur ihrer Funktion als Vorstandsvorsitzende enthob, sondern sie ausgrenzte, wie sie es in ihrem Leben so oft erlebt hatte. Ich erinnere mich noch genau an ihre Bestürzung. Sie war außer sich und fühlte sich speziell von mir verraten. Ich blendete, ohne mir dessen bewusst zu sein, jenen Teil meiner Identität aus, in dem ich zum destruktiven Mittäter und Zuschauer auf der Bühne unseres Vereins wurde. Im Nachhinein betrachtet, sehe ich mich in eine psychische Situation hineingestellt, die der meines Vaters durchaus vergleichbar war.[32] In meiner Vorstellung ist dies eine Situation, in der er angesichts des Leides, das er im Krieg sehenden Auges und auf beschämende Weise miterlebte, den Untergang seiner moralischen Grundsätze erlebte. Dies könnte die Voraussetzung dafür geboten haben, dass er unempfindlicher wurde für das Leid und die Not anderer, existenziell bedrohter oder beeinträchtigter Menschen.

In dem Maße nun, in dem ich meine eigenen destruktiven Impulse nicht

---

31 Mitinitiatoren waren das Kulturwissenschaftliche Institut Essen (Prof. Jörn Rüsen) und das Bildungszentrum NRW.

32 Der Bezugsrahmen meines Vaters in Nazi-Deutschland war natürlich ein ganz anderer, existenziellerer als meiner. Ich spreche hier von den transgenerationell übermittelten seelischen Repräsentanzen, die in mir in Identifikation mit meinem Vater mobilisiert wurden und daher auf seelischer Ebene wirkmächtig werden konnten.

wahrhaben wollte, war auch mein Mitgefühl ausgeblendet. Ich mutierte in meiner Verantwortung als Vorstandsmitglied zum Funktionär, indem ich unberührbar war für Lilianes Schicksal, das ich doch kannte. Ich konnte nicht wahrhaben, dass ihr Auftritt auf der öffentlichen Bühne des PAKH eine Reinszenierung beinhaltete, die nach Reparation verlangte und das vormals auf dem Symposion und letzten Endes in ihrem Leben Geschehene wiedergutmachen sollte. Wieder einmal ging ich, bekräftigt durch die mich mit meinem Vater verbindende gebrochene Identität, zur vermeintlich vordringlichen Tagesordnung meines Alltagsgeschäftes über. Erst sehr viel später, in meiner Auseinandersetzung mit David (s. u.), sollte ich diese Täterseite in mir erkennen und die mit ihr verbundenen Scham- und Schuldgefühle und die daran geknüpfte Reue und das Bedauern anerkennen und aushalten lernen.

Der Dialog war zerstört. Beide Seiten hatten ihre Mauern hochgezogen und die Fenster und Türen verschlossen. Die Vergangenheit hatte sich in die Gegenwart gezwängt.[33] Ich war sprachlos und das Geschehen war im wörtlichen Sinn »unfasslich« für mich und gerade deshalb so wirkmächtig. Hier nun hätte meine Erfahrung als aktives Mitglied des PAKH als gescheitert enden können. Ich kündigte die Niederlegung meiner Funktionen im Verein an und war entschlossen, dies bei nächster Gelegenheit de facto zu vollziehen.

Doch dazu sollte es erst nicht kommen. Gleich zu Beginn der nächsten Vorstandssitzung reichte Liliane ihren Rücktritt von Amt und Verein ein – und zwar schriftlich. Peter Pogany-Wnendt war außer sich. Nun fühlte *er* sich verraten. Demonstrativ zerriss er Lilianes Rücktrittsersuchen vor ihren Augen. Denn Lilianes und mein Rücktritt hätten nun unwiderruflich das Ende der »guten Sache«, d. h. die »Liquidation« von PAKH bedeutet.

Nach einer äußerst heftigen und dramatisch verlaufenden Diskussion

33 Ermutigt durch eine beglückende Erfahrung mit PAKH im Jahre 1998 lässt sich Ira Brenner (2013) einfühlsam auf einen Therapieprozess mit zunächst äußerst erfolgversprechendem Verlauf mit einer deutschstämmigen Patientin ein. Sie ist Tochter eines im Russlandfeldzug verschollenen Soldaten und war selbst als Jugendliche Mitglied der Hitlerjugend (vermutlich Bund Deutscher Mädchen). Die Patientin bricht die Therapie jählings und unwiderrufbar ab, als sie erfährt, dass ihr Therapeut jüdischer Abstammung mit deutschen Wurzeln ist und für sie damit das transgenerational verankerte Ressentiment gegen die Juden wieder aufgeworfen ist. Einer Auseinandersetzung über die spezifischen Hintergründe entzieht sich die Patientin damit.

wurde die unverrückbare Rücktrittserklärung Lilianes auf einhelligen Beschluss angenommen. Ein Neuanfang in den Diensten der guten Sache sollte versucht werden.

Doch was hatte mich veranlasst, mein Rücktrittsanliegen zurückzunehmen? Im Rahmen dieser erweiterten Vorstandssitzung – alle Core-Group-Mitglieder waren neben den Vorstandsmitgliedern ebenfalls geladen – konfrontierte mich Peter Pogany-Wnendt mit einer weitreichenden Differenzierung. Er legte mir nahe, zu unterscheiden zwischen der guten Sache, der wir uns verschrieben hatten, und dem persönlichen Scheitern, das uns eingeholt hatte und dem wir offensichtlich noch nicht in ausreichendem Maße gewachsen waren. Dieser Hinweis beinhaltete für mich die Möglichkeit, über den Horizont des eigenen Selbst hinauszuschauen. An dieser Stelle nun nicht, wie es naheläge, ausschließlich bezogen auf die anderen Gruppenmitglieder, sondern auch auf die gesellschaftliche Struktur, die die Voraussetzungen schafft, dass sich Menschen in deren Rahmen auseinandersetzen und für sich weiterkommen können. Daran trotz oder gerade wegen des augenblicklichen Scheiterns weiterzuarbeiten, erschien mir lohnend. Dass in der Verfolgung dieses Ziels auch Zündstoff enthalten sein kann, sogar muss, erlebte ich schließlich in diesem Moment schmerzlich und ganz unmittelbar.

Vor dem Hintergrund meiner seelischen Erstarrung vergegenwärtigte ich mir – unterstützt von meinen Mitstreitern – immer wieder, dass ich den Verein vor Ver*wüst*ung bewahren und – im Sinne der Wüstenblume – zu neuer Blüte bringen wollte. Dies erforderte jedoch, angesichts meiner großen Verunsicherung, meinen ganzen Mut. Mit Liliane blieb ich in den Jahren nach ihrem Bruch mit PAKH in sporadischem Kontakt. Ich verstand meine Aufgabe als neugewählter Vorsitzender als Fortführung der von ihr initiierten »guten Sache«. Das von ihr ins Leben gerufene »Kind« sollte weiterwachsen und zu zuversichtlicher Prosperität geführt werden.

So blieb ich mit vielen offenen Fragen zurück. Und dennoch fand ich Antworten im Spiegel meiner Mitstreiter im PAKH. Hiervon soll im folgenden Kapitel die Rede sein.

IV Gelingende Dialoge in der deutsch-jüdischen und jüdisch-jüdischen Auseinandersetzung im PAKH

»Die Straße ins Innere führt durch den Anderen.«
William Carlos Williams (1992)

»Schmuel fragt seinen Freund: Sag, was ist das, Pantomime? Pantomime, sagt jener, das ist, wenn die Leute miteinander reden, bloß: sie sagen nichts!«
Jüdischer Witz (erzählt von David Reusmann)

David[34] war 1991 im Alter von 55 Jahren mit seiner Familie aus Russland nach Deutschland immigriert. Die Nuklearkatastrophe von Tschernobyl in der Ukraine vom 26. April 1986 war für die Familie Davids mehr als eine gesellschaftliche Katastrophe gewesen: Der jüngste Sohn seiner älteren Tochter Olga verstarb – mutmaßlich an den Folgen dieser weit ins Land reichenden Verstrahlung. Kurze Zeit später erkrankte auch Olgas älteste Tochter und überlebte knapp. Infolgedessen beschloss Olga, sich und ihre Familie in Sicherheit zu bringen und der verstrahlten Umgebung den Rücken zu kehren.

David zögerte keinen Augenblick seiner ältesten Tochter Olga gemeinsam mit seiner russisch-stämmigen Frau und seiner zweiten Tochter Evelina nach Deutschland zu folgen. Er konnte seine Kinder und Enkelkinder nicht allein lassen, er durfte ihnen Halt und Unterstützung unter keinen Umständen versagen. Umgekehrt gewährleisteten sie ihm existenzielle Sicherheit und Stabilität.

Doch woraus nährte sich diese alternativlose Entschiedenheit Davids? David war Jude und child-survivor[35] des Holocaust. Er hatte zeitlebens an den Folgen seiner traumatischen Erfahrungen gelitten. Gemeinsam mit seinem fünf Jahre älteren Bruder war er während der Zeit im ukrainischen Ghetto von Pechera[36] von seiner Mutter getrennt und »vegetierte«, wie er es später einmal benennen sollte, unter erdrückenden Bedingungen bei den Großeltern, während die Mutter mit der jüngsten Schwester ins Kon-

34 Geb. 1936 in Tulchyn/Ukraine; gest. 2011 in Düsseldorf/Deutschland.

35 David lebte zwischen seinem fünften und siebten Lebensjahr im Tulchyner Ghetto.

36 In der Nähe von Tulchyn/Ukraine.

zentrationslager verschleppt worden war. Die Schwester[37] verstarb dort im Alter von knapp drei Jahren. Die Mutter überlebte das Lager und stieß später wieder zur Familie. Sie verwand den Tod ihrer kleinen Tochter nie. Der Vater war unter ungeklärten Umständen im Krieg gefallen.

Als ich David im Frühjahr 1996 kennenlernte, wirkte er verzweifelt und litt unter vielerlei körperlichen und seelischen Symptomen. Er kam in Begleitung seiner Tochter zu unserem unlängst gegründeten Verein. Olga war ihrerseits verzweifelt darüber, dass all ihr Kümmern und ihre unsäglichen Bemühungen nicht dazu verhalfen, ihm – und letztlich auch ihr – Erleichterung zu verschaffen und sie erhoffte sich von unserem Kreis wohl eine Linderung jener schweren Last, die sie trug.

In meinen ersten Begegnungen mit David fühlte ich mich beklommen. Seine Schilderungen, dass er trotz all seiner Beschwerden alles tat, um seine Familie zu unterstützen, indem er – ein Hochschulprofessor der Physik – in Deutschland eine einfache Hilfsarbeit angenommen hatte, bereitete mir jenes ungute Gefühl, das ich später als transgenerational vermitteltes Schuldgefühl entschlüsseln sollte. Ich handhabte dieses wie in der Beziehung zu meinem Vater jedoch abwehrend und vermied es, mit diesem Bereich meines – und damit letztlich auch Davids – Erlebens in Berührung zu kommen. So wie er es auch tat. Immerzu hatte er einen jüdischen Witz zur Hand, der geeignet war, die latente Spannung zwischen uns aufzuheben und zur Tagesordnung des Alltagsgeschehens überzugehen. Seine Schilderungen über seine schwere Vergangenheit blieben im Faktischen, beinhalteten eher kleinere oder größere Heldentaten und ermöglichten mir – dankbarerweise – Bewunderung statt emotionaler Berührung.

Zu jener Zeit wies mich Peter (siehe Kap. Peter Pogany-Wnendt) darauf hin, dass ich mich immerfort bei ihm bedankte, auch wenn es scheinbar gar nichts zu bedanken gab. Er machte mich damit auf eine Beschwichtigungsgeste aufmerksam, die ich auch David gegenüber praktizierte. So fungierten Davids Witze und meine vorgeschobene Dankbarkeit als Abwehr gegen das heiße Eisen möglicher deutsch-jüdischer Verstrickungen. Wir (ver-)mieden damit zunächst noch »die Minen, Fallen und das Gift, mit denen die Beziehung zwischen Deutschen und Juden beladen ist«.[38] Ich verdeckte

37 Siehe hierzu das Beispiel eines berührenden Dialogs zwischen David und Erda im Kapitel von Erda Siebert.

38 Übersetzung des Mottos aus Abschnitt III durch den Autor; Peter Schneider zitiert nach Krondorfer, 1995, S. 74.

meinerseits damit ein diffuses, mir kaum fassliches Schuldgefühl, für das es doch keinen erkennbaren Grund gab, denn ich hatte David augenscheinlich ja nichts angetan. Und dennoch bestimmte dieses Schulderleben meinen Umgang mit ihm, während David sich schütze, indem er die Wunden und Narben seines traumatischen Erlebens aus frühen Tagen unter keinen Umständen angetastet haben wollte.

Doch nicht nur ich, nein alles und alle um ihn herum waren intuitiv darum bemüht, ihm die große Beunruhigung zu nehmen, die ihm bei der Annäherung an sein traumatisches Erleben drohte. Mir fiel sein langsames, mit vielen Pausen gesetztes Reden auf. Es zwang mir Geduld und genaues Zuhören auf, was aufzubringen mir bisweilen schwerfiel. In dem, was er sagte, signalisierte er, dass er Hilfe und Unterstützung brauche und zwar konkret! Ich war konsterniert. Immer wieder hatte ich einen leisen Anflug von Empfinden, wiedergutmachen zu müssen, was meine Vorfahren angerichtet hatten. Doch noch gelang es mir, diesen Gedanken von mir fernzuhalten. Ich konnte und wollte es nicht ertragen. Als ein jüdisches Gruppenmitglied warnend äußerte, wir könnten David nicht »retten«, war ich erschüttert und entlastet zugleich.

David, der eine Überlebenden-Gruppe in der hiesigen jüdischen Gemeinde initiiert hatte,[39] forderte mich und einige meiner Mitstreiter auf, ihn hierbei zu unterstützen. Ich begleitete ihn mehrmals, einmal auch gemeinsam mit Liliane Opher-Cohn zu dieser Gruppe. Ich sah mich dort mit einer Opfer-identifizierten, anspruchsvollen Erwartungshaltung konfrontiert, die mich hilflos machte, und ich reagierte mit unterdrückter Wut. Auch und vor allem auf David, der mich, wie ich es erlebte, in diese Situation gebracht hatte. Hätte er mir das nicht ersparen und mich in der Ruhe meiner gebrochenen Identität, die die Abspaltung des Unerträglichen beinhaltete, belassen können? Es fühlte sich so an, als sollte ich nun all das wiedergutmachen, was meine Vorfahren an unermesslichem Leid über die hier anwesenden Menschen und ihre Familien gebracht hatten. Verstärkt durch meinen Zorn ergriff mich ein gesteigerter Zustand von Lähmung und Überforderung. Was war ich doch naiv gewesen! Hatte ich wirklich geglaubt, ich würde einfach so davonkommen ohne Schmerzen und die Anklagen all jener, die in der Literatur so distanzierend und anonym als die »unmittelbar Betroffenen« bezeichnet werden? In konkreten Einzelschicksalen war

39 Es handelte sich um eine Selbsterfahrungsgruppe, deren Anliegen Austausch und gegenseitige Unterstützung war.

ich nun damit konfrontiert, wie Überlebende benachteiligt im Schatten der Gesellschaft, z. T. in großer Armut und krank an Körper und Seele lebten, verbittert und gefangen in ihrer Opferrolle. Ihr letztes ersehntes Glück: Die kleine Vergünstigung, die sie noch ergreifen konnten. Doch war dies die Versöhnung, die wir uns beim Aufbruch in unsere Vereinsarbeit vorgestellt hatten? War dies nicht ein Fass ohne Boden? Gab es nicht – wenn auch viel zu wenige – aber doch zahlreiche Wiedergutmachungsleistungen, die Deutschland gewährt hatte und noch gewährte? Niemals genug, das war mir evident aber vielleicht doch »so viel genug« als möglich. Und doch entdeckte ich mit Erschrecken bei aller verstandesmäßigen Einsicht, die ich hatte und um die ich mich bemühte, eine in mir aufkeimende verächtliche Geringschätzung: Sie speiste sich aus meiner generalisierenden Empörung gegen die den Holocaust instrumentalisierenden Juden. Ein undenkbarer Gedanke, mit dem ich mich plötzlich und ganz unmittelbar konfrontiert sah! Ich gab mir alle Mühe, diesen Ungeist vor David zu verbergen und ihn in den Bereich des Nicht-wahrhaben-Wollens zu vertreiben. In dieser Auseinandersetzung erfasste mich – sozusagen im zweiten Nachgang – eine tiefe Trauer. Sie mag ausgelöst worden sein durch die großen traurigen Augen Davids, der meine Gedanken zu lesen schien.

In dieser Gemütslage trat nun die Gruppe meiner jüdischen und nichtjüdischen Mitstreiter auf die Bühne, in der ich meine Eindrücke darstellen und reflektieren konnte. Die Gruppe konfrontierte mich damit, dass ich und wir alle nicht all das in erster Generation an den Juden geschehene Unrecht wiedergutmachen können und dass wir dem standzuhalten und mehr noch dies in Demut zu betrauern hätten. So schwer es auch war oder ist. Wir bekräftigten unser ursprüngliches Anliegen, die destruktiven psychischen Kreisläufe, die sich aus dem geschehenen Unrecht speisten, unterbrechen zu wollen, um einem Wiederholungszwang den Boden zu entziehen. Und dennoch: Mitunter unterstütze ich nun Davids Überlebenden-Gruppe manifest beim Ausfüllen von Antragsformularen, etwa für die Conference on Jewish Material Claims Against Germany, oder vermittelte Arztbesuche. Aus heutiger Sicht kann ich sagen: Ich tat, was ich konnte und es war wenig genug. Andererseits präzisierten wir im PAKH unsere Aufgaben und Möglichkeiten, in dem nun wachsenden Bewusstsein, dass dies niemals allein zu stemmen und nur im Verbund der Gruppe möglich war.

Unter dieser Voraussetzung konnten David und ich uns auf einer deutlich persönlicheren und vertraulicheren Ebene begegnen. Ich erinnere mich genau an das Gespräch, während dem ich ihm seine von reparativen Wünschen geprägte Anspruchshaltung vorhielt und wie mich diese quälte. Er hingegen warf mir mangelndes Differenzierungsvermögen vor, ich sehe in ihm »nur« den von meinen Vorurteilen geprägten Juden und nicht den Menschen. Das saß! Und er fügte noch hinzu: Auch er könne mir mein Schicksal als Tätersohn nicht abnehmen. Damit müsse ich genauso allein fertig werden wie er mit seinem. Unser Gespräch führte uns unmittelbar zum Thema Schuld und es wurde deutlich, dass nicht nur mich ein Schuldgefühl plagte, sondern paradoxerweise ihn auch. »Aber wieso empfindest Du Schuldgefühle?«, fragte ich völlig verdattert. Seine Antwort war überraschend klar: »Immer, wenn meine Mutter so traurig war über den Verlust meiner kleinen Schwester und sich Vorwürfe machte, hatte ich das Gefühl, es wäre besser gewesen, ich wäre statt ihrer gestorben. Ich fühlte mich oft für das Unglück meiner Mutter verantwortlich.«

Diese »Überlebensschuld« war genauso irrational wie meine »Täterschuld«, wenngleich sie sich aus völlig konträren Quellen und Motiven speiste. Und dennoch bestimmten sie unser beider Interaktionen und Sprachlosigkeit.

Ich ging aus diesem Gespräch verstört und beschämt heraus: Ich musste mir eingestehen, dass ich meine in der Latenz schlummernden Vorurteile tatsächlich bei David verortet hatte und paradoxerweise andererseits von ihm die Erlassung der transgenerationellen Schuld[40] erhoffte. Doch auch er hatte sich von mir Erleichterung und Befreiung von seiner Bürde gewünscht und auch er hatte Ressentiments den Deutschen gegenüber, die aber, wie ich im Lauf der Zeit lernen sollte, auf gelebten, wenn auch weitgehend verdrängten Erfahrungen gründeten. Wir begannen, uns mit den Auswirkungen unserer jeweiligen Schicksale auf unser eigenes Leben auseinanderzusetzen und wie es sich auf den jeweils anderen auswirkt.

Gemeinsam mit den anderen Gruppenmitgliedern setzten wir uns parallel zu diesem Prozess in unseren vereinsinternen Seminaren mit themenbezogener Lektüre auseinander und vertieften resp. nuancierten während dieses Diskurses die in unseren Streitgesprächen gewonnenen Einsichten. Dies half uns, das Unfassliche fassbarer zu machen.

Als Beispiel hierfür seien die Schriften des jüdischen Holocaustüberlebenden Hillel Klein (2003) und des nigerianischen Schriftstellers Wole

40 Korrekterweise handelt es sich um ein Schuldgefühl, das aber infolge seiner Abspaltung als generalisierte und damit nicht fasslich Schuld empfunden wird.

Soyinka (2001) erwähnt. Sie befassen sich aus unterschiedlichen Blickwinkeln mit der Bedeutung von Reparation und Neugestaltung.

Soyinka beklagt die fortbestehende soziale Ungerechtigkeit in den posttraumatisierten, »entmenschlichten« Gesellschaften von Nigeria und Ruanda und fordert schlussfolgernd eine materielle Entschädigung für die Opfer, der er auch einen symbolischen Wert zuschreibt. Er diskutiert die Frage, ob und inwiefern Afrika für die Leiden der Sklaverei und des Kolonialismus materielle Entschädigung zusteht und liefert in einer kontrovers geführten Auseinandersetzung Argumente für die Erfordernis von Reparationszahlungen, auch wenn in seinem Plädoyer nicht wirklich deutlich wird, wie das konkret geschehen soll. Soyinka hat sich auch ausführlich mit der Arbeit der südafrikanischen »Wahrheits- und Versöhnungskommission« auseinandergesetzt, der er großen Respekt entgegenbringt, die er jedoch nicht für ausreichend hält. Vielmehr erhebt er auch hier mahnend seine Stimme und weist darauf hin, dass der Verzicht auf materielle Reparationen eine Verharmlosung der Verbrechen nach sich ziehen und die alten Machtverhältnisse von Unterdrückern (in Deutschland würden wir sagen von Herrenmenschen) und sozial Entrechteten subtil weiterbestehen lassen und zementieren könne. Die ausschließliche Auseinandersetzung auf psychologischer Ebene laufe hier Gefahr, den realen Missstand zu verschleiern. Die ursprüngliche Ungleichheit bleibe bestehen und halte das Ressentiment und damit die Fortsetzung der realen sozialen Ungerechtigkeit auch in den nachfolgenden Generationen aufrecht.

Der jüdische Psychoanalytiker Hillel Klein (2003) greift seinen Argumentationsfaden – individual-psychologisch – von der Opferseite her auf. Selbst Überlebender des Holocaust appelliert er für die Übernahme von Eigenverantwortung jedes einzelnen Überlebenden.[41] Es ist ihm daran gelegen »Wege zu zeigen, die ins Freie führen« (Nedelmann, 2003). Er wendet sich entschieden gegen die verbreitete Ansicht, in allen Überlebenden bemitleidenswerte, psychisch gestörte Menschen zu sehen. Für die Opfer des Holocaust postuliert er eine Notwendigkeit, aller traumatischen Vorerfahrung zum Trotz, aus der passiven Opferhaltung herauszutreten und sich als aktiv Überlebende zu definieren. Dies kann nur erreicht werden über die bewusste Auseinandersetzung – etwa mit der eigenen Überlebensschuld. Hillel Kleins Beitrag zur Erforschung des Holocaust beruht in seinem Kern

41 Klein ersetzt den Begriff »Opfer« durch »Überlebender« und unterstreicht damit die aktive Überlebensfähigkeit des Betreffenden, die er als eine Ich-Stärke sieht.

ganz wesentlich auch auf Kleins unorthodoxer Auffassung, die er der Einschätzung von Schuldgefühlen bei Überlebenden (z.B. Überlebensschuld) gegeben hat. Schuldgefühle waren für ihn ein Zeichen der »Gesundung« und »Wiederherstellung«: Denn mit den Schuldgefühlen beginnen die Erinnerungen an jene, die gestorben sind. Dies beinhalte die Chance, eine Trauerarbeit zu beginnen und einen Individuierungsprozess in Gang zu setzen. Klein beschreibt, wie durch derartige »Versuche der Wiederbelebung« seelische Kräfte frei werden, die es der großen Mehrheit der Überlebenden ermöglichten, sich in die Gesellschaft wieder aktiv einzubringen und so den eigenen Weg, parallel zu den Wegen der Nicht-Überlebenden[42] (non-survivors) zu gehen. Er rückt damit die Leitgedanken von »Gesundung« und »Wiederherstellung« als Zeichen der Hoffnung – statt Pathologie oder Krankheit – in den Mittelpunkt der Auseinandersetzung. Hierin liegt für Klein beim Holocaust-Überlebenden der Schlüssel für einen Weg in die Wiedererlangung von Selbstständigkeit, Autonomie und Unabhängigkeit und hat heilsame Auswirkungen sowohl auf die Ich- als auch die Gruppenidentität.

Inspiriert durch die unkonventionelle Denkweise Kleins, befassten wir uns mit der realen Schuld der Täter und wie sie sich in einem zweiten Schritt auf deren Nachkommen ausgewirkt hatte. Die Täter hatten sich ihrer Schuld und den daraus resultierenden Schuldgefühlen nicht gestellt und sich ganz dem wirtschaftlichen Wiederaufbau des Landes verschrieben. Dies zu dem Preis einer jähen Unterbrechung und Zerrüttung des Kontinuums zwischen Vorfahren und Nachfahren. Der Ausschluss ihrer realen Schuldfrage konstituierte jenen abgespaltenen Teil ihrer gebrochenen Identität, den sie an ihre Nachkommen als unerledigte Aufgabe weitergaben. Sie beinhaltete die Fortsetzung des Zerstörerischen unter dem Mantel des Schweigens und der Sprachlosigkeit. Das Destruktive konnte so auch für uns Nachkommen nicht wahrgenommen und schon gar nicht gehandhabt werden. Im Verlauf dieser Auseinandersetzungen im PAKH, denen immer das Bestreben inhärent war, persönliches Erleben und Verständnis generierendes Konzeptualisieren zusammenzuführen, festigte und klärte sich das Anliegen der PAKH-Gruppe und somit auch Davids und mein Vorsatz, den Weg des Dialogs weiter zu gehen, ohne den politisch-

42 Klein nennt alle nicht vom Holocaust als Opfer Betroffene »Nichtüberlebende«. Damit meint er Menschen, die den Völkermord der Shoa nicht persönlich miterlebt haben, und weist darauf hin, dass dieser Begriff durchaus irreführend sei (Klein, 2003, S. 270).

reparativen Aspekt aus dem Auge zu verlieren. Doch wir sollten immer wieder neu, auf tieferer seelischer Ebene erfahren, wie schmerzhaft dieser Weg ist, aber auch wie beglückend er sein kann.

David hatte zu diesem Zeitpunkt längst Verantwortung übernommen. Er war zum Schatzmeister des Vereins gewählt worden und brachte sich hier als Repräsentant der ersten Generation ein. Diese Veränderung bemerkte auch seine Enkeltochter Mascha.

Sie sprach ihn eines Tages an, über sein Erleben in der Zeit des Holocaust in ihrer Schule zu erzählen. David sagte nach reiflichem Überlegen zu. Er wollte die Kinder nicht verschrecken und sie doch in jene Welt hineinnehmen, in der er gelebt hatte, als er in ihrem Alter war. Ein nahezu unlösbares Unterfangen. Doch es gelang. Die Kinder der Schulklasse waren tief berührt und schenkten David eine Aufarbeitung ihres eignen Erlebens in Form einer gedruckten Broschüre mit dem Titel: »Nie die Hoffnung verlieren. Unsere Begegnung mit David Reusmann«.[43] Hierin stellten sie seine Erzählungen neben ihre eigenen, sehr persönlichen, emotionalen Reaktionen. David fühlte sich ermutigt und beschenkt.

Dann überraschte mich David mit einem Vorschlag: »Ich möchte nicht, dass meine Kinder, wenn ich einmal nicht mehr bin, so wenig über meine schwere Kindheit wissen und an den Folgen meines Traumas leiden. Wollen wir nicht zusammen mit einer meiner Töchter und einer meiner Enkeltöchter einen 3-Generationendialog durchführen?« Ich ergänzte: »Wenn ich dabei sein soll, dann müsste dies aber unter Berücksichtigung meiner Täterdynamik geschehen, oder nicht!?«

Einige Zeit später – David hatte begonnen seine Lebenserinnerungen aufzuschreiben – erhielt ich eine E-Mail von David, die übergangslos in einen Kommentar seiner jüngeren Tochter Evelina einmündete, in der sie sich wütend beklagte, dass sie es leid sei, immer als Jüdin abgestempelt zu werden. Sie habe eine russische Mutter und sei vor allem eins: Ein Mensch.

Das Projekt war geboren.[44] Wir vereinbarten, dass ich mit David, seiner jüngeren Tochter Evelina und deren Nichte Marina zunächst getrennt Interviews führen würde und wir uns dann im Anschluss über einen längeren Zeitraum zu regelmäßigen gemeinsamen Gesprächen treffen würden.

43 Anzufordern beim Verfasser oder bei PAKH (Kloecker, 2005).

44 Das Projekt wurde im Dezember 2009 in Kappstadt/Südafrika auf dem Kongress »Beyond Reconciliation: Dealing with the Aftermath of Mass Trauma and Political Violence« vorgetragen. Es firmiert als unveröffentlichtes Manuskript (Pfäfflin et al., 2009).

So geschah es.

Die ersten gemeinsamen Sitzungen waren geprägt von einer großen Vorsicht auf allen Seiten. Es wurde deutlich, dass sich die ganze Familienatmosphäre darum drehte, »(Groß-)Papa« nicht zu überlasten, Fragen zu seiner Zeit im Ghetto peinlichst zu vermeiden und sich in diesem Sinne ganz nach ihm und seiner Stabilisierung auszurichten. Zudem ging es bei den Nachkommen um die Frage ihrer eigenen Identität. Wo gehöre ich hin? Bin ich Deutsche, Russin, Jüdin? Und Evelina fragte weiter: Wie sicher kann ich in Deutschland sein? Würden mich und mehr noch meinen Sohn unter der Voraussetzung neuer Naziherrschaft die jetzt erklärtermaßen guten Freunde retten und uns einen Weg in die Freiheit ermöglichen? Wo sind sie, diese vermeintlich guten Freunde? Letztere Frage richtete sich ganz unmittelbar an mich und versetzte mich zunächst in einen Zustand der Ratlosigkeit. Natürlich lag mir auf der Zunge, hier mit einem schnell dahingesagten »Ja, ich werde Dich und die Deinen retten« zu antworten, doch meine bisherige Auseinandersetzung mit der Geschichte meiner Herkunftsfamilie und deren Referenzrahmen (Welzer, 2005), mein Wissen um meine vormaligen Vorurteile in der Beziehung zu David, aber auch das Scheitern mit Liliane Opher-Cohn ließen mich ein vorsichtiges »Ich würde mir wünschen, dass ich dazu in der Lage wäre« sagen. Es entwickelte sich daraus ein Gespräch, in dem es um unsere Fehlbarkeiten, unser Angewiesen-Sein in der Gruppe und unsere Verwundbarkeit, aber auch um unsere Schwäche ging, die wir alle empfanden. Ich, der »gefühlte« Tätersohn musste hier nicht martialisch mit einem starken »Ja klar« auftreten, sondern durfte mich in Reaktion auf die Unsicherheit Evelinas und ihrer Familie in meiner eigenen Unsicherheit und Schwäche zeigen. Das verband uns in diesen Augenblicken und wir fühlten gemeinsam, dass uns diese Bejahung des Unsicheren verband und uns menschlich einander nahebrachte. Nichts musste verharmlost werden; stattdessen stand das Interesse an der persönlichen und Gruppen-Geschichte, der Not und den Beweggründen des jeweils anderen im Mittelpunkt. Das genaue Hinschauen in Bezug auf das »*Inter*esse«, das zwischen uns sich Ereignende war es, was uns verband. So war ich in diesem Projekt als vulnerabler Mensch mit hineingenommen und doch auch als selbst Betroffener und deutscher Nachkomme einer Tätergeneration.

Jetzt begann David vom Ghetto zu erzählen. Er berichtete von Zuständen größter emotionaler Not und des Verloren-Seins – etwa als ihn seine Mutter auf dem Schulhof zurücklassen musste, weil sie ins Konzentrationslager abtransportiert wurde, die kleine Schwester mitnahm, ihn und seinen Bruder aber zurückließ. Und er schilderte beschämende Situationen schmutzigster Verstecke, in denen er sich in Sicherheit bringen musste, oder wie er zum »gemeinen Dieb« wurde, der der alten Oma die Kartoffeln wegschnappte, weil er flinker war. »Um meine Familie mit durchzubringen«, fügte er kleinlaut hinzu. All dies – und viele weitere emotionale Details – hatte er seinen Kindern, aber auch sich selbst ersparen wollen. Sie sollten ihn niemals so schwach, so elend, so entwürdigt sehen. Es waren Momente tiefster emotionaler Berührung, immer am Rande des eigentlich Unaushaltbaren.

Nun konnten Evelina und Marina, Tochter und Enkeltochter darüber sprechen, wie sehr sie unter den Folgen dieser bislang »unbegehbaren Zone« gelitten hatten und – auf je unterschiedliche Weise – in der Entwicklung ihrer Eigenständigkeit und Unabhängigkeit eingeschränkt waren, da sich in der Familie »immer alles« um die Beruhigung Davids drehte. David konnte diesem Klagen seiner Kinder standhalten und ihnen von Angesicht zu Angesicht sagen, wie sehr es ihm leidtue, dass sie – ungewollt, aber unausweichlich – an seinem Schicksal auch so schwer zu tragen hätten.

In einer unserer letzten gemeinsamen Sitzungen kam David, für ihn selbst unerwartet, eine Erinnerung, die sich hinter all dem Grauen verborgen hatte: Er erinnerte sich, wie ihm seine Großmutter liebevoll über sein Haupt strich und er diese Geste wie Balsam in seine Seele eingesaugt hat. »Ich bin da«, sagte ihm das, »und ich behüte Dich!« Als er diese Erinnerung hinter den Erinnerungen erzählte, weinte er – zum ersten Mal – und wir weinten mit ihm.

David verstarb nach längerer Krankheit am 27.01.2011.

In einem unserer letzten Gespräche sagte er mir:

> »Wenn ich eines gelernt habe in unserer Auseinandersetzung über meine Holocausterfahrungen, dann vor allem, wie allein ich bin mit meinem Schmerz. Das klingt bitter, aber ich weiß, niemand kann mir meinen Schmerz nehmen. Versteh mich nicht falsch, meine Frau Tamara ist immer für mich da und unterstützt mich in jeder Hinsicht – und ich kann Medizin einnehmen, das meine ich nicht. Aber ich kann meinen Schmerz tragen und es ist gut zu wissen, dass ich das jetzt vermag. Aber es sind meine Schmerzen. Wenn meine Kinder und Enkel zu Besuch kommen ... dann sind die Schmerzen für ein paar Augenblicke verflogen. Aber ich weiß, dass ich sie wieder ziehen lassen und ihr eigenes Leben bestehen lassen muss.«

David war bei sich angekommen. Er hatte die Schwelle zu seiner unberührbaren Zone überschritten. Niemand von seinen Nächsten sollte diesen Lebensschmerz für ihn tragen. Und so konnte er in schwerer Krankheit angesichts des nahenden Todes sein Allein-Sein spüren, den Schmerz bei sich lassen und ihm standhalten; dem von damals im Ghetto und dem von heute.

Ich kehrte von diesem Gespräch tief bewegt zurück in dem Bewusstsein, mit David innig verbunden zu sein, gerade auch wegen unserer Differenz und unseres Für-uns-selbst-Stehens. Verbunden zu sein in der Differenz und diese auszuhalten, erschien mir der hohe Lohn, den unsere jahrelange Dialogarbeit uns schenkte.

Solcher Art Verbunden-Sein schien mir Voraussetzung für das Sich-gegenseitig-Erkennen und -Berühren, das einen Dialog fruchtbar macht und Transformation auf allen Seiten ermöglicht. Nur im offenen Dialog kommen uns Diskrepanzen und Widersprüche ins Bewusstsein. Wo wir den Widerspruch aufzuheben versuchen, sei es durch Verleugnung und/oder durch Idealisierung, sind wir in konkretistischer Manier aufgefordert, die Last des Anderen zu übernehmen (z.B. David in der Anfangszeit) oder uns radikal und herzlos von ihm loszusagen (z.B. Liliane Opher-Cohn). So oder so verlieren wir die Fähigkeit, den Anderen in seinem Schicksal und uns selbst in unserem Geworden-Sein wahrzunehmen. Dies unterminiert die beiderseitige Befähigung, berührt zu sein. Das gegenseitige Berührt-Werden im Erkennen des Schicksalhaften hinter dem manifesten Verhalten ist aber Voraussetzung für einen gelingenden Dialog (Gobodo-Madikizela, 2003).

Wie sehr wir die Gruppe in diesem Prozess benötigen, wird im letzten Abschnitt des Kapitels dargestellt.

V Die Auswirkung der gebrochenen Identität im Dialog unter nicht-jüdischen deutschen Nachkommen

»Hier bin ich Mensch, hier darf ich's sein!«

Johann Wolfgang von Goethe, Faust I, Vers 940

In all unseren Beiträgen wird deutlich, dass einer Auseinandersetzung mit der jeweils fremden Gruppe immer auch ein kritischer Diskurs mit der eigenen folgt und schlussendlich das eine mit dem anderen Hand in Hand geht. Dadurch werden verschüttete positive wie auch traumatische Erfahrungs- und Erlebenshintergründe freigelegt, die neben der vertiefenden

Empathie für die identitätsfremde auch Einsichten in die bis dahin verdeckte eigene Lebenswelt und deren Identifizierungen eröffnen und freilegen können.

Auf jüdischer Seite beinhaltete dies für David, dass er – wie gerade gezeigt – nach Auseinandersetzung mit den nicht-jüdischen deutschen Gruppenmitgliedern den Dialog mit den Mitgliedern seiner Familie, sprich seinen Kindern suchte. Dies wiederum öffnete den Raum für die dahinterliegenden, unerwartet auftauchenden tröstlichen Augenblicke, die er in den Beziehungen zu seinen Großeltern erlebt hatte. Auf nicht-jüdischer deutscher Seite zeigt Erda in ihrem Kapitel dieses Buches (siehe Kap. Erda Siebert) auf, wie die schmerzlich gelingende Dialogarbeit mit den jüdischen Mitgliedern der Gruppe den Weg geebnet hat zu ihrem zuvor nicht betrauerten, eigenen traumatischen Erlebenshintergrund als Opfer des Bombenangriffs auf Dresden, dem sie als Kind von elf Monaten ausgesetzt war. Diese Erfahrungen können erst freigelegt werden, wenn die darüber liegenden Schichten der transgenerational vermittelten Aufträge wahrgenommen, angenommen und durchgearbeitet wurden. Dabei spielt es eine untergeordnete Rolle, ob es sich wie bei David um eine Weiterreichung des traumatisch Verinnerlichten an die nächste Generation handelt oder um von der Elterngeneration übernommene Aufträge wie bei Erda. Über die dialogische Auseinandersetzung mit der jeweils fremden Identität landeten wir also unvermeidlich auch bei unserer eigenen und – mehr noch – der unserer Großgruppe. Auf diesem Weg konnten wir uns selbst reflexiv im Anderen oder in Abgrenzung zum Anderen immer klarer und nuancierter erkennen, waren dann aber auch zunehmend manifest und meist überraschend mit unserer eigenen Identitätsgruppe konfrontiert und in eine konfliktbehaftete Auseinandersetzung hineingezogen.

Diese gleichermaßen gewichtige und komplexe Beschäftigung mit der eigenen Gruppe soll im Folgenden an einem Beispiel des Dialogs unter Kindern nicht-jüdischer Deutscher innerhalb unserer Gruppe beleuchtet werden.

Bevor ich mich dieser Auseinandersetzung jedoch zuwende, bedarf es eines kleinen Umweges, der mir sinnstiftend erscheint für das Verständnis der vielschichtigen Verwobenheit, in die man in dieser Gruppenmatrix hineingestellt ist. Die transgenerational vermittelten Inhalte verquicken sich auf komplizierte und zuweilen schwer auseinanderzuhaltende Weise mit aktuellen, nicht auf den Holocaust bezogenen Konflikten und beeinflussen sich gegenseitig – sowohl erschwerend als auch erleichternd.

Nachdem ich in der Folge von Lilianes Ausscheiden aus der Gruppe die Vereinsleitung übernommen hatte, verspürte ich, wie dargestellt, eine dumpfe Lähmung (siehe Kap. Elke Horn). Mein Denken und Handeln war geprägt von der Sorge, die Dialogprozesse könnten in nämlicher Weise wieder entgleisen und so die Gruppe existenziell bedrohen. Ich prägte das Wort von der »Explosion des Gruppenprozesses«, die es zu verhindern galt.[45]

Beata war in jener Zeit zweite Vorsitzende geworden und stand mir, dem deutschen Vertreter des Vorstandes, loyal zur Seite. Ihre Familiengeschichte war geprägt von der Notwendigkeit des Sich-Versteckens oder des Sich-unsichtbar-Machens. Zunächst während des Holocaust wegen der mütterlichen jüdischen Wurzeln, dann in der kommunistischen Tschechoslowakei infolge ihrer inzwischen christlichen Glaubenszugehörigkeit und später in Deutschland erneut angesichts ihrer jüdischen Abstammung. All diese Anpassungen resp. Verwandlungen hatten ihr und ihrer Familie ein Überleben gesichert. Ihr Umgangsstil war dementsprechend geprägt von einem Verbergen und Festhalten der existenziellen Angst, die in ihrem bisherigen Leben allgegenwärtig war und die jederzeit in ihr aktuelles Erleben einbrechen konnte (siehe Kap. Beata Hammerich). Unter dieser Voraussetzung entwickelte ich in den neun Jahren unserer gemeinsamen Vereinsführung eine Haltung, die mir Handlungsspielraum vermittelte und die in dem für mich geltenden Diktum mündete: »Angst? Kenne ich nicht!« So konnte ich in dieser Phase unbehelligt von Angst Entscheidungen treffen und allzu heftige emotionale Situationen steuernd handhaben, um in meiner Vorstellung den Prozess zu einem Gelingen zu bringen. In mir aufkeimende Angst schob ich dabei intuitiv und völlig unbewusst Beata unter, die den Umgang mit ihr aufgrund ihrer Lebensgeschichte wohl erprobt hatte und sie auf diese Art gut bei sich deponieren konnte. Ich hatte es somit nicht mit meiner eigenen Angst zu tun, sondern konnte die Angst bei Beata verorten und sie dort beruhigen, besänftigen, beschwichtigen und mäßigen. Diese im *intra*generationalen[46]

45 Durch die Publikation Dan Bar-Ons über das Scheitern einer von ihm und zwei Mitarbeitern geleiteten palästinensisch-jüdischen Dialoggruppe mit Jugendlichen sah ich mich in meinen Befürchtungen bestätigt (siehe Maoz et al., 2007).

46 *Intra*generational ist hier definiert als eine Weiterreichung unbewusster Haltungs- und Denkmuster bzw. Affekt- und Denkinhalte innerhalb einer Kohorte, hier verstanden als Vertreter derselben Jahrgangsgruppe zweier unterschiedlicher Identitätszugehöriger, während *Trans*generational auf familiärer wie auch auf gesellschaftlicher Ebene die

Bereich stattfindende Verschiebung eines schwer erträglichen, hemmenden Affektinhaltes auf eine Vertreterin derselben – in diesem Fall also zweiten – Generation, ermöglichte es mir, auch im Vereinsleben diese vermeintlich angstfrei steuernde und entsprechend mäßigende Funktion zu übernehmen. So konnte ich als Vermittler auftreten, wenn zu viel Emotionalität aufzukeimen drohte. Ich übersah dabei jedoch zunächst den Preis dieser Verschiebung, denn tatsächlich avancierte ich dabei oft zum Ausbremser des Prozesses, aber auch meiner eigenen Selbsterkenntnis. Welche Auswirkungen dies auf den deutsch-deutschen Dialog im PAKH haben sollte, wird in dem nun folgenden Abschnitt an dem sich zwischen Erda und mir einstellenden Konfliktgeschehen exemplifiziert.[47]

Erda trat unserem Verein 1998, unmittelbar nach dem Symposion »Das Ende der Sprachlosigkeit?« bei, an dem sie teilgenommen hatte. Ich erlebte sie gleichermaßen als eine Verzweifelte und eine Mutige. Sie stellte sich als Tochter eines Obersturmbannführers vor, der aktiv an der nationalsozialistischen Bewegung teilhatte und unmittelbar in den Holocaust verstrickt war. Ihr drängendes Anliegen war es herauszufinden, wie man mit solch einem Vater umgehen und diesem Erbe standhalten kann. Sie stellte damit konkret und erlebensnah die bislang von uns in dieser Klarheit vermiedene Frage in den Vordergrund, wie es möglich sei, mit einem solch belastenden deutschen Erbe zu leben. Und sie legte auf Täterseite damit den Finger in die Wunde einer durch reale Schuld ausgelösten transgenerationellen Dynamik. Uns allen wurde in dieser Auseinandersetzung bewusst, dass wir uns in der Vergangenheit vorzugsweise mit der Frage der postnationalsozialistischen Dynamik der Holocaust-Überlebenden befasst hatten. Wir hatten uns durch diese Opfer-Identifizierung auf die Seite der Leidtragenden gestellt und oftmals die unmittelbare Auseinandersetzung mit unseren Vätern als Verursacher der konkreten Verbrechen und des Genozids vermieden.

Die Beziehung zu Erda, aber auch zu anderen nicht-jüdischen deut-

---

Verschiebung bzw. Weiterreichung nämlicher Inhalte oder Strukturen in die nachfolgende(n) Generationen(en) meint. Der Begriff *Inter*generationale Weitergabe fokussiert die Wechselwirkung innerhalb und zwischen den Generationen und bezieht dabei intra- und transgenerationale Weiterreichungen mit ein. Elke Horn verwendet in ihrem Kapitel eine Definition dieser Begriffe, die von der hier verwendeten abweicht. Sie beruft sich dabei auf eine Publikation von Marianne Hirsch (2012).

47 Vergleichbare Prozesse haben sich auch mit anderen deutschen Gruppenmitgliedern abgespielt, etwa mit Elke Horn (siehe Kap. Elke Horn).

schen Gruppenmitgliedern unseres Kreises stellte mich zunehmend vor ein Dilemma und löste eine subtile und doch nachhaltige Ambivalenz in mir aus. Einerseits bestätigte mir Erda wiederholt, dass sie mich in unseren Gesprächsrunden in meiner vermittelnden Funktion durchaus als schützend erlebt hatte. Aber so richtig bewusst geworden sei ihr dies erst, als ich einmal nicht anwesend war.

Auf der anderen Seite kam es – ganz anders als bei den Dialogprozessen mit David – zunehmend zu verstörenden Kollusionen[48] zwischen Erda und mir und dies zuweilen schon bei scheinbar geringfügigsten Anlässen. Dies war umso verwunderlicher, als Erda und ich uns im alltäglichen Umgang gut verstanden und wertschätzten.

So ereignete sich z. B. im Rahmen einer Intervisionssitzung unseres Vereins folgende Szene: Eine Kollegin stellte die psychotherapeutische Behandlung eines deutschen Täternachkommen vor. Die Beschreibung der komplikationsreichen Behandlung führte zu heftigen Gefühlsreaktionen aufseiten aller Intervisionsteilnehmer. Hier nun vertrat Erda den Standpunkt, man solle dem Patienten seine familiäre Verstrickung widerspiegeln, während ich die dezidierte Gegenmeinung vertrat, es wäre besser, distanzierende Zurückhaltung zu üben und die Voraussetzungen dafür zu schaffen, dass der Patient seiner Verstrickung nach und nach selbst auf die Spur kommen könne. Objektiv betrachtet hätte man diese in der Nuance differierenden Auffassungen gut nebeneinanderstehen lassen können. Doch jeder von uns beiden insistierte in zunehmend paradox anmutender Beharrlichkeit auf der jeweiligen eigenen Sichtweise. So kochten zwischen Erda und mir die Emotionen hoch und bestimmten die Gruppenatmosphäre. Erda hatte Tränen in den Augen, die ich als Wuttränen interpretierte, was mich für ihre Sichtweise noch unzugänglicher machte. Sie kündigte schließlich für mich völlig unnachvollziehbar an, sie halte das nicht mehr aus und werde die Sitzung umgehend verlassen. Ich fasste dies als erpresserische Ankündigung auf: Sollte ich hier entgegen meiner Überzeugung nachgeben und dem Patienten etwas aufdrängen, was er selbst noch nicht fassen und begreifen konnte? So empfand ich das. Erda hingegen sah

48 Nach Jürg Willi (2012) geht es bei Kollusion um ein oft unbewusstes Zusammenspiel verschiedener Interessen in der zwischenmenschlichen Beziehungsgestaltung. Pathologisch wird die Kollusion dann, wenn sie die Beteiligten nachhaltig zu Verhaltensweisen nötigt, die eine abweichende persönliche Entwicklung verhindern. Dies ist in der Interaktion zwischen Erda und mir zwischenzeitlich der Fall.

in der Situation die Gefahr, man überlasse den Patienten sich selbst und damit einem für ihn unerträglichen Unverstanden-Bleiben.

Erst als ein weiteres Gruppenmitglied[49] das zugrundeliegende Thema als ein Thema der Abwehr von Angst spiegelte, löste sich in dieser Situation die unerträgliche Spannung. Manifest war hier zunächst die Angst des Patienten vor einer schwer erträglichen Erkenntnis gemeint. Erda fühlte sich durch diese Intervention in ihrer von ihr selbst in unserer Gruppe oft erlebten bodenlosen Angst wahrgenommen und verstanden, die sie naheliegenderweise auch beim Patienten gegeben sah. Ich hingegen konnte augenblicklich meine eigene Angst vor der explosiven Gewalt wiedererkennen, die ich im Falle eines »forcierten« Herangehens an die Täterdynamik befürchtete und die ich mit meiner von Angst getragenen Bedingungslosigkeit in das aktuelle Gruppengeschehen hineingetragen hatte. Ich hatte damit jene Geister herbeigerufen, die zu vertreiben ich mich aufgemacht hatte. Immerhin konnte ich hier nun aber meine Angst als eine eigene erkennen und musste sie nicht mehr abwehren, indem ich sie Erda unterschob oder bei Beata deponierte.

Erst nach zahlreichen weiteren, sich in vergleichbarer Weise wiederholenden Auseinandersetzungen mit Erda konnte ich erkennen, dass sich hinter meiner unbeugsamen Haltung eine viel tiefere, existenziellere Angst verbarg: Die Angst, meinen Vater zu verraten und ihm die Loyalität aufzukündigen, indem ich ihn in einen Topf mit Erdas Vater warf oder werfen ließ.

Nun erst verstand ich, dass Erdas Ringen um Anerkennung ihrer großen Last aus meinem Blickwinkel ein unnachgiebiges Einfordern von Solidarität beinhaltete, die ich ihr aufgrund meiner Identifizierung mit meinem Vater unter keinen Umständen glaubte geben zu können. Ich hätte die von ihr erwünschte, solidarische Verbundenheit nur zu dem Preis der Zurechtbiegung und teilweisen Verleugnung meiner eigenen, zunehmend schmerzlich errungenen und aufgedeckten Familiengeschichte anbieten können, die sich von der ihren in einigen Punkten unverkennbar unterschied. Zur Aufrechterhaltung meiner gefühlten Authentizität glaubte ich ihr die Stirn bieten und bei meiner Wahrheit bleiben zu müssen. Aber war dies tatsächlich *meine* Wahrheit?

Die zugrundeliegende Komplexität und Vielschichtigkeit dieses intragruppalen Konfliktgeschehens konnte ich mir erst in einem langwie-

49 Es handelte sich um unser langjähriges Vorstands- und Core-Group-Mitglied Bernd Sonntag.

rigen Prozess der Auseinandersetzung mit mir selbst, mit Erda und der Gruppe entschlüsseln. Dieser Prozess führte mich zu den Abgründen, die in meinem Selbst und meiner Gruppenidentität verschüttet lagen und Teil meiner gebrochenen Identität waren. Nach weitreichender Öffnung der inneren Mauer meinen jüdischen Mitstreitern und mittlerweile Freunden gegenüber sah ich mich plötzlich und unerwartet in eine Abgrenzungsnotwendigkeit innerhalb der eigenen, also nicht-jüdischen deutschen Gruppe hineingestellt. Ich musste mich, mir zunächst völlig unbewusst, von den anderen »Deutschen« abgrenzen und konnte Ihnen so weder Solidarität noch Empathie entgegenbringen. In dem Maße nun, wie sich diese intragruppale Abgrenzung im Rahmen der zunehmenden Bewusstwerdung auflöste, wurde mir überraschend klar, dass in der Beziehung zu Erda ein Gefühl mitschwang, das ich zunächst nicht bei mir selbst verorten wollte, sondern ihr oder genauer ihrem Vater unterschob: Es war ein diffuses Empfinden von Hass auf eine vorige Generation, die uns dieses schwere Erbe hinterlassen hatte. Und es verwob sich mit einer Art Selbsthass, Teil dieses Ganzen zu sein. Dieses Empfinden schien sich antagonistisch aus derselben Quelle zu speisen wie die Verächtlichkeit, die ich bei David empfunden hatte. Auch wenn mir das Erleben von funktionalem, auf ein konkretes Ereignis bezogenem Hass und Selbsthass durchaus vertraut war, dämmerte mir jetzt, dass sich dieser dysfunktionale Hass und die entsprechende Verächtlichkeit aus einem Reservoir schöpften, das mir nicht unmittelbar zugänglich war. Er erschien mir befremdlich, reichte im Sinne einer Voreingenommenheit über meinen persönlichen Erfahrungsbereich hinaus und führte ein isoliertes Eigenleben in mir.

Ich sah mich veranlasst, zum wiederholten Mal über die Lebenssituation meines Vaters vor meiner Geburt nachzudenken. Es muss für ihn eine unerträgliche Situation gewesen sein, als er sich im Gegensatz zu seinen nationalsozialistisch engagierten Brüdern plötzlich in den Kriegsdienst gestellt sah. Es war ein Angriff auf sein Leben, seine Sicherheit und vor allem auf seine Ideale, für die er 1933 noch scheinbar unerschrocken einstand und die er 1940 in seiner Anthologie *Waffen des Lichts. Mit Worten von Albert Schweizer* noch einmal öffentlich hatte aufscheinen lassen. Doch angesichts des sich nun ereignenden menschenverachtenden Unrechts, in das er sich hineingestellt sah, mussten diese Ideale schwinden. Unter der Voraussetzung seiner lebensbejahenden Einstellung kam er vor seinem inneren Auge angesichts des ihn umgebenden und um sich greifenden, allgegenwärtigen Hasses und der Menschenverachtung in eine zunehmend beklemmende, unauflösliche Zwangslage. In dieser Situation sah er sich – vermutlich unbewusst – vor zwei Alternativen gestellt[50]: Er musste die disaffiliativen Gefühle von Schuld, nichts gegen das Unrecht zu unternehmen, und Scham, Zeuge des Unrechts zu sein und es zu dulden, gepaart mit der Angst vor Ausgrenzung oder Hinrichtung in den unbegehbaren Bereich seiner Seele verschieben oder sie auf den Feind, den wirklichen oder vermeintlichen, projizieren und sie dort bekämpfen. Letzteres hätte zur Liquidation seiner Ideale und unweigerlich zur aktiven Täterschaft geführt. Welchen Weg auch immer sich diese unerwünschten affektiven Begleiter bahnten, sie sollten so oder so für immer, also auch für die Zeit nach dem Krieg verschüttet bleiben. Niemand sollte dieses Zerrbild von fühlloser Ohnmacht und tatenloser Hilflosigkeit zu Gesicht bekommen und er selbst würde sich schließlich auch nicht mehr darin erkennen. Ich übernahm dieses Vermächtnis, indem ich mich traumwandlerisch vor ihn stellte und ihn verteidigte.[51] Dies wohlbemerkt im Angesicht all der zugewandten und liebevollen Augenblicke, die er mir zu Lebzeiten geschenkt hatte und die mich mit ihm verbanden.[52]

In meiner Begegnung mit Erda wurden nun diese allgewaltigen transgenerational übernommenen Verschüttungen reaktiviert und zwängten sich in unsere Beziehung. Dabei spaltete ich meine tief verwurzelten Ängste, Teil dieser Tätergemeinschaft zu sein, ab, als hätte ich nichts damit zu tun. So vereitelte ich, diese Erda solidarisch zur Verfügung zu stellen.

Vor diesem Hintergrund wurde Erda zu einem Repräsentanten meiner Entfremdung und ich musste mich zur Ehrenrettung meines Vaters und letzten Endes auch meiner eigenen kompromisslos von ihr abgrenzen. Es war, als wäre für mich nun der Zeitpunkt gekommen, unmissverständlich darauf zu pochen: Nicht alle Repräsentanten der Tätergeneration waren bzw. sind gleich, wie Goldhagen (2007) das in seinen geschichtswissenschaftlichen Betrachtungen nahelegte.

Je besser ich nun aber die zugestandenermaßen mysteriös anmutende Übereinstimmung meines Erlebens mit dem vermeintlichen Erleben

50 Die dritte Möglichkeit, auszuwandern, hatte sich schließlich um seiner Kinder willen vor dem Krieg zerschlagen, wie meine Mutter mir erzählte.

51 Als Hinweise hierfür stehen die sich in meiner Jugend ständig wiederholenden Gerichtsträume, in denen ich seine Ideale verteidige, ohne zu wissen, wie das Urteil ausfällt.

52 Zu diesen Augenblicken zählten auch jene Momente, in denen mir mein Vater Spielräume für meine Loslösung von Elternhaus und entsprechend für die Entfaltung meiner Eigenständigkeit überließ.

meines Vaters zu fassen bekam, umso besser konnte ich Erda aus meinem transgenerational übernommenen Erbe entlassen und sie in ihrem Eigen-Sein erkennen und wertschätzen. Voller Schmerz musste ich mir nun eingestehen, dass Erda wie ich selbst auch unter der Last dieses unsäglichen deutschen Erbes litt. Ich verspürte die tiefgreifende Ambivalenz zwischen meiner berechtigten Abgrenzungsnotwendigkeit gegenüber dem von mir so wahrgenommenen Solidaritätsdruck und dem Akzeptieren sowohl des *eigenen* als auch des familiären Täteranteils.

Unter diesen Voraussetzungen konnte ich nun Erda jenes Maß an zwischenmenschlicher Übereinstimmung entgegenbringen, welche es uns ermöglichte, das Verbindende in unserem Schicksal als Nachkommen einer Tätergemeinschaft fühlend wahrzunehmen und zu betrauern – und dies im solidarischen Miteinander. Dies begründete das Fundament, auf dem wir gemeinsam Verantwortung übernehmen und unser Schicksal als Repräsentanten eines Tätervolkes in gegenseitiger Verbundenheit und doch in einigen Akzenten sich deutlich voneinander abhebendem Schicksal tragen können. Als Fazit des gemeinschaftlich durchschrittenen Prozesses stellten wir fest, dass wir uns von einer Gebundenheit in Entfremdung hin zu einer Verbundenheit in der Differenz bewegt hatten.

Epilog

Diese intragenerationale Auseinandersetzung unter deutschen Nachkommen des Holocaust in unserem Arbeitskreis hatte ich am wenigsten erwartet und sie forderte mir daher eine große Kraftanstrengung ab. Doch sie ermöglichte mir einen tiefen, für mich unmittelbar erlebbaren Einblick in die Struktur der intergenerationalen väterlichen Identifizierungen und in die Wirkmechanismen der Großgruppenidentität, hier exemplifiziert am deutsch-deutschen Dilemma.

Einerseits haben sich die Deutschen, die den Holocaust unmittelbar erlebt oder vollstreckt haben, ihren Kindern gegenüber oft als Opfer der Verhältnisse geriert oder ihnen vermittelt, sie seien selbst Widerstandskämpfer gewesen; sie haben auf diese Weise ihre oftmalige tatsächliche Verstrickung und Schuld pauschal verleugnet (Eckstaedt, 1989). Umgekehrt sahen sich die tatsächlich Widerständigen oder von der Täterdynamik weniger Betroffenen intragenerational dem gesteigerten Druck ausgesetzt, sich mit der Großgruppe der Deutschen und ihrer kollektiven Schuldabwehr zu identifizieren und zu solidarisieren. Diese Entdifferenzierung zugunsten einer gemeinsamen, wenn auch gebrochenen deutschen Identität führte dazu, dass Einzelschicksale lange Zeit nicht gewürdigt, will heißen bereut resp. betrauert werden konnten. Sie gingen in der abgewehrten kollektiven Schuld regelrecht auf, um nicht zu sagen unter. Erda wird in ihrem Kapitel am Beispiel des Bundestagsabgeordneten Phillip Jenninger exemplarisch darstellen, wie diejenigen, die diese Schuldabwehr in der Nachkriegszeit durchbrachen als Nestbeschmutzer, Provokateure und Störenfriede an den Pranger der öffentlichen Meinung gestellt wurden und riskierten, Amt und Würde zu verlieren (siehe Kap. Erda Siebert).

Dies zeigt anschaulich auf, wie nicht nur die individuelle, sondern auch die kollektive Identität eine gebrochene ist. Individuelle und kollektive Manifestationen der Identitätsbrüche gehen so Hand in Hand und verstärken sich gegenseitig.

Vor dem Hintergrund dieser wachsenden Erkenntnis gelang uns die distanzierende Zurücknahme der uns bindenden Elternidentifikationen bzw. -aufträge, aber auch eine kritische Reflexion der daran gebundenen Großgruppenidentität als Deutsche. Wir begannen zu verstehen, dass uns dieser Weg ein Stück weit herausführen konnte aus einer schicksalhaften Verschränkung, die über die persönliche Verstrickung hinaus gespeist wird aus einer anonymen Großgruppenidentität, der wir verhaftet sind und die uns fesselt. Ihr mag einerseits ein überwältigendes, als beschützend empfundenes Gemeinschaftserleben inhärent sein. Andererseits ist ihr gleichzeitig immer auch eine entdifferenzierende Struktur zu eigen. Sie mag uns zunächst vor dem Aushalten und der Wahrnehmung unseres Allein-Seins bewahren. Doch zugleich erschwert sie das Bereuen des geschehenen Unrechts, indem sie den Zugang zu unserer persönlichen Trauer, dem eigenen Schmerz und den ihm inhärenten Scham- oder Schuldgefühlen, aber auch einem dahinter liegenden namenlosen Hass verhindert. Aus letzterem speisen sich, so er unerkannt bleibt, das Ressentiment und der Wiederholungszwang von Gewalt und Gegengewalt (Pfäfflin, 2009). Die Anerkennung des Persönlichen mit all seiner Ambivalenz ist aber Voraussetzung für das Aufbrechen der im Subtilen wirkenden starren Struktur und somit letzten Endes auch für einen gelingenden Dialog. Dieser ist Grundlage für die Vielstimmigkeit in Gruppe und Gesellschaft, in die sie hineinwirkt und die dann im Sinne größtmöglicher innerer und äußerer Freiheit auf jeden Einzelnen zurückstrahlt.

Vielleicht ist es diese, sich den eigenen Abgründen stellende und Widersprüchlichkeiten aushaltende Kraft, die uns ermächtigt zum Widerspruch und zum Widerstand sowie zur Rettung der Menschenwürde. Dies trifft vor allem zu unter der Voraussetzung, umgeben zu sein von einer sich selbst aufrechterhaltenden, unwirtlich kalten, despotischen Welt voller Aggression und Destruktion, wie wir sie ganz besonders in Zeiten des Holocaust vorgefunden haben, wie sie uns aber auch ganz aktuell in den Krisengebieten dieser Welt in uns erschütternder Weise immer wieder neu begegnet. Dies erweist sich aber auch als gegeben in aktuellen subtilen, etwa antisemitischen oder fremdenfeindlichen Haltungen und Vorurteilen in der Mitte unserer Zivilgesellschaft.

Diese Kraft, die uns den Weg eines gleichermaßen schmerzlichen und beglückenden Dialoges hat beschreiten lassen, beinhaltet zunächst vor allem anderen den Blick nach innen aller am Prozess Beteiligten: Im Vergleich zum Kriegsgetöse ist die Stimme des Dialogs leise. Daher muss man zuweilen die Ohren schließen, um zu hören, und die Augen, um zu sehen.

Literatur

Bar-On, D. (2000). *Den Abgrund überbrücken*. Edition Körber-Stiftung.

Benjamin, J. (2013) *Der Schatten des Anderen. Intersubjektivität – Gender – Psychoanalyse*. Stroemfeld-Verlag.

Bion, W.R. (1963) Eine Theorie des Denkens. *Psyche, 17*, 426–435.

Brenner, I. (2013). *The Yin and Yang of Genocidal Persecution*. Unpublished manuscript.

Browning, C. (1993). *Ganz normale Männer. Das Reserve-Polizeibataillon 101 und die »Endlösung« in Polen*. Rowohlt.

Eckstaedt, A. (1989). *Nationalsozialismus in der »zweiten Generation«. Psychoanalysen von Hörigkeitsverhältnissen*. Suhrkamp.

Erikson, E.H. (1978). Das Problem der Ich-Identität. In Ders. *Identität und Lebenszyklus. Drei Aufsätze* (S. 123–212). Suhrkamp.

Esselborn-Krumbiegel, H. (1997). Gebrochene Identität. Das Spiegelsymbol bei Hermann Hesse. In M. Limberg (Hrsg.), *Hermann Hesse und die Psychoanalyse. »Kunst als Therapie«. 9. Internationales Hermann-Hesse-Kolloquium in Calw 1997* (S. 130–148). Verlag Bernhard Gengenbach.

Factor, J. & Simon, A. (2000). *Fremd im eigenen Land?* Psychosozial-Verlag.

Gobodo-Madikizela, P. (2003). *A Human Being Died That Night. A South African Story of Forgiveness*. Houghton Mifflin Harcourt.

Goethe, J.W. (2012). *Faust. Der Tragödie Erster Teil*. Reclam.

Goldhagen, D.J. (2007). *Hitler's Willing Executioners. Ordinary Germans and the Holocaust.* Vintage Books.

Hammerich, B., Pfäfflin, J., Pogany-Wnendt, P., Siebert, E. & Sonntag, B. (2009). Handing Down the Holocaust in Germany: A Reflection on the Dialogue between Second-Generation Descendants of Perpetrators and Survivors. In P. Gobodo-Madikizela & C. van der Merwe (Hrsg.), *Memory, Narrative and Forgiveness. Perspectives on the Unfinished Journeys of the Past* (S. 27–46). Cambridge Scholars.

Heer, H. & Naumann, K. (Hrsg.). (2021). *Verbrechen der Wehrmacht. Dimensionen des Vernichtungskrieges 1941–1944* [Ausstellungskatalog (3. Auflage)]. Hamburger Edition.

Jacobi, U. (1991). *100 Jahre Salzer. Geschichte eines Verlages*. Eugen Salzer Verlag.

Klein, H. (2003). *Überleben und Versuche der Wiederbelebung. Psychoanalytische Studien mit Überlebenden der Shoah und mit ihren Familien in Israel und in der Diaspora* (hrsg. v. Ch. Biermann & C. Nedelmann). Frommann-Holzboog.

Kloecker, Chantal. (Hrsg.). (2005, Mai). *Nie die Hoffnung verlieren. Unsere Begegnung mit David Reusmann*. [Broschüre]. Lycée français international Simone Veil (ehem. Lycée Français de Düsseldorf; anzufordern in deutsch und französisch über den Arbeitskreis für intergenerationelle Folgen des Holocaust, ehem. PAKH e.V.).

Krondorfer, B. (1995). *Remembrance and Reconciliation: Encounters between Young Jews and Germans*. Yale University Press.

Krondorfer, B., von Kellenbach, K. & Reck, N. (2006). *Mit Blick auf die Täter. Fragen an die deutsche Theologie nach 1945*. Gütersloher Verlagshaus.

Maoz, I., Bar-On, D. & Yihya, S. (2007). »Sie verstehen nur Gewalt«. Die Entfaltung verbaler Gewalt und »explosiver« Diskurse im jüdisch-palästinensischen Dialog. *Gruppenpsychotherapie und Gruppendynamik, 43*(2), 109-136.

Masson, J. (1984). On Not Knowing What You Know: Object-coercive Doubting and Freud's Announcement of the Seduction Theory. *Psychoanalytic Review, 81*(4), 659–676.

Mensing, U. (2003, 23. März). Pfarrer Umfrid widerstand und bezahlte mit dem Leben. *Sonntagsblatt Bayern, 12*. https://web.archive.org/web/20071201115630/http://www.sonntagsblatt-bayern.de/03/03-12-23.03.2003_1048065970-694.htm

Mitscherlich, A. & Mitscherlich, M. (1967). *Die Unfähigkeit zu trauern. Grundlagen kollektiven Verhaltens*. Bertelsmann.

Nedelmann, C. (2003). Nachwort. In Ch. Biermann & C. Nedelmann (Hrsg.), *Überleben und Versuche der Wiederbelebung. Psychoanalytische Studien mit Überlebenden der Shoah und mit ihren Familien in Israel und in der Diaspora* (S. 291–307). Frommann-Holzboog.

Opher-Cohn, L. (2000). Reflexionen zum Thema des Symposions. In L. Opher-Cohn, J. Pfäfflin, B. Sonntag, B. Klose & P. Pogany-Wnendt (Hrsg.), *Das Ende der Sprachlosigkeit? Auswirkungen traumatischer Holocausterfahrungen über mehrere Generationen* (S. 12–14). Psychosozial-Verlag.

Pfäfflin, F. (1940). *Waffen des Lichts. Worte aus den Werken von Albert Schweitzer*. Salzer.

Pfäfflin, G. F. (2008). *Mein Vater Georg Päfflin: 3.11.1908–3.4.1972*. Gulde.

Pfäfflin, J. (2009). Die transgenerationelle Weitergabe des Ungerechtigkeitsgefühls im Spannungsfeld von Individuum und Großgruppe. *Psychosozial, 116*, 47–56.

Pfäfflin, J., Reusmann, D. Rije, E. & Sokolova, M. (2009). *Analysis of Transgenerational Transmission of Holocaust Survivor Experience and a Process of Dialogue between a Holocaust Survivor and his Descendants through Three Generations* (unter Mitarbeit v. M. Koster-Naumann & P. Pogany-Wnendt). Unpublished manuscript.

Raffeiner, L. (2010). *Wir waren keine Menschen mehr: Erinnerungen eines Wehrmachtssoldaten an die Ostfront*. Kindle Edition.

Röhm, E. & Thierfelder, J. (1990). *Juden-Christen-Deutsche. 1933–1935. Ausgegrenzt* (Band 1). Calwer Verlag.

Soyinka, W. (2001). *Die Last des Erinnerns. Was Europa Afrika schuldet und Afrika sich selbst schuldet.* Patmos.

Thierfelder, J. (1988). Karl Fezer. In S. Hermle, R. Lächele & A. Nuding (Hrsg.), *Im Dienst an Volk und Kirche, Theologiestudium im Nationalsozialismus, Erinnerungen, Darstellungen, Dokumente und Reflexionen zum Tübinger Stift 1930 bis 1950* (S. 125–156). Quell-Verlag.

Volkan V. (1985): The Need to Have Enemies and Allies. A Developmental Approach. *Political Psychology, 6*(2), 219–247.

Volkan, V. (1999). *Das Versagen der Diplomatie. Zur Psychoanalyse nationaler, ethnischer und religiöser Konflikte.* Psychosozial-Verlag.

Volkan, V. (2000). Die Anatomie der Vorbereitungen für das Symposium »Das Ende der Sprachlosigkeit?« In L. Opher-Cohn, J. Pfäfflin, B. Sonntag, B. Klose & P. Pogany-Wnendt (Hrsg.), *Das Ende der Sprachlosigkeit?* (S. 23–49). Psychosozial-Verlag.

Volkan, V. (2013). *Enemies on the Couch. A Psychological Journey through War and Peace.* Pitchstone.

Weizsäcker, R. v. (2020). Staatsakt zum Tag der Deutschen Einheit, Berlin, 3. Oktober 1990. In Ders., *Lernen Sie, miteinander zu leben, nicht gegeneinander. Reden Zur Demokratie.* (S. 62–112). Herder Verlag,

Welzer, H. (2005). *Täter. Wie aus ganz normalen Menschen Massenmörder wurden.* Fischer.

Willi, J. (2012). *Die Zweierbeziehung. Das unbewusste Zusammenspiel von Partnern als Kollusion.* Rowohlt Taschenbuch.

Die Macht der Angst und Scham

Aus dem Versteck in die Öffentlichkeit

Beata Hammerich

> »Die Angst [Sorge, Kummer] im Herzen des Menschen, er soll sie aussprechen, und ein gutes Wort wird ihn froh machen.«
>
> *Sprüche 12,25*

Die Autorengruppe dieses Buches reiste im Dezember 2012 zu einer Arbeitstagung nach Südafrika. Nach Ankunft in einer prächtigen Hotel-Villa wurden wir auf unsere Zimmer verteilt. Während Erda, Peter und Johannes ihre Zimmer im Haus beziehen konnten, wurde ich mit Elke aus dem Haus geführt. Das enttäuschte und irritierte mich etwas, aber ich tröstete mich damit, dass wir zumindest zu zweit waren. Daraufhin verschwand Elke mit der Hotelbesitzerin in einem Zimmer an der Vorderseite des Hauses, während ein junger Gehilfe mich um das Haus herum durch ein mit eigener Alarmanlage gesichertes Eisentor zu meinem Zimmer brachte. Als er mich verließ, ergriff mich Panik. Ich fühlte mich meilenweit von allen anderen entfernt, die so herrschaftlich untergebracht worden waren. Ich fühlte mich wie »Vieh« weggesperrt, nicht zugehörig, »ausgesondert«. Es kamen mir Assoziationen vom Nazivokabular für Juden »Ungeziefer« und Bilder von Sammellagern, in denen Juden vor den Transporten in Konzentrationslager zusammengetrieben und eingesperrt worden waren.

Die Unangemessenheit meines Erlebens wurde mir sofort bewusst. Aber das änderte zunächst nichts an meinem Empfinden. Ich wusste, wenn ich mich mitteilte, würde Johannes mir sofort sein Zimmer zum Tausch anbieten, aber ich hatte das Gefühl, das würde das eigentliche Problem nicht lösen. Ich musste und wollte verstehen, was da mit mir geschah. Dafür war es notwendig, die Gefühle, so unerträglich sie auch waren, zunächst auszuhalten und zu reflektieren.

Dieses Beispiel zeigt die Folgen multipler Traumatisierung. Es zeigt, wie traumatische Vergangenheit in die Gegenwart einbrechen kann, sogar wenn man diese nicht selbst erlebt hatte. Meine persönliche Geschichte ist die Geschichte der Verwobenheit von zwei Traumata in der Familie und es ist die Geschichte vom Verstecken der eigenen Identität. Meine Familie hat zwei große historische Traumata erlebt: Zunächst den Holocaust und danach den Kommunismus mit darauffolgender Flucht und dem Verlust des Zuhauses. Mein eigenes Leben ist dadurch geprägt von einem transgenerationell vermittelten sowie auch von einem individuell von mir selbst erlebten Trauma.

Den Holocaust hat meine Mutter als Kind einer jüdischen Familie in der Slowakei erlebt und überlebt. Sie wurde getauft und zeitweise im griechisch-katholischen Internat versteckt. Den christlichen Glauben hat sie für sich angenommen und uns Kinder in diesem auch erzogen. Den jüdischen Ursprung hat sie uns jahrelang verschwiegen. Mein Vater stammt aus einer christlichen tschechischen Familie. Ich selbst bin in Prag unter dem kommunistischen Regime aufgewachsen, belegt mit dem Schweigegebot bezüglich unseres christlichen Glaubens. Nach der Besetzung der Tschechoslowakei durch die Truppen des Warschauer Pakts im August 1968[1] flüchtete die Familie in die Bundesrepublik Deutschland. Völlig unerwartet und unvorbereitet verlor ich mein Zuhause und befand mich plötzlich in einem mir fremden Land, dessen Sprache ich nicht verstand. Damals war ich elf Jahre alt.

Ich möchte in diesem Kapitel die Verschränkung zweier Prozesse exemplarisch darstellen. Auf der einen Seite werde ich die Auseinandersetzung mit der eigenen Geschichte und deren Wurzeln innerhalb der Familie beschreiben, auf der anderen Seite den Dialog mit meinen Mitstreitern im PAKH. Dabei will ich die Wechselwirkung dieser beiden Prozesse deutlich machen.

Solange die Traumatisierten am Leben sind, gibt es für die nachfolgenden Generationen die Chance einer direkten Auseinandersetzung mit ihnen. Gelingt es, miteinander in einen Dialog zu kommen, ergeben sich vielfältige Möglichkeiten, die das Spektrum der Verarbeitung des transgenerationellen Erbes entscheidend erweitern können. Ich bin sehr dankbar, dass mir dieses Privileg vergönnt war. Neben vielen Herausforderungen, die solch eine direkte Auseinandersetzung mit sich bringt, bedeutet sie im Wesentlichen eine immense Bereicherung – für alle Generationen.

1 Der Liberalisierungsprozess, der sogenannte »Prager Frühling«, mit dem Ziel eines »Sozialismus mit menschlichem Antlitz« wurde durch den Einmarsch der Truppen gewaltsam beendet. Wie erwartet kam es danach zu einer radikalen Verschärfung des Totalitarismus durch einen Prozess der sogenannten »Normalisation«.

Das Besondere, das ich beschreiben möchte, liegt in der Verschränkung unterschiedlicher Verarbeitungsprozesse, die parallel verlaufen und sich dabei permanent gegenseitig beeinflussen. Diese Prozesse waren für mich die Auseinandersetzung mit den Überlebenden in meiner Familie, die intensive Arbeit mit meinem Mentor Prof. Léon Wurmser und schließlich der langjährige kontinuierliche Dialog im PAKH. Hierdurch ist es zu entscheidenden qualitativen Veränderungen bei mir gekommen. Diese Transformationen haben dazu geführt, dass mein Vertrauen gewachsen ist, mit dem Tabuisierten anders umzugehen, statt mich zu verstecken.

Unsere unterschiedlichen tragischen Erbschaften haben wir überwiegend unbewusst aufgenommen. Wir tragen sie unwiderruflich in uns. Es stellt sich die Frage, ob und wie wir diese überwinden können. Wie können wir versuchen, die destruktiven Auswirkungen zu verhindern oder zumindest zu begrenzen und zu mildern? Der kategorische Imperativ lautet für mich: Der Holocaust und andere Traumata dürfen nicht das Leben der nachfolgenden Generationen determinieren. Sie sollten nicht das Koordinatensystem sein, die Norm, vor deren Hintergrund das ganze Leben, die Gegenwart und Zukunft abgeglichen werden. Aber wie kann man sich aus diesem übermächtigen Schatten herausbewegen?

Trauer und Scham erweisen sich hierbei als entscheidende Faktoren. Für die Überwindung eines Traumas ist ein Trauerprozess unerlässlich. Vor der Trauer steht aber zumeist eine mit dem Trauma eng verbundene Scham. Diese kann den notwendigen Trauerprozess erheblich erschweren oder sogar verhindern. Ich werde erläutern, wie wichtig die Anerkennung des eigenen »Schweren« ist, das traumatische Züge trägt, und beschreiben, wie diese im Dialog errungen werden kann. Sich verstecken und sich zeigen sind Teile dieses Prozesses. Ich werde den Zusammenhang zwischen dem Verschweigen und der Scham darstellen und aufzeigen, wie diese aus dem zentralen Gefühl des Nichtzugehörens resultieren.

Wenn eine Familie von zwei historischen Traumata betroffen ist, auch wenn sich diese zu unterschiedlichen Zeiten nacheinander ereignet haben, so kommt es zu einer zunächst undurchschaubaren Überlagerung. Ich werde aufzeigen, wie sehr der Holocaust das Bewusstsein für mein individuell erlebtes Trauma des Kommunismus und der Flucht mit all seinen Auswirkungen in den Hintergrund gedrängt hat. Dabei wird die große Hemmung deutlich, gegenüber einer so großen menschlichen Katastrophe wie dem Holocaust vom eigenen Trauma zu sprechen.

Ich werde aufzeigen, wie die Folgen der multiplen Traumata im Dialog im PAKH zum Ausdruck kamen und wie sie partiell überwunden werden konnten. Ausschlaggebend für die Entwicklung und Verwandlung ist das gemeinsame Ringen mit den Fragen, die während der Auseinandersetzung auftauchen. Dieser Prozess ist ein kognitiver und hochemotionaler zugleich. Die Auseinandersetzung findet individuell als innerer Prozess statt sowie als Auseinandersetzung mit anderen im lebendigen Dialog.

Nichtdazugehören führt zur Scham und zum Schweigen

Das Gefühl vom Ausgeschlossen-Sein, anders zu sein und nicht dazugehörig, ist mein zentrales Lebensgefühl. In der kommunistisch regierten Tschechoslowakei war ich Außenseiterin. Ich musste den eigenen christlichen Glauben verleugnen. Auch andere Dinge durften nicht außerhalb der Familie erzählt werden. Meine Mutter schärfte mir als Kind ein, dass ich nichts sagen dürfe, insbesondere nicht, dass wir gläubige Christen sind, sonst drohe Gefahr. Das hätten unterschiedlichste Repressalien bis hin zum Verlust des Arbeitsplatzes sein können. Nach der Flucht nach Deutschland habe ich mich lange der von mir verlangten Anpassung unterworfen. Ich habe so schnell die deutsche Sprache erlernt, dass bald niemand mehr bemerkte, dass ich kein deutsches Kind war. Ich habe auch aufgehört, darüber zu sprechen. Ich erinnere genau den Moment, als ich im Gymnasium den Entschluss fasste, nicht mehr zu erzählen, woher ich stamme. Als ich von Repressalien bis hin zu Verhaftungen im Familien- und Freundeskreis erzählt hatte, wurde ich abgefertigt mit den Worten: »Das glaube ich Dir nicht.« Auch später schmerzten mich die Ignoranz und das Unverständnis selbst interessierter Zuhörer und deren vorschnelle, unangemessene Urteile zu sehr. Ich hatte mir selbst ein neues Schweigegebot auferlegt. Ich wollte mich dem Schmerz, auf Unverständnis zu stoßen, nie mehr aussetzen. Eva Hofmann (2005, S. 47) spricht sehr treffend von »the danger of being misunderstood by others«. Unbewusst habe ich wieder begonnen, mich zu verstecken und meine Identität zu verleugnen. Das kommt einem Verrat gleich und löst, sobald es bewusst wird, Beschämung aus.

Gleichzeitig habe ich damit versteckt, dass ich eine völlig andere Sozialisation hatte, durch die ich mich sehr von meinen Altersgenossen unterschied. Durch diese Unterschiede fühlte ich mich nie ganz zugehörig, auch wenn ich es mir so sehr gewünscht hätte. Das führte zur Scham, anders zu sein.

Unsere jüdischen Wurzeln und damit auch alles andere, was damit zusammenhing, hat meine Mutter uns Kindern jahrelang verschwiegen, weil sie uns schützen wollte. Erfahren habe ich es eher zufällig von einer Cousine, als wir Teenager waren. Das war eine peinliche Situation für mich. Ich schämte mich für meine Unwissenheit, obwohl die Verantwortung dafür nicht bei mir lag. Ich habe es meiner Mutter lange übel genommen, denn ich fühlte mich betrogen und ausgeliefert. Sie ist bis heute bei ihrer Haltung geblieben und hat uns mit einem Schweigegebot belegt. Nach wie vor soll niemand wissen, wer wir sind.

Am schwersten wog, dass mir die Unbeschwertheit der Gleichaltrigen fehlte. Ich wurde zunehmend Zeugin und begann mitzutragen, was meiner Familie im Holocaust zugestoßen war. Das allein wirkt traumatisierend und erfüllt mit Trauer. In Situationen, in denen andere fröhlich feierten, wurde ich manches Mal heimgesucht von schrecklichen Holocaust-Bildern, die mir eine Teilnahme an der Ausgelassenheit unmöglich machten. Ich fühlte mich dadurch ausgeschlossen bzw. schloss mich selbst aus. Dafür verurteilte und schämte ich mich dann, denn ich erlebte mich als anders, nicht normal. Hier ist wieder die Scham darüber, anders und falsch zu sein.

Die Scham wurde zu meinem unerwünschten hartnäckigen Begleiter. »Scham ist ein Affekt, der die Person im Innersten erschüttert und desintegriert, sie möchte sich verbergen und von der Bildfläche verschwinden« (Bohleber, 2008, S. 835).

Schwere Beschämung wird als eine Form tiefer Traumatisierung betrachtet (Wurmser, 2001), eine so tiefe Verletzung, dass sie im Talmud dem Blutvergießen gleichgesetzt wird: »Wer den anderen öffentlich beschämt, handelt, als ob er Blut vergösse« (zitiert nach Wurmser, 2001, S. 77).

Meine psychoanalytische Sicht der Scham basiert auf den Ausführungen von Léon Wurmser (2011), dem Pionier auf dem Gebiet der Erforschung dieses hochkomplexen und mächtigen Gefühls, welches von zentraler Bedeutung ist für das Verständnis schwerer Traumatisierung. Er schreibt, dass die Scham sich in dreierlei Form zeigt: als Schamangst, als depressive Beschämtheit und das Schamgefühl als Schutzfunktion. Scham ist zunächst Angst vor Bloßstellung und Erniedrigung. Sie kann in unterschiedlicher Ausprägung auftreten bis hin zu überwältigender Panik. Beschämung folgt auf Bloßstellung, wenn man sich als jemand gezeigt hat, der die Erwartungen von anderen oder des eigenen Gewissens nicht erfüllt. Sie löst den dringenden Wunsch aus, sich zu verstecken oder gar zu verschwinden. Das Schamgefühl ist ein Charakterzug, der dem Schutz gegen Bloßstellung dient. Er bedeutet »eine Haltung von Respekt anderen und sich selbst gegenüber, eine Art Ehrfurcht. [...] Ohne diese Hülle der Scham fühlt man sich der Würde beraubt« (Wurmser, 2011, S. 39). »Erfolgt ein Eindringen in diesen Bereich von Integrität und Selbstrespekt, den Bereich der Würde, kommt es zur Reaktion der Scham und oft überdies zu heftigem Ressentiment – zu Wut und Rachsucht, gekoppelt mit dem Gefühl der Hilflosigkeit« (Wurmser, 1990, S. 56).

Traumatisierungen gehen immer einher mit überwältigenden Affekten. Insbesondere ist es eine abgrundtiefe Scham, die Verzweiflung und Panik hervorruft, verbunden mit dem Gefühl absoluter Hilflosigkeit und Wertlosigkeit. Die traumatogene Scham wird von verschiedenen Quellen gespeist: Aus massiver, wiederholter Demütigung folgt tiefe Beschämung. Da diese mit ausgeprägter Affektüberflutung einhergeht, wird die Angst geweckt, die Kontrolle über die eigenen Gefühle zu verlieren. Dieser Kontrollverlust wird als äußerst beschämend erlebt. Scham wird immer ausgelöst, wenn man als Individuum nicht wahrgenommen, nicht verstanden wird. Die Seelenblindheit des anderen kann zum Gefühl völliger Wertlosigkeit führen. Auch ausgeschlossen zu werden bewirkt Schamgefühle: Man fühlt sich defizitär, mit einem Makel behaftet. Schließlich führt allein die Erinnerung an Situationen absoluter Hilflosigkeit und Demütigung zur Scham. Einige dieser Schammomente habe ich bereits erwähnt. Ich werde im Weiteren noch genauer darauf eingehen.

Die Scham blieb an meiner Seite, auch als ich in den PAKH kam. Dort bekam ich endlich Gelegenheit, mich mit anderen Kindern von Überlebenden, aber auch mit Kindern von Tätern oder Mitläufern auszutauschen. Über Jahre hatte ich mich mit dem Holocaust und dessen transgenerationellen Auswirkungen mithilfe von Bergen einschlägiger Literatur ganz allein auseinandergesetzt – mit den Folgen meiner Flucht indes gar nicht.

In den Diskussionen im PAKH waren meine heftigen Affekte ein häufiges Problem für mich. Ich hatte oftmals keine Kontrolle über sie, so sehr ich mich auch darum bemühte. Es kam zu Einbrüchen meiner Affektregulierungsfähigkeit, d. h. zur Affektregression. Durch die Überflutung mit meinen Affekten fühlte ich mich bloßgestellt und darüber beschämt. Häufig zog ich mich dann zurück. Die belastenden Affekte waren meine Angst bis hin zur Panik oder Ärger. Manchmal erschien mir die Intensität des Gefühls im Nachhinein dem Anlass nicht angemessen. Dann erlebte ich Scham über meinen Kontrollverlust und meine Entblößung. In anderen Situationen waren mir selbst sowohl meine Gefühle wie auch deren

Heftigkeit nachvollziehbar, aber ich fühlte mich von den anderen nicht verstanden und abgelehnt. Das Unverständnis, die fehlende Empathie und Akzeptanz der anderen verletzten mich meist sehr und führten meinerseits zum Rückzug. Damit verbunden war ein Gefühl von Scham über meine Verletzlichkeit und die Schwäche, meine Gefühle gezeigt und mich damit entblößt zu haben. Am Ende blieb ich immer mit dem Gefühl zurück, anders zu sein und dadurch nicht zugehörig – die Einsamkeit. Die Nicht-Nachvollziehbarkeit führte zum Gefühl der Aussonderung.

Erst im Laufe des Prozesses wurde mir bewusst, dass ich jahrelang meine Identität verleugnet hatte. Es ist mir auch erst allmählich bewusst geworden, wie weit dies durch meine Mutter unbewusst verstärkt worden war. Hier geht es um die transgenerationelle Weitergabe von Trauma. Das Leben meiner Mutter war früh vom Verleugnen und Verstecken bestimmt. Sie gehörte zu einem Volk, das unerwünscht war, ausgesondert und vernichtet werden sollte. Während des Holocaust wurden der Familienname und die Religionszugehörigkeit geändert. Zunächst war die Familie durch eine sogenannte Ausnahmegenehmigung vor den Transporten in die Konzentrationslager[2] geschützt. Täglich bekam meine Mutter eingeschärft: »Du darfst nichts sagen, sonst bringst Du uns alle ins Unglück.« Das bedeutete damals Todesgefahr. Als sich die Situation im Sommer 1944 verschärfte, versteckte sich die Familie auf dem Dachboden eines Forsthauses. In einer Grube im Wald überlebte sie die letzten vier Wochen bis zur Befreiung am 31. Januar 1945. Später unter dem kommunistischen Regime der Tschechoslowakei musste meine Mutter den christlichen Glauben verstecken und verleugnen. Und sie musste auch uns Kinder dazu anhalten.

Mit ihrer jahrelangen Geheimhaltung der jüdischen Wurzeln uns Kindern gegenüber sowie mit ihren diversen Schweigegeboten hat sie uns in mehrfacher Hinsicht erfolgreich zu schützen versucht. Trotz allem Verständnis für ihre Motivation hatte ich ihr die Geheimhaltung eines wichtigen Teils unserer Identität lange Zeit sehr übel genommen. Inzwischen kann ich sehen und anerkennen, dass sie uns damit tatsächlich geschützt hatte. Sie konnte es sich damals nicht leisten, über den Preis nachzudenken, den das Schweigen und Verstecken meine Identitätsbildung kosten würde.

Mein Eintritt in den PAKH 1998 bedeutete auf diesem Hintergrund in erster Linie einen Tabubruch. Ich hatte mich bewusst über Mutters Schwei-

2 Ab 1942 gingen Transporte vom Bahnhof ihres Wohnortes in die Vernichtungslager Auschwitz, Treblinka und Majdanek.

gegebot hinweggesetzt und damit einen Verrat begangen. Verstärkt wurde dies später noch durch meinen Vortrag »Transgenerational Consequences of the Holocaust from the Point of View of a Child of Survivors« (Hammerich et al., 2009) auf einem Kongress in Kapstadt 2006. »Du hast mich ganz schön blamiert.« Diese Reaktion meiner Mutter auf meinen Vortrag überraschte mich nicht. Trotzdem blieb ihre Scham bezüglich ihrer Holocausterfahrung für mich lange ein ungelöstes Rätsel. Im Verlauf der Auseinandersetzung mit meiner tragischen Erbschaft habe ich lange nicht erkennen und zulassen können, welch tiefes vernichtendes Gefühl von Unwert-Sein hinter der Scham lauert. Es hat damit zu tun, einem Volk anzugehören, das über Jahrhunderte für lebensunwert erklärt wurde und ausgerottet werden sollte. Erlebt ein Mensch solch verheerende Erniedrigung und Demütigung, wie es im Holocaust der Fall war, bedeutet das Seelenmord (Shengold, 2006). Dieses Nicht-Erkennen der Individualität, das Nicht-Sehen des Wertes, die Verdinglichung des Anderen bewirken tiefe chronische Scham. Ich werde aufzeigen, wie diese namenlose Scham, die meine Mutter unbewusst in sich trug, unbemerkt und unbeabsichtigt an mich weitergegeben worden war und in meinem seelischen Untergrund lauerte.

Erda war die erste aus der Gruppe der sogenannten »Täterkinder«, mit der ein offener Austausch möglich wurde. Sie interessierte sich glaubhaft für meine Geschichte und zeigte sich sehr einfühlsam. Das gab mir den Mut, mich ihr gegenüber punktuell über meine Schweigegebote hinwegzusetzen und ihr etwas von der Überlebensgeschichte meiner Familie zu erzählen. Mit ihr machte ich eine völlig neue, sehr wichtige Erfahrung: Zum ersten Mal fühlte ich mich nach dem Erzählen nicht entblößt. Die zu erwartende Scham blieb aus. Dafür war Erdas Anerkennung des Leids meiner Familie verantwortlich. Für unsere Beziehung war das ein entscheidender Moment. Ich betrachtete Erda als Opfer, weil sie als Tochter eines Nazitäters eine so große Bürde zu tragen hatte, und ich empfand großes Mitgefühl. Anfangs fühlte ich mich hilflos, wenn ich mit ansah, wie sehr sie litt und sich für etwas verantwortlich zu fühlen schien, wofür sie in meinen Augen nicht verantwortlich war. Im Laufe unseres Austausches musste ich verstehen lernen, wie sehr sie sich mit ihrem Vater identifizierte, sich verantwortlich fühlte und dann unter Schamgefühlen litt. Umso mehr beeindruckte mich ihr Interesse und ihre Bereitschaft, sich mit einer Überlebenden-Geschichte so direkt zu konfrontieren. Ich stellte mir vor, wie schmerzlich es für sie sein musste. Die gegenseitige Anerkennung war eine Grundvoraussetzung, dass wir zwei – die Tochter eines Nazitäters und die Tochter einer Holocaustüberlebenden – miteinander in einen Dialog treten konnten.

Nachdem ich im PAKH das Tabu gebrochen hatte, intensivierte sich auch die Kontroverse mit meiner Mutter hinsichtlich ihres Schweigens. Als Psychoanalytikerin wusste ich, wie wichtig es ist, das Schweigen zu überwinden, damit die schädigenden Auswirkungen des Traumas zumindest gemildert werden können. Und ich hatte als Reaktion auf meinen Vortrag in Kapstadt sehr viel Anerkennung und Würdigung vom Publikum erfahren, was mich in meiner Haltung bestärkte und meine eigenen Ängste abzuschwächen begann. Mit dem Vortrag vor ein semi-öffentliches Publikum zu treten, war mir damals nur unter dem Schutz der Gruppe der anderen vortragenden PAKH-Kollegen möglich geworden.

Selbst nachdem das Geheimnis unserer jüdischen Wurzeln uns Kindern gegenüber gelüftet war, hatte meine Mutter noch jahrelang verweigert, über ihre persönlichen Erlebnisse während des Holocaust zu sprechen. Ich hatte bei meiner Großmutter mütterlicherseits miterlebt, was geschehen kann, wenn Trauer vermieden wird. Kurz vor meinem Abitur litt sie – glücklicherweise nur vorübergehend – unter paranoiden Halluzinationen. Sie fantasierte, z. B. dass wir alle von den Nazis mit Lastwagen abgeholt und deportiert werden. Die unverarbeitete Vergangenheit hatte sie nach Jahrzehnten eingeholt. Es war nicht nur für sie quälend, sondern auch für uns. Die einzige Möglichkeit, die wir hatten, war, ihr von unserem Alltag zu berichten, in der Hoffnung sie dadurch in die gegenwärtige Realität zurückzuholen. Ich beschwor meine Mutter, nicht zu riskieren, dass sie das gleiche Schicksal ereilt.

Damals war mir noch nicht klar, welche große Rolle die Scham bei ihrem hartnäckigen Schweigen spielte. Ich bedrängte sie mit noch stärkerer Überzeugung zunehmend mit Fragen und sie begann sich allmählich zu öffnen. Schließlich hat sie für ihre Kinder und Enkel ihr Vermächtnis auf Band diktiert. Darüber ist ihr Blutdruck bedrohlich entgleist. Trotzdem ermutigt sie heute andere Überlebende, es ihr gleich zu tun und weist darauf hin, wie gut es ihr letztendlich getan hat trotz aller Trauer und Schmerz, die dabei hochgekommen waren. Das war eine große Bestätigung für mich, wie wichtig es ist, Zugang zu der notwendigen Trauer zu ermöglichen. Wurmser (2011, S. 175) empfiehlt »*die innige Beziehung oder das Dialogische* als A-priori-Grundlage von Selbsterkenntnis und Heilung« und verweist dabei auf die Bibel (Sprüche 12,25): »Die Angst [Sorge, Kummer] im Herzen des Menschen, er soll sie aussprechen, und ein gutes Wort wird ihn froh machen« (Wurmser, 2011, S. 176). Wie muss ein Dialog beschaffen sein, damit er diese Wirkung erzielen kann?

Neben der Angst vor Retraumatisierung durch die Erinnerung gibt es noch weitere Faktoren, die für das Schweigen mitverantwortlich sind. Auf der Seite der Traumatisierten ist es die Unmöglichkeit, Worte für das Grauen und für das eigene Empfinden zu finden. Mangelndes Verständnis und Zurückhaltung der Umwelt, die von den Betroffenen als Desinteresse erlebt werden, kommen noch erschwerend hinzu. Anerkennung ist von zentraler Bedeutung für Veränderung.

Auch im Laufe meines eigenen Prozesses der Öffnung erwies sich die Anerkennung als entscheidender Moment. Ich konnte mich immer so weit öffnen, wie die anderen mir zu vermitteln vermochten, dass sie sich für mein Erleben und meine Gefühle wirklich interessierten und diese auch aushalten konnten und wollten. In dem bereits beschriebenen Beispiel mit Erda war dies gelungen.

Aber auch meine negativen Erfahrungen wiederholten sich im PAKH. Einmal, als ich nach meinem Leben als Kind in einem kommunistisch regierten Land gefragt wurde, fasste ich Vertrauen und begann zu erzählen. Nach wenigen Sätzen wurde ich mit der Frage unterbrochen: »Gab es da nicht auch etwas Schönes?« Das war wie ein Schlag ins Gesicht. Sofort schwenkte ich um und begann von schönen Erlebnissen zu erzählen. Ich ärgerte mich maßlos über mich selbst, weil ich »hereingefallen« war und geglaubt hatte, jemand würde sich wirklich für das Belastende interessieren, es wirklich hören und aushalten wollen. Das Erlebnis bestärkte mich darin, von meinem Schweigegebot nie mehr abzurücken. Im Gegensatz zu der Erfahrung von Anerkennung mit Erda erfuhr ich hier eine Zurückweisung meines Erlebens. Wieder einmal fühlte ich mich bloßgestellt und beschämt.

Dieses Beispiel zeigt die Hindernisse im Dialog. Fehlende Empathie, fehlende Bereitschaft oder Fähigkeit, Schmerzliches anzuhören, werden als Zurückweisung erlebt und führen zu Verletzung und Scham. Um sich zu schützen, kommt es zum Rückzug und Schweigen. Der Dialog bricht ab.

Anerkennung als Grundvoraussetzung für Transformation

Der Prozess langjähriger Auseinandersetzung mit Johannes ist ein Beispiel dafür, wie durch einen gelungenen Dialog die Affektregulierungsfähigkeit gestärkt und Stabilisierung gefördert werden kann.

In meinem Vortrag 2006 (Hammerich et.al. 2009) hatte ich die transgenerationelle Weitergabe der Angst von meiner Mutter an mich bereits beschrieben: Ich hatte meiner Mutter von einer Supervision mit dem jüdischen Psychoanalytiker, Prof. Wurmser, berichtet. Es ging dabei um die Bedeutung meiner jüdischen Herkunft für die Therapie einer Patientin, die Tochter eines SS-Mannes war. Meine Mutter wurde von Panik und Entsetzen erfasst. Sie erblasste, musste sich setzen und dann brach es aus ihr heraus: »Und Du hast ihm gesagt, wer wir sind?« Ich konnte sofort sehen, wie sie einbruchartig von ihrer traumatischen Vergangenheit eingeholt worden war. Ich differenzierte die Realität von der Fantasie, die Gegenwart von der Vergangenheit. Meine Mutter erklärte erleichtert: »Ich habe gerade so schreckliche Angst bekommen.« Mir wurde bewusst, wie oft Ähnliches unerkannt in meiner Kindheit geschehen sein muss. Ich fragte mich, welche Folgen daraus für mich als Kind einer traumatisierten Mutter resultierten.

Fonagy und Kollegen (2004) beschreiben die Bedeutung angemessener mütterlicher Affektspiegelung für die Entwicklung der Affektregulation beim Kind. Ausbleibendes oder unangemessenes Spiegeln, z.B. mit der eigenen Angst der Mutter vermischt, bedeutet eine Beeinträchtigung der mütterlichen Schutzschildfunktion. Diese wiederum führt zur Beeinträchtigung der Affektregulationsfähigkeit beim Kind. Es kommt zur unangemessenen und beschämenden Affektüberflutung. Dies ist ein zentraler Faktor der unbewussten und ungewollten transgenerationellen Weitergabe des Traumas an die nächste Generation.

Johannes war über Jahre ein hilfreicher Katalysator für meine Ängste. Dank seiner Geschichte emotional sehr stabil, bot er mir einen mütterlichen Schutzschild in Situationen, in denen ich in Panik geriet. Das geschah meist, wenn es in den Diskussionen in der Gruppe oder auch mit einzelnen Gruppenmitgliedern zu Kontroversen kam, unüberbrückbar scheinenden Differenzen und dadurch zu deutlich spürbaren Verstimmungen. Diese auszuhalten fiel mir schwer und ich fühlte mich und die jeweiligen Beziehungen dadurch existenziell bedroht. Unermüdlich konfrontierte Johannes mich mit der Realität und spiegelte mir die Unangemessenheit der Intensität meiner Gefühle. Dass ich diese kritische Rückmeldung annehmen konnte, liegt an der Art, wie er dies tat. Er machte dabei immer zuerst deutlich, dass er die Not hinter meiner Aufregung verstand. Hier fand Anerkennung statt, bei gleichzeitiger Differenzierung. Ich fühlte mich angenommen und konnte dann durch die gewonnene innere Distanz reflektieren, was mit mir geschah. Seinen häufigen Ausspruch »So ist das und das ist nicht schlimm« konnte ich allmählich internalisieren. Zunehmend konnte ich es mir selbst vor Augen führen und mich dann selbst beruhigen. Sein Verständnis und seine Akzeptanz und die sich daraus bei mir entwickelnde eigene Toleranz führten gleichzeitig zu einer Reduktion meiner Scham. Dadurch wiederum wurde ich mutiger, mich mehr zu zeigen. Auch die Schamangst wurde schwächer. Der destruktive Teufelskreis von Scham und Rückzug begann sich in eine konstruktive Spirale zur Öffnung hin zu verwandeln. Ich fühlte mich sicherer und unabhängiger. Zunehmend traute ich mich auch, sowohl Kritisches anzusprechen als auch mich abzugrenzen, wo es mir nötig erschien. Das erlebte ich nicht mehr als bedrohlich für unsere Beziehung, die sich zunehmend als tragfähig auch für schwierige Auseinandersetzungen erwies. Meine Verlustängste, die Angst, abgelehnt und ausgeschlossen zu werden, hatten sich deutlich reduziert.

Lange Zeit habe ich nicht gesehen, dass dies ein gegenseitiger Prozess gewesen war. Johannes hatte über mich auch sich selbst stabilisiert. Er hat seine eigene Angst abgewehrt, indem er sie bei mir deponiert hat. Das war in der Anfangsphase vorübergehend notwendig und als Bewältigungsmechanismus hilfreich. Es half nicht nur uns beiden persönlich. Es stand auch in einer schwierigen Phase existenzieller Bedrohung von PAKH im Dienste des Fortbestehens der Gesamtgruppe.

Dadurch, dass ich kontinuierlich von Johannes in meiner individuellen Identität wahrgenommen wurde, wuchs mein Vertrauen, aber auch meine Toleranz. Das häufige Unverständnis der anderen erschien mir erträglicher. Ich konnte zunehmend die Grenzen der anderen akzeptieren und aushalten. Es ist ein wechselseitiger Prozess eines zirkulär sich vertiefenden Dialogs. Diese Erfahrungen machte ich auch im Kontakt mit Holocaust-Überlebenden sowohl innerhalb des Familien- und Freundeskreises als auch im PAKH. Dort war es aber mit umgekehrten Rollen. Ich stellte Fragen und erhielt ausnahmslos positive Resonanz. Echtes Interesse meinerseits für ihre Geschichte und für ihr subjektives Erleben damals und heute schienen die Überlebenden als heilsame Anerkennung zu empfinden. Immer verspürte ich bei meinem Gegenüber Erleichterung bis hin zur Dankbarkeit. Dafür war ich dann meinerseits dankbar. Es war versöhnlich für mich, dem Leid der ersten Generation, der direkt Betroffenen, nicht mehr nur hilflos gegenüberzustehen. Ich konnte doch real etwas für sie tun, was ihnen offensichtlich guttat. Es hat sich erwiesen, dass wir durch unsere aktive Anteilnahme den Überlebenden helfen können, sich auf einen Trauerprozess überhaupt und in einer Tiefe einzulassen, wie es ihnen allein nicht möglich ist.

Bestärkt fühlte ich mich bei diesem gleichzeitig als »gewagt« empfundenen Vorgehen der Konfrontation der Überlebenden mit ihren traumatischen Erlebnissen durch die damals noch spärlich vorhandene psychoanalytische Literatur. So schildert Lempp (1998) in einer Falldarstellung die Enttäuschung seines Patienten, eines Holocaust-Überlebenden, über das geringe Interesse und Verständnis seiner Ehefrau für die Bedeutung seiner Erinnerungen. Im Verlauf der Behandlung wird deutlich, wie hilfreich es der Patient empfunden hat, durch aktives Eingreifen und Unterstützung des Therapeuten mit seinen Angehörigen offen sprechen zu können, das Tabu des Schweigens aufzulösen. Lempp (1998, S. 64) zieht die Schlussfolgerung, »dass gerade die psychisch Geschädigten nur ungern, zögernd und unvollständig von den psychischen Belastungen und auch nicht von den traumatischen Ereignissen berichten. […] Es ist daher notwendig, ausdrücklich danach zu fragen.« Die Überlebenden präsentieren sich zwar schweigsam und zurückhaltend, aber ihr Bedürfnis ist offensichtlich ein anderes.

Warum scheuen wir uns, die Überlebenden zu befragen und meinen, sie schonen zu müssen, obwohl dies nicht hilfreich ist? Das Konzept des »caretaking pattern« von Brown (1998) macht deutlich, dass es bei dieser »falschen Rücksicht« eher darum geht, sich selbst zu schonen. Es erklärt sehr eindrücklich die defensive Komponente im Verhalten von »second generation children« in vielen Überlebenden-Familien, wie ich es auch kannte: »[I]nteraction aimed toward diminishing parental tension by focusing on parents' upsets (caretaking-the-other) in order to ward off examining the impact on the self of perceived or anticipated parental upset; the fear is that such upset will be overwhelming in ways the child perceives s/he cannot regulate internally alone« (Brown, 1998, S. 271). Brown schlägt vor, »to progressively help build a sense of safety and growing trust that will enable the child survivor to navigate through her wall of silence, so that the process of mourning can begin« (Brown, 2007, S. 72). Als Voraussetzung werden auch hier das echte Interesse und direkte Fragen genannt. »I think most of us are very eager to break the wall of silence« schreibt Clemens Loew (zitiert nach Brown et al., 2007, S. 35), Psychoanalytiker und selbst ein »child survivor«. Das habe ich immer wieder so erlebt mit den Überlebenden. Ich habe es aber auch selbst erlebt als Betroffene und damit Bedürftige in unseren Auseinandersetzungen im PAKH.

Nachdem meine Mutter ihr Schweigen bezüglich ihrer Holocausterfahrungen uns gegenüber aufgegeben hatte, wurde sie zunehmend von ihrer Trauer, dem Schmerz und den Schuldgefühlen, überlebt zu haben, überflutet. Ich hatte sie dazu voller Überzeugung ermutigt und war nun mit ihren heftigsten Gefühlen konfrontiert, die auch mich aufwühlten. Diese gilt es auszuhalten, mitzutragen, aber auch, falls notwendig, zu begrenzen.

Der Höhepunkt der Entwicklung der Öffnung nach außen wurde erreicht, als ich im Jahre 2008 den Mut fasste, in Yad Vashem die Anerkennung »Gerechter unter den Völkern« für Bela[3], den Retter unserer Familie, zu beantragen. Das Ausfüllen der für den Antrag auf die Anerkennung erforderlichen Unterlagen bedeutete für meine Mutter ein quälendes Wiedererleben ihrer traumatischen Kindheitserlebnisse. Das konnte ich ihr nicht ersparen, denn auf ihre Aussagen und eidesstattliche Erklärung waren wir angewiesen. Ich musste dabei empathisches Zuhören und zielgerichtetes Befragen miteinander verbinden. Es ging an die Grenzen emotionaler Zumutung für meine Mutter, sie war mehrfach völlig erschöpft. Das Aufarbeiten forderte uns beide sehr. Am 27.01.2009 fuhren wir schließlich nach Bratislava, wo der israelische Botschafter den Verwandten der Geehrten in einer ehrenvollen Zeremonie die Urkunden und Medaillen aus Yad Vashem überreichte. Es gelang mir mit viel Mühe, meine Mutter gegen ihre massiven Widerstände zu überzeugen, die Geschichte ihrer Rettung selbst vorzutragen. Neben den Nachkommen der Retter und der Geretteten waren Honoratioren aus dem öffentlichen Leben, inklusive des slowakischen Präsidenten sowie sehr viel Presse zugegen. Unsere Familie war mit drei Generationen vertreten. Auch meine beiden Töchter waren dabei. Die erste Reaktion meiner Mutter nach ihrer Rede war die Frage: »Was hast Du Dir gedacht, als ich da oben stand? War es Dir nicht peinlich?« Nein, ich war stolz und hatte meine Genugtuung. Auch auf die Übertragung im Fernsehen reagierte meine Mutter entsprechend: »Jetzt haben es alle

3 Vojtech Kolenka, genannt Bela, kam 1934 als junger slowakischer Verkäufer ins Geschäft meines Großvaters und wurde zum geliebten Familienmitglied. Er vermittelte den Kontakt zum griechisch-katholischen Bischof Gojdič, der die Ausnahmegenehmigung sowie den Aufenthalt der Kinder im Kloster ermöglichte. Mein Großvater überschrieb Bela das Geschäft, um die Arisierung zu verhindern. Das gab ihm die Möglichkeit, die Einnahmen als Lebensunterhalt für die Familie zu bewahren. Couragiert wie Bela war, sorgte er während des Krieges auch für das Überleben anderer jüdischer Familien. Dafür wurde er als »weißer Jude« beschimpft. Für die damalige Kindergeneration wurde er zum zweiten Vater, für meine Generation zum weiteren Großvater.

meine ehemaligen slowakischen Mitschüler gesehen, wie peinlich!« Da war sie wieder, diese für mich damals noch so schwer verständliche Scham.

Inzwischen ist es für mich so offensichtlich: Aufgewachsen zu sein in einer Welt, in der es beschämend war, Jude zu sein, kann nicht ohne gravierende Folgen bleiben. All die Demütigungen, das Ausgeschlossen-Werden, die Todesbedrohung verbunden mit absoluter Hilflosigkeit müssen unweigerlich zu extremer Angst und Scham führen. Bis heute assoziiert meine Mutter das Wort Jude sofort mit »stinkender Jude«, was sie in der Kindheit so häufig gehört hatte. Kann man das anders für sich verbuchen als einen Makel? Das geschieht sowohl bewusst als auch unbewusst. Es ist zugleich ambivalent, eine doppelte Buchführung, eine innere Gespaltenheit: Es ist ein Makel und es ist kein Makel. Es wird als ein Makel empfunden, weil es damals Unglück brachte, Jude zu sein. Die wertvolle und bereichernde Seite einer reichen Tradition, die Identifikation mit den Großen des Judentums verschwindet für ein Kind in der Not. Was bleibt, ist das Bedürfnis, den vermeintlichen Makel loszuwerden oder zumindest zu verstecken – und damit letztendlich auch sich selbst. Das Empfinden eines Verrats muss verdrängt werden und der Gewissenskonflikt bleibt unbewusst. Das Tragische ist dabei, dass die Stigmatisierung in Selbstabwertung gewendet wird. Dieses Phänomen ist unter dem Begriff »jüdischer Selbsthass« (Elon, 2010) beschrieben.

Sowohl die Angst als auch die Scham werden transgenerationell weitergegeben. Das geschieht unbewusst über die Beziehung zwischen den Überlebenden und ihren Kindern. Ohne Worte spürt man als Kind einer so traumatisierten Mutter ihre Beunruhigung. Man fühlt, dass etwas nicht stimmt, anscheinend nicht in Ordnung ist, wenn es versteckt und verheimlicht werden muss. Die Ambivalenz wird zu einem verwirrenden »double-bind«. Ist es ein Makel, den man versuchen sollte, loszuwerden oder zumindest zu verstecken? Oder ist es etwas Wertvolles, womit man sich identifizieren kann und das man nicht verraten sollte? Das Resultat ist ein Gewissenskonflikt, der die nächste Generation erreicht hat. Die transgenerationelle Transmission hat stattgefunden.

Auch die Schutzmechanismen werden transgenerationell weitergegeben. Die Verleugnung ihrer Identität bedeutete für meine Mutter in zwei totalitären politischen Systemen eine Überlebensstrategie. Die anfängliche Weigerung, mit uns über ihre Erlebnisse zu sprechen, diente dem Schutz vor Retraumatisierung durch Erinnerung. So konnte sie verhindern, von Schmerz, Trauer und Scham überflutet zu werden. Ich habe ihre Schutzmechanismen sowohl unbewusst übernommen, d. h. internalisiert, als auch bewusst wiederholen müssen. Verstärkt wurden diese durch meine eigenen Erfahrungen. Der Schutz richtet sich einerseits gegen Gefahren von außen: Reale Gefährdung im Kommunismus oder verletzendes Unverständnis und Zurückweisung in der Freiheit. Gleichzeitig geht es um Schutz gegen innere Gefahr: Das Bewusstsein anders zu sein, Affektüberflutung und Scham.

In den Auseinandersetzungen im PAKH wurde ich – besonders von Erda – immer wieder mit der Rückmeldung konfrontiert, ich schließe mich selbst aus. Dadurch fühlte ich mich zur Reflektion gezwungen und wurde mir der beschriebenen Zusammenhänge in ihrer Komplexität bewusst. Ich erkannte auch die Tragik der Abwehrfunktion des Rückzugs und des Schweigens. Der Schutzmechanismus der Abwehr durch Wendung vom Passiven ins Aktive – bevor ich ausgeschlossen werde, schließe ich mich lieber selbst aus – führt letztendlich immer tiefer in einen destruktiven Teufelskreis der Einsamkeit.

In dieser Phase bemerkte ich in mir eine überraschende Veränderung. Ich hatte mich mit der Geschichte der vom Holocaust direkt Betroffenen auseinandergesetzt. Ich habe für sie getan, was mir möglich war, bis hin zur öffentlichen Anerkennung in Yad Vashem und in der Slowakei. Etwas bewirken zu können, gab mir besondere Befriedigung. Ich habe mich im PAKH intensiv mit den Auswirkungen des Holocaust auf die zweite Generation beschäftigt. Mit der Zeit verspürte ich auf angenehme Weise, dass mich das Holocaust-Thema nicht mehr so umtrieb. Ich fühlte mich sicherer und stabiler im Umgang damit. Ich spürte, dass etwas in mir zu Ruhe gekommen war. Eine deutliche Festigung meiner Identität hatte stattgefunden. Es war wie eine Befreiung, äußerlich und innerlich. Dafür begann sich nun eine intensive schmerzliche Traurigkeit auszubreiten und im PAKH erfassten mich zunehmend unangenehme Gefühle von Fremdheit.

Da sich meine Mutter inzwischen bereit erklärt hatte, uns an Ort und Stelle von ihren Erlebnissen während des Holocaust zu erzählen, reisten wir mit drei Generationen in die Slowakei, wo sie aufgewachsen war und den Holocaust überlebt hatte. Dort hatte ich ahnungslos und glücklich große Teile meiner Kindheit bei meinen Großeltern und Bela verbracht. Ich wusste, dass dieses Unternehmen für meine Mutter belastend werden würde, war darauf vorbereitet, ihr stützend zur Seite zu stehen. Aber was diese Reise für mich selbst bedeuten würde, hatte ich völlig verkannt. Wir besuchten Orte, die für meine Mutter bedeutsam gewesen waren. Wir hörten zu, wie sie uns tapfer unter Tränen ins Mikrophon erzählte, was sie dort erlebt und erlitten hatte. Alle die geliebten Plätze meiner Kindheit begann ich jetzt in einem völlig anderen Licht zu sehen: Sie bekamen jetzt eine schmerzliche Färbung. Ich konnte sie nicht mehr unbeschwert genießen, meine Erinnerung war nachhaltig beschädigt worden – ein Verlust. Die Orte meiner schönen Kindheitserinnerungen nahm ich jetzt als Orte der Vergiftung wahr.[4]

Diese Reise hat die Hinwendung zu meiner eigenen direkt erlebten Geschichte eingeleitet. Bei der Reiseplanung hatte das Überleben der Familie im Holocaust im Vordergrund gestanden. Erst nach der Rückkehr wurde mir bewusst, dass auch ich eine Abschiedsreise unternommen hatte. Es war der Abschied von den Orten meiner Kindheit, an denen ich glücklich gewesen war, die durch die Flucht 1968 plötzlich unerreichbar geworden waren – ein unbeschreiblich großer Verlust.[5] Die schmerzliche Konfrontation vor Ort bewirkte eine wichtige Realitätsprüfung, die zur entscheidenden Differenzierung führte.

Grubrich-Simitis (2008) führt die Schwierigkeiten von Nachkommen von Überlebenden zurück auf die »Erosion der Fähigkeit..., im Trauma-Bezirk einigermaßen verlässlich zwischen äußerer und innerer Realität unterscheiden zu können« (S. 1091). Sie beschreibt, wie bei ihrer Patientin die »traumatisierende Konfrontation mit der Wirklichkeit von Auschwitz-Birkenau ihr fast spontan half, in ihrem eigenen Leben realistischer Fuß zu fassen« (2008, S. 1108) und »von welch basaler Bedeutung es für sie gewesen sei, dies alles *mit ihren eigenen Augen zu sehen*« (2008, S. 1109). Die »Ortsbesichtigung« bewirkt eine Stabilisierung oder gar Konstituierung der kognitiven Fähigkeit, im Trauma-Bezirk fortan besser differenzieren zu können. Diese hilfreiche Differenzierung zwischen äußerer und innerer Realität, zwischen Vergangenheit und Gegenwart, zwischen Wahrnehmung und Fantasie habe ich auf der Reise erfahren. Dadurch kam es zu einem entscheidenden Wendepunkt: Durch partielle Ablösung vom

4 Ich war als Kind so gern an dem Bahnhof angekommen, wo ich immer von Bela mit offenen Armen erwartet wurde. Jetzt sah ich vor Augen die vielen Tausend Juden, die 15 Jahre vor meiner Geburt von diesem Bahnhof aus in die Vernichtungslager deportiert worden waren. Meine Mutter vermeidet es bis heute, Abreisende zum Bahnhof zu begleiten.

5 Es würde hier zu weit führen, auf den Verlust von wichtigen Menschen einzugehen, die ich nach der Flucht nie mehr wiedergesehen hatte. Jetzt blieb mir nur der Besuch ihrer Gräber.

transgenerationellen Trauma des Holocaust wurde die Hinwendung zum eigenen Trauma des Kommunismus und der Flucht erreicht.

Durch Trauerarbeit zur Integration

Nach der Okkupation der Tschechoslowakei 1968 hatte sich meine Mutter nicht mehr in der Lage gesehen, das, was sie auf sich zukommen sah, zu ertragen. Sie hatte schon zu viel unter den politischen Verhältnissen nach der Machtübernahme der Kommunisten 1948 wegen ihres »bourgeoisen Ursprungs«[6] durchgemacht und wollte sich keinen neuen Säuberungen aussetzen. Mein Vater hatte sich nur unter dem Druck meiner Mutter auf die Flucht eingelassen. Er litt sehr darunter, als politischer Flüchtling im Exil leben zu müssen und haderte mit Schuldgefühlen, seine Mutter und sein Land in einer entscheidenden Stunde im Stich gelassen zu haben. Ich hatte es nicht gewollt, ich bin nicht einmal gefragt worden. Erst nach 22 Jahren, nach der »Wende«[7] 1989, konnte ich endlich wieder »nach Hause« fahren[8] – zu Besuch.

Lange hat es gedauert, bis mir dämmerte, wo das Problem lag: Wir, die Familie, durften nicht trauern! Ich verstand jetzt meine neu aufgekommene Traurigkeit, aber auch die Fremdheitsgefühle im PAKH. Es gab niemanden mit einer ähnlich komplexen und verwirrenden Geschichte und dementsprechender Identitätsdiffusion[9] in der Gruppe. Dieser Unterschied drängte sich immer mehr in den Vordergrund und dadurch fühlte ich mich – mal wieder – anders, nicht zugehörig.

---

6 Meine Mutter kam aus einer Unternehmerfamilie. Das Geschäft wurde nach dem kommunistischen Putsch 1948 verstaatlicht. Solch bourgeoiser Familienhintergrund bedeutete im Kommunismus eine lebenslange Stigmatisierung. 1952 wurde meine Mutter im Rahmen einer Säuberung der Hochschulen vom Studium ausgeschlossen. Auch später im Berufsleben gab es wiederholt ähnliche Repressalien.

7 Öffnung der Grenzen der Staaten des Warschauer Pakts 1989.

8 Wir hatten zwar inzwischen längst die deutsche Staatsangehörigkeit, aber die Bundesrepublik konnte nicht für unsere Sicherheit garantieren, wenn wir während des kommunistischen Regimes in die Tschechoslowakei gereist wären. Darauf hatte man uns hingewiesen.

9 Ermann (2010, S. 6) spricht im Rahmen von reaktiven Identitätsstörungen von Identitätsdiffusion, die durch schicksalhafte Brüche im Lebenslauf wie z. B. Verlust der Heimat und Migrationserfahrungen mit kultureller und sozialer Entwurzelung entstehen.

Ich war überzeugt gewesen, dass ich mich mit dem jüdischen Anteil meiner Identität auseinandersetzen musste, weil dieser so schwierig war, den tschechischen hielt ich für klar und problemlos. Wie sehr hatte ich mich geirrt! Jetzt wurde mir deutlich, wie der überwältigende Holocaust dazu geführt hatte, dass ich den anderen Teil meiner Identität darüber vernachlässigt hatte. Die Traurigkeit zwang mich jetzt dazu, mich meinen persönlichen Verlusten zu stellen.

Ich verstand, dass sich meine Eltern bezüglich der Flucht keine Trauer erlaubten und auch nicht erlauben konnten. Sie mussten in der Fremde neu anfangen und alle ihre Kräfte darauf verwenden. Über unsere Verluste wurde nicht gesprochen. Das diente der Abwehr, denn die Anerkennung der Verluste ist Voraussetzung für den Trauerprozess. Hätten die Eltern zugelassen, dass wir Kinder trauerten, hätten sie ihre Abwehr gegen die eigene Trauer nicht mehr aufrechterhalten können. Erst im Nachhinein wurde mir bewusst, wie depressiv meine Mutter in den ersten Jahren nach der Flucht tatsächlich gewesen war. Jetzt wurde mir klar, dass ich diesen Prozess der Trauer für mich nachholen musste.

Im Mai 2009 ergriff ich die Gelegenheit, meinen Vater zu seinem Klassentreffen in der Nähe von Prag zu begleiten. Wir verabredeten, nur zu zweit die Orte seiner Kindheit zu besuchen, wo auch ich einen großen Teil meiner Kindheit bei den Großeltern, seinen Eltern, verbracht hatte. Wir besuchten viele Orte, die für ihn oder mich oder für uns beide bedeutsam gewesen waren. So wie zuvor mit meiner Mutter wurde auch auf dieser Reise durch die »Ortsbesichtigungen« der Weg für die längst überfällige Trauer geebnet. Wir sprachen über das, was uns genommen worden war und was wir vermissten. Wir konnten gemeinsam trauern, indem wir über die Menschen sprachen, die nicht mehr da waren und von denen wir uns wegen der Flucht nicht hatten verabschieden können. Es war sehr versöhnlich und heilsam.

Der andere Teil meiner persönlichen Traumatisierung neben den beschriebenen Verlusterfahrungen betrifft die Dehumanisierung durch politische Unterdrückung. Die respektlose und demütigende Behandlung von Kindern in Krippen, Kindergärten und Schulen, gemäß den Erziehungsmethoden sozialistischer Ideologie, bleibt nicht ohne entsprechende langanhaltende Folgen für deren Entwicklung. Hinzu kommen das absolute Ausgeliefert-Sein und die Ohnmacht gegenüber den Vertretern des herrschenden Regimes. Die Eltern können die notwendige Schutzfunktion für ihre Kinder nicht ausreichend ausüben. Das ständige Sich-verstecken-

Müssen sowie vortäuschen zu müssen, man sei ein anderer, hat auch für Kinder, die es von früher Kindheit an lernen müssen, schwerwiegende Konsequenzen. Für sie ist es besonders fatal, da sie vieles noch nicht verstehen können und vieles ihnen nicht erklärt werden kann und darf. Auch ich wurde zum Geheimnisträger und damit permanent zu einer potenziellen Gefahr, meine Familie zu verraten. Das war eine immense Überforderung. Das Verschweigen unseres christlichen Glaubens sowie der »Gesinnung« unserer Familie und Freunde musste uns aufgebürdet werden.

Šebek (2013) beschreibt einige Folgen des Lebens im totalitären Umfeld für Erwachsene. Die »bemerkenswerte Verstärkung falscher Selbst-Strukturen« erläutert er wie folgt:

> »Um die totalitäre Macht zu übervorteilen und zu überlisten, war es unabdingbar, sich zu verstecken, zu lügen und zu betrügen. Nach einer gewissen Zeit konnte es schwierig werden, überhaupt noch irgend authentisch zu sein. Wenn man im Untergrund eine bestimmte Person, im öffentlichen Leben aber eine andere darstellt, zieht dies zwangsläufig die Frage nach sich, wer man wirklich ist« (Šebek, 2013, S. 247).

Es ist nicht schwer, sich vorzustellen, wie viel gravierender die Folgen für Kinder sind, die sich noch in der Entwicklung befinden. Welche Folgen muss es haben für die Entwicklung des Vertrauens in die Welt und in andere Menschen? Šebek schreibt weiter: »Ohne Zweifel werden die Über-Ich Funktionen unter den Bedingungen totalitären Drucks beschädigt, auch wenn dem einige Individuen erfolgreich widerstehen können« (2013, S. 247). Auch dies bezieht sich auf Erwachsene mit bereits gefestigter Persönlichkeit. Wie sollen Kinder mit dieser Last der Verantwortung und den Gewissenskonflikten fertig werden?

Auf den Reisen mit meinen Eltern konnten wir nicht nur unsere Verluste gemeinsam betrauern. Wir konnten uns endlich auch über meine belastenden Kindheitserlebnisse in Kindergarten und Schule austauschen, über die ich bis dahin aus Scham und Schuldgefühlen nie gesprochen hatte. Sie konnten mir nun entscheidende Hintergrundinformationen und Erklärungen dazu geben, die sich für die Verarbeitung und Integration dieser bisher abgekapselten Erinnerungen als außerordentlich hilfreich erwiesen.

Mit dem gestärkten Identitätsbewusstsein konnte ich mein Erleben von Anderssein im PAKH zunehmend besser aushalten. Unsere Differenzen in Wahrnehmung, Bewertung und Haltung nahm ich nicht mehr so persönlich, weil ich sie auf unsere unterschiedliche Sozialisation zurückführen konnte. Fehlendes Verständnis der anderen wurde für mich nachvollziehbar und ich konnte es zunehmend besser tolerieren und akzeptieren.

Besonders die Beziehung zu Erda war über lange Zeit durch große Wechsel zwischen Nähe und Distanz geprägt. Mal gab es viel an gegenseitigem Verständnis, Einfühlung und Nähe. Dann kamen wieder Differenzen begleitet von Ärger auf. Ich fühlte mich manchmal gebeutelt von intensiven gegensätzlichen Gefühlen und dadurch verwirrt und verunsichert. Immer dann, wenn Erda auf eine persönliche Äußerung von mir mit dem Satz »das sehe ich anders« antwortete, kam bei mir Ärger auf. Mit der Zeit wurde mir bewusst, mein Ärger ist ein Indikator für meine Verletzung. Ich hatte mich geöffnet und etwas Intimes von mir preisgegeben. Durch Erdas Reaktion fühlte ich mich unverstanden, zurückgewiesen und unerwünscht. Es war schwer auszuhalten für mich und löste den Wunsch aus, mich zurückzuziehen. Aber ich blieb und rang damit, mich mit diesen unangenehmen Tatsachen abzufinden. Zu meinem Erstaunen tauchten zunehmend neue Reaktionen bei Erda auf. Manchmal sagte sie für mich unerwartet: »Das kann ich gut verstehen.« Etwas schien sich zu verändern. Zur Verdeutlichung möchte ich eine auf den ersten Blick banal erscheinende Situation detailliert beschreiben. Dieses Beispiel ist sehr bedeutsam, denn es zeigt einen entscheidenden Wendepunkt.

Eines Tages beging ich aus Unachtsamkeit einen Fehler. Ich öffnete die Tür eines teuren Autos, in dem ich mitgefahren war, ohne darauf zu achten, dass eine Radfahrerin gerade vorbeifuhr. Ihr passierte nichts, aber in ihrer Aufregung beschimpfte sie mich vor den Augen anderer aufs heftigste. Ich fühlte mich schuldig und entschuldigte mich mehrfach. Als sie schließlich weiterfuhr, spürte ich, wie die Scham in mir aufzusteigen begann. In diesem Moment kam Erda zu mir, umarmte mich und sagte: »Guten Morgen, Beata, es ist nichts passiert.« Die Scham verflog nachhaltig. Erda hat verhindert, dass sich das unangenehme Schamgefühl in mir ausbreiten konnte, wie es sonst gewesen wäre. Es war ein Moment einer emotionalen Berührung, weil Erda mir Verständnis und Einfühlung signalisierte und konkrete Unterstützung bot. In folgenden Situationen, in denen Ärger über Erda in mir aufzusteigen begann, erschien plötzlich diese »Autogeschichte« vor meinem inneren Auge. Und der Ärger verflog. Es passierte keine Beschönigung der Situation, die meinen Ärger ausgelöst hatte, auch keine Verleugnung meines Gefühls, im Gegenteil: Die Autogeschichte und damit Erdas Wohlwollen standen jetzt neben dem, was jeweils gerade meinen Ärger ausgelöst hatte. Es ist eine Bewegung weg vom Absoluten und Einseitigen hin zur Integration von sowohl als auch. Das Positive macht das Negative tolerierbarer, ohne es zu verleugnen. Dieses Beispiel zeigt, wie auf der Basis von Sicherheit durch Anerkennung die schützende Abwehr gelockert und Ambivalenzen ausgehalten werden können. Ein gewisses Containment der Spannungen ist notwendig, damit dieser Prozess eine Chance bekommen kann.

Der Weg zur inneren Freiheit

Das Verstecken und die überfordernde Last der Verantwortung waren in meiner Kindheit harte Realität. Sie wurden zu einem Teil meiner Identität. Verstärkend kommt noch das transgenerationelle Erbe meiner Vorfahren hinzu. Auch wenn es in meiner heutigen Realität keine äußeren Gründe mehr dafür gibt, trage ich es in mir. Dadurch kommt es immer wieder zu Wiederholungen durch Ausagieren. Diese »enactments« bedeuten eine Externalisierung und können als »manifestations of the need for the real« (Oliner, 2012, S. 49) verstanden werden. Dies gilt sowohl für das selbst erlebte wie auch für das transgenerationell weitergegebene Trauma. Häufig sind beide so miteinander verwoben, dass sie kaum zu unterscheiden sind. Die ursprüngliche, aus dem Trauma resultierende Scham ist ein erschwerender Faktor. In ihrer protektiven Funktion führt sie zum Rückzug, äußerlich und innerlich. Dadurch wird aber ein Austausch erschwert und das Ausagieren unweigerlich verstärkt – ein Teufelskreis. Psychodynamisch liegt hier ein Konflikt zugrunde zwischen dem Wunsch, sich aus Angst und Scham zu verstecken, und dem Bedürfnis nach Anerkennung der Realität und deren Konsequenzen für das Erleben. Diese innere Zerrissenheit äußert sich in einem Wechselbad von intensiven Gefühlen und inkonsistentem Verhalten, die für Außenstehende schwer verständlich sein können. Verständnis ist außerordentlich wichtig. Die Schamgefühle können erst durch eine gelungene emotionale Berührung mit entsprechendem Handeln substanziell und nachhaltig beeinflusst werden.

Zurückschauend auf meinen persönlichen Weg ergeben sich klare Schlussfolgerungen. Erst nachdem das Schweigen bezüglich des Holocaust gebrochen und die Scham teilweise überwunden war, konnte ein Trauerprozess beginnen. Dies hat eine partielle Lösung von dem transgenerationellen hin zum eigenen, selbst erlebten Trauma möglich gemacht. Der

Prozess der Veränderung beginnt mit der Konfrontation. Die traumatische Realität muss als Realität erkannt und anerkannt werden. Dafür haben sich die beschriebenen »Ortsbesichtigungen« als außerordentlich hilfreich, wenn nicht sogar notwendig erwiesen. Dem folgt die Trauer, die eigentlich den gesamten Prozess begleitet. Entscheidend ist aber, dass die Trauer mithilfe der Ortbesichtigungen, seien diese real oder symbolisch, der bewussten Verarbeitung zugeführt wird. Damit sie zugelassen werden kann, muss sie den ihr entsprechenden – sicheren – Raum bekommen. Gleichzeitig ist es notwendig, sie immer wieder auf ein erträgliches Maß zu begrenzen, um eine Retraumatisierung zu verhindern. Das ist eine schwierige Gratwanderung, die eine große Herausforderung bedeutet.

Mit der Anerkennung der Realität wird diese gleichzeitig als Vergangenheit erkannt. Es kommt damit zu der unerlässlichen Differenzierung zwischen Vergangenheit und Gegenwart, zur Differenzierung zwischen den Generationen: Was gehört zum Leben unserer Vorfahren, was zu unserem in der zweiten Generation und was betrifft die Folgenden? Das Konzept des »Telescoping« von Faimberg (2009, S. 32) erklärt solche Phänomene, wie ich es im Anfangsbeispiel geschildert habe. Es findet eine »Identifizierung durch Verdichtung oder teleskopartiges Ineinandergleiten der Generationen« statt, ein Mechanismus transgenerationeller Weitergabe. Der Prozess der Auflösung dieser entfremdenden Identifizierung bedeutet eine Entidentifizierung. Damit wird die Rekonstruktion der Geschichte als Vergangenheit eingeleitet. Diese Historisierung ermöglicht es, seinen Platz unter Berücksichtigung des Generationenunterschieds zu finden.

Die Wahrnehmung und Würdigung des traumatischen Erlebens durch andere ist eine Grundvoraussetzung, um die – schützenden – Schamgefühle zu reduzieren. Anerkennung bedeutet echtes Interesse, direkte Fragen und vor allem die Bereitschaft, die Gefühle auszuhalten, die das Gesagte auf beiden Seiten auslösen kann. Mithilfe eines solchen Dialogs kann dann das Schweigen überwunden und der Zugang zur befreienden und heilsamen Trauerarbeit eröffnet werden.

Besonders im Hinblick auf die schwierigen Gefühle von Verletzung, Kränkung und Ärger kommt der PAKH-Gruppe in ihrer Containerfunktion besondere Bedeutung zu. Diese Funktion ist eine wichtige Voraussetzung für die schwierige Auseinandersetzung mit diesen Gefühlen. Das Ringen mit den destruktiven Tendenzen hat uns letztendlich entscheidend über die Klippen drohender Abbrüche hinweggeholfen. Das bedeutet einerseits die ehrliche Konfrontation mit Kritischem, Trennendem und möglichweise sogar Unvereinbarem. Andererseits bedeutet es für jeden einzelnen, auf seine individuell notwendige Dosierung und Abgrenzung zu achten und diese gegenseitig zu respektieren.

Ein Dialog basierend auf Anerkennung, Einfühlung und Verständnis ist eine Grundvoraussetzung für Veränderung und Wachstum. Er verläuft als zirkulärer Prozess auf immer tieferer Ebene. Durch wachsende Selbstsicherheit und Vertrauen habe ich mich zunehmend stärker gefühlt, mit der »Rückendeckung« von PAKH aus dem Versteck heraus in die Öffentlichkeit zu treten.

Kehren wir zurück an den Anfang in die Hotel-Villa in Südafrika. Das Beispiel zeigt, ein Trauma hört nie auf. Es ist internalisiert und kann durch entsprechende Auslöser immer wieder in die gegenwärtige Realität einbrechen. Das gilt auch für Traumata, die man selbst nicht erlebt, sondern transgenerationell vermittelt bekommen hat. Die Fortsetzung dieses Beispiels zeigt aber auch, wie die in diesem Kapitel beschriebene Transformation bei der Bewältigung solcher retraumatisierenden Situationen helfen kann. Durch die gewachsene Fähigkeit, die überwältigenden Gefühle auszuhalten, eröffnet sich innerer Raum für Reflexion. Dadurch wird der Weg frei, sich auf einen Dialog einlassen zu können, im Rahmen dessen Anerkennung und heilsame emotionale Berührung stattfinden kann.

Als ich allein voller Panik mit all den beschriebenen Horrorfantasien in meinem Hotelzimmer stand, erkannte ich, dass sich ein »Telescoping« ereignet hatte. Wie in dem oben beschrieben Beispiel meiner Mutter hat eine Intrusion der Vergangenheit in der Gegenwart stattgefunden. Dabei handelte es sich um etwas, das ich nicht selbst erlebt hatte, sondern meine Mutter; eine Realität, die Schicksal meiner Vorfahren gewesen war, die mir transgenerationell vermittelt worden ist. Dies zu erkennen, führte bereits zu einer gewissen Beruhigung. Ich war nicht verrückt, denn es gab eine Erklärung für mein Erleben. Beim anschließenden gemeinsamen Abendessen rang ich innerlich mit mir. Ich verspürte den Wunsch, mich den anderen anzuvertrauen mit dem, was mit mir geschehen war und was mir gefühlsmäßig immer noch nachhing, aber ich schämte mich zu sehr wegen meiner »Dramatisierung«. Erda muss etwas gespürt haben, denn sie sprach mich an und so sprudelte ich mit Tränen in den Augen alles heraus. Die anderen reagierten mit anteilnehmender Betroffenheit. Wie erwartet bot Johannes mir sofort an, unsere Zimmer zu tauschen und Peter bestand gegen meinen Widerstand darauf, dass wir sofort alle eine »Ortsbegehung« durchführen. Dabei zeigte sich, wie klein die Entfernung war, dass es eine Verbindungstreppe zu der Terrasse von Erdas Zimmer gab und Elke auch eine eigene Alarmanlage hatte. Das ernsthafte und warmherzige Verständnis der anderen für das, was mit mir passiert war, statt der von mir befürchteten Blamage, reduzierte meine Schamgefühle erheblich. Ich war froh, dass ich den Mut aufgebracht hatte, mich mitzuteilen, und dankbar für Erdas Aufmerksamkeit. Dadurch, dass sie mich angesprochen hatte, zeigte sie mir, dass sie wissen wollte, was in mir vorging. Auf dieser Basis konnte ich auf ihre »Einladung« eingehen und mich anvertrauen. Am Abend tranken wir alle gemeinsam einen Begrüßungsschluck in meinem Zimmer. Bevor ich zu Bett ging, entdeckte ich die wunderschönen Details des Zimmers, das wie für mich gestaltet war, in Art déco, das ich so liebe. All das hatte ich durch meine Panik nicht sehen können. Jetzt war ich wieder in der gegenwärtigen Realität angekommen.

»Von seiner Vergangenheit kann man sich nicht befreien, sie reist im Gepäck des Lebens mit«, schreibt Alexandra Senfft (2012, S. 142). Auch wenn das Gepäck nicht leichter geworden ist, ich fühle mich stärker, es zu tragen. Auch wenn wir uns nicht vollständig frei machen können, besteht doch die berechtigte Hoffnung, dass durch das Ringen um Überwindung weniger von den belastenden und destruktiven Anteilen an die nächsten Generationen weitergegeben wird. Dafür brauchen wir einen offenen und ehrlichen Austausch über das Trennende hinweg. Das Ziel möchte ich mit den Worten von Björn Krondorfer (2013, S. 17) zum Ausdruck bringen: »damit wir nicht von der Vergangenheit eingesperrt, sondern zur Zukunft befreit werden«.

Mit den ungerechten Grausamkeiten des Schicksals und deren Folgen kann man sich nicht aussöhnen. Der Schmerz und die Trauer wie auch die Scham lassen sich nicht vollständig überwinden. Aber ich spüre, dass daneben die Freude und die innere Freiheit wachsen.

Epilog

Seit ich die letzten Zeilen schrieb, sind einige Jahre vergangen. Die Welt hat sich inzwischen radikal verändert. Russland hat die Ukraine überfallen. Seitdem herrscht dort Krieg. Die Terrororganisation Hamas hat mit einem grauenhaften Massaker Israel angegriffen. Dabei wurden mehr als 1200 Menschen ermordet und weitere 250 verschleppt. Dieser unfassbaren Grausamkeit mit Geiselnahme folgte Krieg in Gaza. Mein in Deutschland so mühsam gewachsenes Gefühl von Sicherheit, Vertrauen und Zuversicht ist zutiefst erschüttert. Die alten Ängste haben mich wieder eingeholt und auch neue Ängste verfolgen mich. Es erfordert sehr viel Kraft, gegen sie anzukämpfen, um ihnen nicht zu erliegen. Die Stabilität, die ich gewonnen zu haben glaubte, hat sich als fragil erwiesen. Zumindest ist es hoffnungsvoll und tröstlich zu sehen, wie viele Menschen derzeit in Deutschland auf die Straße gehen und ihre Stimme gegen rechts erheben und demonstrieren.

Danksagungen

Ich möchte allen Kollegen und Freunden, die das Manuskript gelesen haben, für hilfreiche Anregungen danken. Meinem Lehrer und Mentor Prof. Léon Wurmser gebührt großer Dank für alles, was er mich gelehrt hat über Trauma und Scham sowie für seine emotionale Unterstützung. Ich danke herzlich Beate Steiner, die mich jahrelang bei der Auseinandersetzung mit den beschriebenen Herausforderungen begleitet hat. Aus tiefstem Herzen danke ich meinen Eltern, insbesondere meiner Mutter, dass sie bereit war, ihre schmerzlichen Erinnerungen mit mir zu teilen.

Literatur

Bergmann, M.S., Jucovy, M.E. & Kestenberg, J.S. (Hrsg.). (1995). *Kinder der Opfer Kinder der Täter. Psychoanalyse und Holocaust*. S. Fischer.

Bohleber, W. (2008). Zur Psychoanalyse von Schamerfahrungen. *Psyche, 62*(9/10), 831–839.

Brown, E.M. (1998). The transmission of trauma through caretaking patterns of behavior in Holocaust families: Re-enactments in a facilitated long-term second-generation group. *Smith College Studies in Social Work, 68*(3), 267–285.

Brown, E.M. (2007). A child survivor of the Holocaust comes out of hiding: Two stories of trauma. *Psychoanalytic Perspectives, 4*(2), 51–75.

Brown, E.M., Laub, D., Loew, C. & Richman, S. (2007). Roundtable Discussion: Last Witnesses: Child Survivors of the Holocaust (Moderated by S. Itzkowitz & M.V. Sussillo). *Psychoanalytic Perspectives, 4*(2), 1–50.

Elias, R. (1990). *Die Hoffnung erhielt mich am Leben. Mein Weg von Theresienstadt und Auschwitz nach Israel*. Serie Piper.

Elon, A. (2010). *Zu einer anderen Zeit, Porträt der jüdisch-deutschen Epoche 1743–1933* (3. Auflage). Deutscher Taschenbuch Verlag.

Epstein, H. (1980). *Children of the Holocaust. Conversations with Sons and Daughters of Survivors*. Bantam Books.

Ermann, M. (2010). *Identität, Identitätsdiffusion, Identitätsstörung*. Vortrag im Rahmen der 60. Lindauer Psychotherapiewochen 2010. http://www.lptw.de/archiv/vortrag/2010/ermann_m.pdf

Faimberg, H. (2009). *Telescoping. Die intergenerationelle Weitergabe narzisstischer Bindungen*. Brandes & Apsel.

Fonagy, P., Gergely, G., Jurist, E.L. & Target, M. (2004). *Affektregulierung, Mentalisierung und die Entwicklung des Selbst*. Klett-Cotta.

Grubrich-Simitis, I. (2008). Realitätsprüfung an Stelle von Deutung. Eine Phase in der psychoanalytischen Arbeit mit Nachkommen von Holocaust-Überlebenden. *Psyche, 62*, 1091–1121.

Hammerich, B., Pfäfflin, J., Pogany-Wnendt, P., Siebert, E. & Sonntag, B. (2009). Handing Down The Holocaust in Germany: A Reflection on the Dialogue between Second-Generation Descendants of Perpetrators and Survivors. In P. Gobodo-Madikizela & C. van der Merwe (Hrsg.) *Memory, Narrative and Forgiveness. Perspectives on the Unfinished Journeys of the Past* (S. 27–46). Cambridge Scholars.

Heimannsberg, B. & Schmidt, C.J. (Hrsg.). (1992). *Das kollektive Schweigen. Nationalsozialistische Vergangenheit und gebrochene Identität*. EHP.

Hoffman, E. (2005). *After Such Knowledge. A Meditation on the Aftermath of the Holocaust*. Vintage.

Jokl, A.M. (1997). *Zwei Fälle zum Thema »Bewältigung der Vergangenheit«*. Jüdischer Verlag.

Krondorfer, B. (2013). *Über die Unvermeidbarkeit des Vergessens in der Erinnerungsarbeit*. Unveröffentlichtes Manuskript.

Lempp, R. (1998). Was damals passierte, kann man nicht beschreiben. Der gescheiterte Bewältigungsversuch eines in der Kindheit verfolgten Juden und seine späte Therapie. *Forum der Psychoanalyse, 14*, 52–65.

Oliner, M.M. (2012). *Psychic Reality in Context. Perspectives on Psychoanalysis, Personal History, and Trauma*. Karnac.

Šebek, M. (2013). Psychoanalyse in Tschechien. *Psyche 67*(3), 238–250.

Senfft, A. (2012). Die Täter sind immer die Anderen. *Psychoanalyse, 28*(1), 137–143.

Shengold, L. (2006). *Soul Murder. Seelenmord – die Auswirkungen von Mißbrauch und Vernachlässigung in der Kindheit*. Brandes & Apsel

Sichrovsky, P. (1985). *Wir wissen nicht was morgen wird, wir wissen wohl was gestern war. Junge Juden in Deutschland und Österreich*. Kiepenheuer & Witsch.

Vegh, C. (1981). *Ich habe ihnen nicht auf Weidersehen gesagt. Gespräche mit Kindern von Deportierten*. Kiepenheuer & Witsch.

Wurmser, L. (1990). *Die Maske der Scham. Die Psychoanalyse von Schamaffekten und Schamkonflikten*. Springer.

Wurmser, L. (2001). *Ideen- und Wertewelt des Judentums. Eine psychoanalytische Sicht*. Vandenhoeck & Ruprecht.

Wurmser, L. (2011). *Scham und der böse Blick. Verstehen der negativen therapeutischen Reaktion*. Kohlhammer.

Die Wiederaneignung des Selbst jenseits tradierter Schuld

Erda Siebert

»Die Zeit, die vergeht und trotzdem bleibt, ist das Paradoxon jeder unheimlichen Erfahrung.«

Jakov Lind (1996)

Mein väterliches und gesellschaftliches Erbe hat mein Leben in Deutschland von Beginn an bis heute nachhaltig geprägt: Mein Vater als hochrangiger SS-Offizier (Obersturmbannführer) im Nationalsozialismus und meine Mutter als Begleiterin und Mitwisserin. Ebenso prägend, aber nicht bewusst erlebt, waren die Bombardierung unserer Heimatstadt Dresden Anfang 1945 und die Flucht durch Feuersturm und zerstörte Häuser und fliehende Menschen mit dem Verlust von Allem, was uns gehörte. Ich war damals elf Monate alt.

Trotz meines aktiven gesellschaftspolitischen Engagements und der Suche nach den »Nazi-Vätern« in den 70er- und 80er-Jahren war die entscheidende innerpsychische Auseinandersetzung mit dem Nationalsozialismus und der Rolle meines Vaters erst intensiver möglich mit meinem Beitritt zu dem Verein Arbeitskreis für intergenerationelle Folgen des Holocaust, ehem. PAKH, der 1995 gegründet wurde von jüdischen und nichtjüdischen deutschen Mitgliedern, in der Mehrzahl Psychotherapeuten. Hier entstand ein Forum, ein »öffentlicher Raum«, in dem Menschen mit den unterschiedlichsten Lebensgeschichten im Zusammenhang mit Nationalsozialismus und Holocaust einen Zugang zu ihren individuellen und kollektiven Geschichten und Sprache für ihr Erleben (wieder-)finden konnten. Dialog und Auseinandersetzung waren in einem geschützten Raum möglich und konnten öffnend und verändernd wirken.

Über dieses Forum hinaus hatte ich eine einschneidende Begegnung auf einer Reise nach Südafrika im Jahr 2003. Der Besuch bei einer deutschen Kollegin und Freundin, die in Südafrika lebte und immer wieder mit Fragen nach dem Nationalsozialismus und Holocaust konfrontiert wurde (in Beziehung zum Apartheid-Südafrika), löste eine intensive gemeinsame Debatte aus. In diesem Zusammenhang begegnete ich Pumla Gobodo-Madikizela, leitende Forschungsprofessorin im Bereich Trauma, Erinnerung und Vergebung, die selbst an der Wahrheitskommission teilgenommen und intensive Dialog- und Versöhnungsarbeit in Gang gesetzt hatte. Sie hatte ein Buch geschrieben, *A Human Being Died That Night* (2003), das meiner »inneren Welt« eine entscheidende Wende gab.

Ich hoffe, dass es mir möglich ist, dieses innere »Aufgewühlt-Werden« angemessen in Worte zu fassen. Mehr als 50 Jahre nach dem Ende des Zweiten Weltkrieges war es immer noch schwer, zu dem schuldhaften Verhalten unserer Eltern und Großeltern in Deutschland einen persönlichen Zugang zu bekommen. Das Schweigen über die Zeit des Nationalsozialismus und der radikale Bruch in den persönlichen Geschichten durchzogen ganz Deutschland. Die Täter waren kaum noch zu finden. Außer den hochrangigen »Nazi-Größen«, die bei den Nürnberger Prozessen verurteilt wurden, schien niemand ein Täter gewesen zu sein. Die berüchtigten Sätze »ich habe nichts gewusst« und »ich habe nichts gesehen«, besonders bezogen auf die Konzentrationslager und die vielen Todesmärsche der Juden, waren eine kollektive und ritualisierte Abwehr. Das kollektive Gedächtnis schien ausgelöscht (Welzer et al., 2005). Diese Abwehr von Schuld und Scham sowie die inneren Spaltungen (das Grausame zu verleugnen und sich auf den »guten Aufbau« zu konzentrieren) machten ein halbwegs stabiles Leben möglich, das jedoch immer in Gefahr war zu kippen.

Auf diesen Boden fiel nun das Buch von Pumla Gobodo-Madikizela (2003): Sie beschreibt darin eine persönliche Begegnung mit einem hochrangigen Täter des Apartheid-Regimes im Gefängnis – Eugene de Kock – und zwar anhand von 40 Interviews, die sich wie eine innerpsychische Empathie-Entwicklung, fast wie ein psychotherapeutischer Prozess lesen. Dies zeigte mir einen Weg auf, die Spaltung von Opfer und Täter zu überwinden, auf eine Art, die in Deutschland bisher noch wenig Chancen hatte: Die emotionale Begegnung zwischen einem Menschen, der die Verkörperung des »Bösen« schlechthin zu sein schien, und der Autorin als Vertreterin der Opfer und vor allem einer Menschlichkeit, die imstande war, die trennende moralische Grenze zu überschreiten.

Dies kann man auf viele Weisen interpretieren – für mich war es eine Erlösung und machte mir einen Zugang zu dem Menschen »Vater« möglich. Die Entwicklung, dass grausame Täter mithilfe einer – im wahrsten Sinne des Wortes – »berührenden« Begegnung selbst wieder ein menschliches Antlitz gewinnen und Schuld und Reue empfinden können, ist uns in Deutschland kaum begegnet – und war vielleicht aus heutiger Sicht auch so nicht möglich. Aber für uns Kinder und Enkel, das spürte ich deutlich, war ein anderer indirekter Zugang möglich: Durch ein symbolisches Berühren der Väter und Großväter, ein Lebendig-Machen ihrer konfliktreichen Persönlichkeiten und damit das Füllen einer Leerstelle in vielen Familiengeschichten konnte sich ein Stück Leben und Familientradition wieder entfalten, mit aller Ambivalenz, Wut, Scham und Trauer, die dazu gehört.

Pumla wurde nicht nur für mich eine wichtige und vertraute Begleiterin auf unserem Weg zu mehr Verständnis für die individuellen, familiären und gesellschaftlichen Konflikte und dem Dialog, der vom Zivilisationsbruch durch den Holocaust zerbrochen war. Die Gespräche über ihre Erfahrungen in der Wahrheitskommission, über ihre vielen Aktivitäten und über ihr Buch eröffneten mir und meinen Kollegen im PAKH neue Perspektiven. Nach einer Einladung zu einem Vortrag 2004 trafen wir uns jährlich in Deutschland zu einem mehrtägigen Austausch, in dem wir jeweils die deutschen und südafrikanischen Entwicklungen vergleichen und diskutieren konnten.

Biografische Hintergründe

Ich wurde 1944 in Dresden geboren. Wenn ich an meine Kindheit denke, überfällt mich heute noch ein doppelbödiges Lebensgefühl zwischen einem ungeheuren Aktionismus (Klassensprecherin, Schwimmerin, Ballett etc.) und einer tiefen inneren Lähmung, Angst und Traurigkeit, die für mich nicht erklärbar waren. Meine Großeltern hatten die Hochzeit meiner Mutter mit einem Nazi im Jahr 1936 abgelehnt, meinen »Nazi-Eltern« die Beziehung aufgekündigt und meine Mutter enterbt. Dennoch haben sie meine Mutter nach der Flucht aus Dresden mit drei kleinen Kindern wieder aufgenommen und uns eine Heimat gegeben. Ich hatte das Gefühl, dass wir eine geschundene Opferfamilie waren, die die Bombardierung von Dresden (Februar 1945) überlebt hatte und Unterschlupf suchend bei den Großeltern gelandet war.

Die Realität meiner Eltern war während der Zeit des Nationalsozialismus, dass mein Vater (geb.1906) eine steile Karriere in der Partei absolvierte und schwerpunktmäßig sowohl als SS- Obersturmbannführer im Berliner »Reichssicherheitshauptamt« als auch 1941 in der Einsatzgruppe A im Osten eingesetzt war. An beiden Orten war er mitverantwortlich für die radikale Vertreibung (»Umsiedlung«) und Ermordung von Tausenden von jüdischen und regimefeindlichen Bürgern. Ich muss davon ausgehen, dass er schwere Schuld auf sich geladen hat, ohne bis heute genauere Einzelheiten zu wissen. Nach dem Krieg hat er sich mit den Engländern arrangiert: Er hat ihnen sein Wissen über den Osten zur Verfügung gestellt und ist im Gegenzug juristisch nicht belangt worden.[1]

Meine Mutter war »an seiner Seite«[2] und gebar ihm drei Kinder. Nach dem Krieg (1945) trennte sie sich von ihm. Soweit ich informiert bin, hielt er sich an verschiedenen Orten versteckt auf. Wir Kinder haben nie erfahren, welches ihre wirklichen Scheidungsgründe waren. Bis zur Scheidung 1950 haben wir ihn noch an Wochenenden erlebt: Zugewandt, liebevoll und viel mit seinen Kindern unternehmend (Spiele, Abenteuer). Nach der Scheidung habe ich meinen Vater nicht mehr wieder gesehen. Er lebte weit entfernt – scheinbar unbehelligt – mit einer neuen Partnerin bis zu seinem Tod. Er starb 1974 in einem Spanienurlaub. Kurz vorher war doch noch ein juristisches Verfahren gegen ihn eingeleitet worden. Deshalb vermute ich, dass er sich umgebracht hat. Das Verfahren hat nicht mehr stattgefunden.

Was es für meine Mutter – als Ehefrau und möglicherweise Mitwisserin vieler mörderischer Aufträge meines Vaters – bedeutete, reumütig und gleichzeitig verdrängend bei ihren Eltern wieder Unterschlupf zu suchen, fange ich erst in den letzten Jahren an zu verstehen. Sie war 31 Jahre alt, alleinerziehend mit drei Kindern und sorgte nur noch für ihre Familie. Ähnlich wie die Nazi-Täter war auch sie in Schweigen gehüllt. Ich sah sie am Fenster stehen, einsam, traurig, weinend – wenn sie glaubte, dass niemand in der Nähe war. Gleichzeitig war sie von der Nazi-Ideologie geprägt, streng, fordernd und um Anerkennung ringend. Sie deponierte in uns Kinder, dass wir perfekt seien, etwas werden und sie stolz machen sollten.

Im Sinne der unbewussten transgenerationellen Weitergabe haben wir drei Kinder meines Erachtens sehr unterschiedliche Rollen zugewiesen bekommen:

Die Delegation an meinen sechs Jahre älteren Bruder war: »Nimm die

---

1 Da er auch geheimdienstlich tätig war, waren seine Informationen für die Engländer besonders wertvoll.

2 Gudrun Schwarz beschreibt in ihrem Buch *Eine Frau an seiner Seite* (1997), »dass Himmler in seinen Reden und Schriften immer wieder betonte, die SS sei eine ›Sippengemeinschaft‹ von Männern und Frauen, die nur leben und überleben könne, wenn sie die Mitwirkung und den Enthusiasmus der Frauen zu gewinnen vermöge« (S. 12). Trotz dieser Loyalität wurden sie nach dem Krieg in keiner Weise zur Rechenschaft gezogen. Sie sollten die saubere und unschuldige Seite verkörpern und den Wiederaufbau aktiv in die Hand nehmen.

Hände an die Hosennaht und sei ein Held…« – also eine direkte Fortsetzung der Nazi-Ideologie und -Pädagogik (siehe Haarer, 1996) und ein Ersetzen des Vaters. Später sorgte er für die Kontinuität der väterlichen Abstammung, indem er bis heute intensivste Ahnenforschung betreibt: Nach meiner Vorstellung, um das grausame »Introjekt«[3], das ihm der Vater hinterlassen hat, verkraftbar zu machen und positive »Väterobjekte« daneben stellen zu können.

Mein drei Jahre älterer Bruder übernahm die Rolle der scheinbaren Normalität, des Nicht-wissen-Wollens oder -Könnens, aber gleichzeitig des unsteten Wanderers zwischen allen Welten. Bis er nach der Wiedervereinigung von Ost- und Westdeutschland an den »Ort des Schreckens« zurückging, nämlich nach Dresden. Dort war mein Vater tätig gewesen und dort haben wir alles verloren und Todesängste durchlitten. Die beruflichen Wünsche und Sehnsüchte haben sich für meinen Bruder nicht erfüllt – dennoch ist er dort zur Ruhe gekommen und hat über Jahre als Schäfer eine Herde betreut. Immer wieder zeigte er mir das einzige schwarze Schaf der Herde. Er sagte dann, »das bin ich«. Ich war betroffen und gerührt zugleich: Er sagte es weder im Groll noch als Ausgestoßener. Es war eine symbolische Identifikation, zu der er selbstironisch stehen konnte.

Ich als Jüngste und als Mädchen musste als Container für alle verdrängten und verleugneten emotionalen »Abgründe« zur Verfügung stehen. Ich musste harmonisieren und vor allem loyal, sorgend und stabilisierend der Mutter zur Seite stehen. Dies sehe ich als psychischen Hintergrund dafür, dass ich lange in einer hoch ambivalenten Situation wissen wollte und doch nicht wissen wollte, was wirklich die Rolle meines Vaters war.

Die schwierige Annäherung an die Täter-Eltern

Nach der Scheidung meiner Eltern 1950 fühlte ich mich als Teil der sog. »vaterlosen Generation« (Mitscherlich, 1967 Radebold, 2010). Ich hatte

3 Die Bildung von Introjekten findet insbesondere bei der unbewussten Weitergabe von (Gewalt-)Traumata an die nächsten Generationen statt. Dort wirkt das Introjekt wie ein Fremdkörper, der vom Ich-Erleben, vom Denken, Fantasieren und Sprechen weitgehend abgetrennt ist. Die transgenerationale Weitergabe unverarbeiteter psychischer Inhalte durch Introjektion auf die nächste Generation wurde vor allem von Kestenberg (1974), Grubrich-Simitis (1979), Faimberg (1987 – als telescoping), Kogan (1990) und Hirsch (2000) untersucht.

als Kind kaum Anhaltspunkte, dass mein Vater ein hochrangiger Täter war. Er lebte weit entfernt in neuer Partnerschaft, scheinbar unbehelligt und hat über Jahre kaum Kontakt zu seinen Kindern gehalten. Es erschien mir wie eine »normale« Scheidung von Eltern, die sich nicht mehr verstanden.

Diese Nicht-Wahrnehmung der Täterschaft meines Vaters ist nur zu verstehen im Zusammenhang mit der gesellschaftlichen Atmosphäre der ersten Jahrzehnte nach 1945. Nicht nur das kollektive Schweigen, sondern auch Verleugnungen von Realitäten und Spaltungen, ja sogar krasse Täter-Opfer-Umkehrungen der Erwachsenen waren an der Tagesordnung. Auch mein Vater schrieb Ähnliches in einem Brief an seine Kinder (bereits 1947), den ich erst vor einigen Jahren durch Zufall in die Hand bekam. Die Schwester meines Vaters sollte ihn so lange aufheben, bis wir die entsprechende Reife hätten, ihn zu lesen. Über die Jahre ist dieser Brief untergegangen, bis mein ältester Bruder ihn 1985 von der Tante erhielt. Das ist kein Wunder, auch bei mir ist er untergegangen, weil die ersten Sätze eine ungeheure Wut in mir aktiviert haben, die ein Weiterlesen immer wieder unmöglich machte. Ein Zitat soll dies verdeutlichen:

> »Es wird auch in eurem Leben einmal eine Stunde kommen, in der in euch der Wunsch aufklingt, zu wissen. ... Ich weiß nicht, ob das Urteil der Welt und der Deutschen über mich und Meinesgleichen gerecht sein wird. ... Und meine Liebe wird immer bei euch sein. Für euch nur habe ich und hoffe auch noch weiter leben zu können« (persönliche Kommunikation, August 1947).

So lebte ich – wie es vielen Kindern in Täter- und Mitläufer-Familien erging – in einem nicht-verstehbaren Double-bind zwischen einer scheinbar »heilen Welt« und den bedrohlichen »Schatten der Vergangenheit«. Erst nach dem Tod der Väter bzw. Eltern fand sich manches Bestürzende, Erschreckende, aber auch Aufklärende in den –inzwischen in Biografien so häufig zitierten –»Kisten im Speicher« des Nachlasses.

Mein frühes gesellschaftspolitisches Engagement könnte man vielleicht heute als indirekten Hinweis auf ein unbewusstes Suchen nach den Familiengeheimnissen deuten. Gleichzeitig sehe ich mein eigenes »Frageverbot« vor allem als Zeichen meiner überstarken Loyalität der Mutter gegenüber, die mir auch noch ihren eigenen Vornamen gegeben hat.

Ich kann mich auch in der Schulzeit nicht an eine Auseinandersetzung mit dem NS erinnern, umso mehr mit den Themen Flucht und Vertreibung, auch hier wieder die Opfer-Identifikation, die die Lehrer uns Kindern vermittelten. Erst kurz vor dem Abitur und mit dem allmählichen Wissen aus meinen politischen Aktivitäten erinnere ich mich an Gespräche mit dem Vater einer Freundin. Es ging um das Thema der Wiedereinführung der Bundeswehr[4], gegen die ich rebellierte und demonstrierte. In diesem Zusammenhang erwähnte er meinen Vater und sagte etwas Ähnliches wie: »...du weißt wohl gar nicht, wer dein Vater war...«. Aufgeschreckt versuchte ich, Näheres von meinem ältesten Bruder zu erfahren. Er hat mir ein paar grundlegende Informationen gegeben, die meinen Vater als einen Nazi wie viele andere einordneten – eingebettet in die damalige gesellschaftliche Wahrnehmung –, die mir wohl nicht besonders dramatisch vorkamen.

De facto konnte also meine Auseinandersetzung mit der familiären Schuld nur über meine Mutter beginnen, die Person mit der ich lebte: Sie war präsent und lebensnotwendig. Die Wucht der Schuld meines Vaters – und gleichzeitig seine Abwesenheit – ließ eine Auseinandersetzung (noch) nicht zu.

Heute sehe ich, dass ich mir damit eine wichtige innerpsychische Orientierung zu erhalten suchte: Die Idealisierung des Vaters musste erhalten bleiben, um die schwierige Beziehung zwischen meiner Mutter und mir zu kompensieren, quasi als »Drittes«, als Triangulierung. Dies ermöglichte mir einen positiven Fantasieraum, der ein Gegengewicht gegen die nicht greifbare bedrückende Familienatmosphäre bilden sollte. Erst Jahre nach der räumlichen Trennung von meiner Mutter konnte ich die Ambivalenz in der Beziehung zu meinem Vater erleben: Wie kann die kindliche Liebe zu ihm und die Information über sein mörderisches Tun in einer Person zusammenfallen?

Die eigentlichen Teleskoping-Prozesse[5] der Generationenverwirrung spielten sich zwischen der Mutter und mir ab: Sie war weder in der Lage, die verlorenen Ideale zu betrauern – sie war jung (geboren 1914), behütet und naiv aufgewachsen und geprägt von der Natur- und Jugendbewegung der 20er-Jahre[6] –, noch war sie in der Lage, sich mit der Schuld und der

4 Nach dem Zweiten Weltkrieg stand eine Wiedereinführung der Bundeswehr außer Diskussion. Sie wurde besonders von der jüngeren Bevölkerung entschieden abgelehnt. Auch die Verabschiedung des Grundgesetzes 1949 sah nichts Derartiges vor. Unter Konrad Adenauer wurde dann 1954 unter heftigem Protest die Bundeswehr eingeführt.

5 Faimberg (2009, S. 15) beschreibt, wie unbewusste Identifizierungen zu einer Verdichtung oder einem teleskopartigen Ineinandergleiten von mehreren Generationen führen.

6 Um 1900 entstandene Erneuerungsbewegung mit antibürgerlichen Zügen. Ziel war der Ausbruch aus dem städtischen Leben und der Industriegesellschaft. 1901 Gründung

sicherlich tiefen Scham auseinanderzusetzen, mit der sie zu ihren Eltern zurückgekehrt war. Sie schien sich niemandem anvertraut zu haben, um selbst einen Weg der Verarbeitung zu finden. Sie wollte eine Tochter »für sich«, die ihr wieder Leben und Selbstbewusstsein einhaucht. Für mich bedeutete das – ohne damals ein wirkliches Bewusstsein dafür zu haben –, nicht im eigenen Recht zu leben. Der ganze Stolz der Mutter zu sein, war eine entscheidende Prägung für mein damaliges Leben.

Dass die Stimmung der Mutter abrupt umkippen konnte, wenn ich nicht ihrem Ideal entsprach, und sie sich tagelang in Schweigen hüllte, löste in mir (und auch meinen Brüdern) schwere diffuse Schuldgefühle aus, da selten klar war, was die Mutter so verletzt hatte. D.h. niemand von uns Kindern konnte ein stabiles Grundgefühl entwickeln. Ich lebte in großer Angst, dass ich mit einer Bürde belastet war, die ich nicht erkennen und schon gar nicht benennen konnte – vielleicht das verlorene Leben meiner Mutter zurück zu erkämpfen bzw. sie vom Schatten der Schuld zu befreien. Die Absurdität eines äußerlich normalen und lebendigen Lebens und die – im wahrsten Sinne des Wortes – darunter liegenden »Leichen im Keller« hielten mich in einer Art Lähmungszustand fest. Als wäre ich nicht wirklich im Leben verankert und mit der Möglichkeit, dass jederzeit ein sehr fragiles System zusammenbrechen könnte.

Erst die Pubertät aktivierte Protest und Distanzierungsversuche, begleitet von der Beschämung, illoyal und undankbar zu sein. Schuld- und Schamgefühle verflochten sich ineinander. Meine Trennung vom Heimatort zum Studium in eine weit entfernte Stadt war für die Mutter eine tiefe Kränkung, die sie mit folgenden Worten beantwortete: »Seitdem Du gegangen bist, ist unsere Beziehung zerstört.« Das Schamgefühl galt meiner eigenen Unfähigkeit, den Konflikt angemessen lösen und nie wieder die frühere Harmonie herstellen zu können.

Als typische Studentin der bundesdeutschen 68er-Protest-Generation[7]

von »Wandervogel«; nach dem Ersten Weltkrieg entstand die »bündische Jugend« mit völkisch-nationalem Gedankengut; 1927 die »Deutsche Freischar«.

7 Unter dem Stichwort »68er-Generation« werden verschiedene, meist linksgerichtete Studenten- und Bürgerrechtsbewegungen zusammengefasst, die mehr oder weniger zeitlich parallel seit Mitte der 1960er Jahre aktiv waren. Der Name bezieht sich auf das Jahr 1968, in dem einige der von diesen Bewegungen thematisierten Konflikte eskalierten, insbesondere in den USA in den Antikriegsdemonstrationen und den Folgen der Ermordung Martin Luther Kings. Die Themen in Deutschland waren der Protest gegen den laufenden Vietnamkrieg (Ostermarsch- und Friedensbewegung), der Kampf gegen

habe ich – wie ich es heute sehe – Wut und Misstrauen auf die Gesellschaft und auf die alten Nazi-Größen der Wirtschaft und Politik gerichtet. Neben aller Spaltung zwischen Loyalitäts- und Hassgefühlen den Eltern (in Vertretung den politischen »Eltern«) gegenüber, war es letztlich auch ein Drang, etwas zu verstehen und Gerechtigkeit walten zu lassen, wo immer noch ein Nebel über allem lag. Es war unmöglich, sich von den Eltern ganz zu distanzieren, gerade der Nebel hielt mich umwoben mit einem Sog, der unterschwellig wirkte und noch nicht in Sprache gefasst werden konnte. Die unbewussten Wünsche und Tabus unserer Eltern, was wir leisten sollten, ohne sie gleichzeitig zu verraten, waren – aus heutiger Sicht – ein unmögliches Unterfangen.

In dieser Zeit begann ich mit einer eigenen psychoanalytischen Ausbildung und der Analyse bei einem männlichen Analytiker, bei dem ich schnell auf die Idee kam, meinen Vater zu besuchen. Trotz meiner Angst war ich entschlossen, mich mit ihm auseinanderzusetzen. In derselben Woche erhielt ich die Todesnachricht von meinem Vater und den Rat meines Bruders, das Erbe auszuschlagen (wie symbolisch, wenn man an die innerpsychische Erbschaft denkt, die man nicht ausschlagen kann).

Meine psychoanalytische Ausbildung absolvierte ich von 1974 bis 1980 an einem sog. »alternativen« Ausbildungsinstitut mit einem Leiter, der durch unkonventionelle, dadurch verführerische und provozierende Methoden auffiel. Die Struktur des Instituts wurde immer mehr zu einer führerzentrierten, fast sektenähnlichen Gruppe. Nach anfänglicher Begeisterung, vor allem, dass ich noch einmal einen mir sehr zugewandten »Vater« gefunden hatte, spürte ich mit der Zeit die festhaltenden, autoritären, gar missbräuchlichen Strukturen, ohne mich direkt lösen zu können. Eine normale Trennung mit Abschluss der Ausbildung gab es zunächst nicht, man war gefangen und musste zumeist seine Ablösung und den Ausbildungsabschluss (gerichtlich) erstreiten.

Nach dieser Erfahrung war nichts mehr wie vorher: Während äußerlich das Leben scheinbar normal weiterging (Familie gründen, Aufbau einer eigenen Praxis), war meine innere (Schein-)Stabilität zusammengebrochen. Ich musste mir eingestehen, dass ich mich habe verführen lassen, dass ich Dinge zugelassen habe, die abhängig machten, die entwertend und destruktiv waren. Dass ich ein zunehmendes inneres Unbehagen und eine

Faschismus und Autorität sowie für die Gleichstellung von Minderheiten. Auch die Frauenbewegung sowie die Flowerpower- und Hippie-Bewegung gehören in diese Zeit.

aufkeimende Angst nicht ernst genommen hatte, weil der Wunsch nach Anerkennung und Erfolg zu groß war. Dass ich vielleicht ähnlich verführbar war wie meine Eltern, auch wenn man die jeweiligen Bedingungen natürlich nicht vergleichen konnte. Wie ein unbewusstes Schuldanerkenntnis habe ich zunächst zwei Jahre in einer Strafanstalt gearbeitet – hinter Gittern und verschlossenen Türen – mit Tätern, die entweder ihr Leben auf immer verpfuscht hatten oder anderen, mit denen ich gemeinsam auf die Spuren nach den Ursachen und möglicher Veränderung ging. Zwei Berufsjahre, die symbolisch die Extreme darstellten, mit denen ich mich in der Fantasie meinem Tätervater annäherte.

Die 80er-Jahre waren bestimmt von einer Phase tiefer Verunsicherung. Die Entwicklung unseres Sohnes, meine Rolle als Mutter und gleichzeitig die brüchig gewordene Abwehr erlaubten mir keine klare Trennung mehr zwischen mir und meinen Eltern. D. h. es entwickelten sich große Schuld-und Schamgefühle, die sich durch gesellschaftliche Erfahrungen verstärkten: Im Kriegsmuseum der Alliierten in der Normandie spuckte mir jemand vor die Füße, als er mich Deutsch sprechen hörte; in Holland verwies man uns öfter des Lokals, wenn wir als Deutsche erkenntlich waren. Für mich waren dies damals Bestätigungen für eine tiefe Schuld, die ich nicht nur in kollektiver Verantwortung als mehr oder weniger angemessen akzeptierte. Es war die bröckelnde Abwehr, die mich mit meinem Vater wieder innerlich verwob und das destruktive Introjekt zum Agieren brachte. Ich war überzeugt, ich hatte mich selbst schuldig gemacht.

Die Wiedervereinigung Deutschlands (1990) war das entscheidende Ereignis, das endlich eine Tür für die reale Auseinandersetzung mit meinem Vater eröffnete: Sie ermöglichte mir die Einsicht in das Archiv der Alliierten. Der Beginn einer Auseinandersetzung mit der Täterschaft meines Vaters, die Suche nach Informationen, Gespräche mit meinem sechs Jahre älteren Bruder und schließlich ein Besuch im »Berlin Document Center«[8] (das die Alliierten jetzt freigegeben hatten), in dem ich eine Kopie der gesamten Akte über meinen Vater erhielt, waren die Folge.

Auf der ersten Seite war ein Foto meines Vaters, auf dem er meinen

8 Das »Berlin Document Center« (BDC) war unmittelbar nach Kriegsende von der US-Armee in Berlin als Sammellager von beschlagnahmten Dokumenten aus der NS-Zeit zur Vorbereitung der Nürnberger Kriegsverbrecherprozesse und der Entnazifizierung errichtet worden. Unter anderem waren Personalunterlagen von ca. 350000 SS-Angehörigen archiviert worden.

Brüdern sehr ähnlich sah. In der Uniform erschien er mir fremd und nah zugleich. Mir wurde übel und ich musste die Akte für mehrere Wochen wieder in die Schublade zurücklegen. Allmählich wurde mir klar, dass zwar sehr genau die Formalien, die Orte, Beförderungen etc. dokumentiert waren, aber dass ich selbst auf Spurensuche gehen musste, um diese – soweit es möglich war – mit Inhalten zu füllen. Bis heute geht diese Spurensuche weiter; bei meinem Vater liegt es insbesondere daran, dass es lange kaum Informationen aus Osteuropa gab.

Diese Such- und Auseinandersetzungsbewegung war für meine Generation eine schwierige Zeit. Einsamkeit, Albträume und die Frage der eigenen Verwicklung führten mich immer wieder zu Rückzügen und Unterbrechungen. Ähnlich ist es vielen anderen sog. »Täterkindern« in Deutschland ergangen. Der Wunsch nach Auseinandersetzung und Solidarisierung mit Gleichgesinnten wurde immer intensiver, bis 1998 der erste Kongress des PAKH (»Das Ende der Sprachlosigkeit?«) mir die Möglichkeit wies, in diesem Verein ein Forum für Dialoge und die Suche nach gemeinsamem Verstehen zu finden, sowohl mit Nachkommen der Täter als auch mit jüdischen Kollegen, deren Vorfahren zum großen Teil Holocaustüberlebende waren.

Prozesse im PAKH

Aus den intensiven Dialog-Prozessen und Auseinandersetzungen im PAKH über mehr als zehn Jahre möchte ich einige besonders markante herausgreifen. Ich habe mit vielen Menschen und der Gruppe als Ganzer intensivste und berührende Erfahrungen gemacht (ganz besonders mit den Mitautoren dieses Buches), die ich hier nicht alle ausführen kann. Es war und ist eine ungewöhnliche Chance, sich mit so unterschiedlichen Lebensgeschichten zu konfrontieren: Menschen, die selbst den Holocaust überlebt haben; Täter- und Opfer-Nachkommen der zweiten und dritten Generation; Menschen mit Migrations-Schicksalen; Menschen mit »gemischten« oder unklaren Identitäten (was z. B. das »Jüdisch-Sein« anbetrifft) und vieles mehr.

Aus all diesen Erfahrungen herausgreifen möchte ich den Dialog-Prozess mit meinem jüdischen Kollegen Peter Pogany-Wnendt, der mir in besonderer Weise nahe gegangen ist und mich verändert hat. Ich möchte die Begegnungen detaillierter beschreiben, um ein Bild davon zu entwerfen, welche Dichte und welchen Schmerz die transgenerationellen Prozesse und Entdeckungen auslösen, bevor sie mit emotionaler Heftigkeit »abgenabelt« bzw. neu integriert werden können. Peter hat in seiner Arbeit die gleichen Beispiele ausgewählt und aus seiner lebensgeschichtlichen Erfahrung beschrieben. So haben wir den Dialog »live« aus beiden Perspektiven und können relativ genau nachvollziehen, wie und warum sich die Veränderungen entwickeln und welche innerpsychischen Prozesse diese bewirken.

Peter beschreibt seine Geschichte ausführlich im nächsten Kapitel dieses Buches (Kap. Peter Pogany-Wnendt), ich erwähne nur die wichtigsten Daten. Er wurde 1954 in Budapest/Ungarn in eine jüdische Familie geboren und erlebte als Zweijähriger die Schrecken des ungarischen Aufstands von 1956 aus nächster Nähe, bis die Familie nach Chile floh. Seine Eltern überlebten als sehr junge Menschen den Holocaust, während die Großeltern väterlicherseits auf unbekannte Weise umgekommen sind. 1970 kam seine Familie nach Deutschland in das »Land der Täter« und verleugnete ihre jüdische Zugehörigkeit: So stellten sie gewissermaßen eine neue Situation des Sich-Versteckens und der Verfolgung her.

Verloren im Dickicht der destruktiven Introjekte

Die Zeit des Holocaust und des Nationalsozialismus hat bis heute tiefe Spuren in der deutschen Gesellschaft und in den Familien hinterlassen. Nach dem Ende des Krieges 1945 waren natürlich das ideologische Denken und die faschistischen Erziehungsmethoden in keiner Weise beendet, wenn nicht bewusst, so wurden sie unbewusst weiter tradiert. Hinzu kamen die unvorstellbare Schuld und Scham, die überwiegend verdrängt und verleugnet wurden. Diese Phänomene führten zur unbewussten intergenerationellen Weitergabe teilweise traumatischer Erfahrungen an die zweite und häufig auch noch an die dritte Generation (u. a. Eckstaedt, 1989; Bergmann et al., 1995; Von Westernhagen, 2013).

Mathias Hirsch (2004, S. 60) schreibt über die intergenerationelle Weitergabe: »Die traumatischen Erfahrungen der Eltern werden als Fremdes den Kindern kaum merklich implantiert, sie bilden nun im Kind einen Fremdkörper, ein transgenerationelles Introjekt.« Faimberg (1987) nennt es »tyrannisches Eindringen einer Geschichte«, nämlich einer fremden Geschichte, die nicht zum Subjekt gehört.

Dieser Fremdkörper wirkt destruktiv auf das Innere des Kindes ein, entstellt sein »Eigenes« im Sinne eines »falschen Selbst« (Winnicott, 2002). Die bedrohliche innere Begegnung mit Aspekten dieses Introjekts kann zu lähmenden, unlebendigen oder (selbst-)destruktiven Reaktionen führen. Vamik Volkan (1981) spricht in diesem Zusammenhang von »deponierten Repräsentanzen« – den ungelösten und nicht verarbeiteten Konflikten, die die Eltern unbewusst in ihre Kinder einpflanzen.

Vor diesem Hintergrund sehe ich heute meinen damaligen Einstieg in den PAKH: Wie stark auch meine transgenerationelle Prägung war, habe ich erst nach und nach begriffen. Bewusst ging ich die Begegnungen mit großen Erwartungen an. Endlich hatte ich ein Forum, in dem sich Menschen mit den extrem schwierigen Folgen des Holocaust und des Nationalsozialismus intensiv beschäftigen wollten.

Wider Erwarten begann es schwierig: Ich musste erkennen, dass ich in der ersten Zeit kaum Unterstützung in der Arbeitsgruppe bekommen konnte, sondern eher ein großer Vorbehalt mir gegenüber bestand, weil es unter den deutschen Kollegen bisher kein so exponiertes »Täterkind« gab. Es war nur natürlich, dass die Gruppe sich zunächst mit den Opfern und deren Nachkommen beschäftigte, vor allem weil die Initiatorin des Vereins, Liliane Opher-Cohn, eine jüdische Kollegin war, deren Vorfahren schlimme Erfahrungen im Konzentrationslager durchgemacht hatten und weitere bittere Schicksalsschläge als Folgeerscheinungen. Dennoch hat es mich irritiert, dass die Mehrzahl der nicht-jüdischen Deutschen sich in dem Arbeitskreis noch gar nicht mit der Täterseite befasst hatte.

Ich kam mir vor wie jemand, der tatsächlich den »bösen Samen« (Bar-On, 1989) in die Gruppe trägt und allein für die destruktive Seite verantwortlich ist. Besonders Peter und seinen jüdischen Kollegen gegenüber entstand in mir eine tiefe Verunsicherung, wodurch sich eine verstärkte Verwobenheit mit meinem Vater und seiner Schuld entwickelte. Allein durch die Anwesenheit der jüdischen Kollegen und vor allem Peters projektive Täter-Fantasien mir gegenüber – die immer wieder spürbar waren – geriet ich oft in einen inneren Konflikt: Was darf ich sagen, was nicht? Kann es sein, dass ich ein ähnliches Monster bin wie mein Vater? Wie sehen es die anderen deutschen Kollegen, um deren Solidarität ich zunächst vergeblich gerungen habe, weil niemand in einer ähnlichen Lage war? Teilweise fühlte ich mich mutig, wenn ich versuchte, bei der Diskussion über die deutschen Täterfamilien mehr zu differenzieren oder sogar manchmal Mitgefühl auszusprechen.

Die Nächte danach hatte ich mit Albträumen zu kämpfen, weil ich nachträgliche Racheimpulse befürchtete und mich am liebsten vor Scham nicht wieder gezeigt hätte. Wo war mein eigener Platz? Wen durfte ich kritisieren? Für wen Empathie empfinden? Ich schien permanent zwischen der Loyalität zu meinen Eltern und dem Verantwortungs- und Schamgefühl den jüdischen Kollegen gegenüber hin und her zu oszillieren. In dieser Zeit spielte die tragende und stabilisierende Gruppe (die in unterschiedlichen Strukturen z. B. als Literatur-, Intervisions- oder Forschungsgruppe zur Verfügung stand) für die eigene Identität eine bedeutsame Rolle. Extreme Gefühle konnten hier gehalten und so lange »contained« werden, bis sie einer Verarbeitung zugänglich wurden.

Diese inneren Kämpfe führten mich gleichzeitig zu einer Abwehr gegen Angst und Scham in Form von eher aktiven und aggressiven Signalen und der Demonstration einer scheinbaren Stärke. So wie ich es schon als Kind von den Eltern unbewusst übernommen und mir Respekt und Aufmerksamkeit verschafft hatte. Niemand sollte merken, wie verunsichert ich war und dass damals eine tiefe Angst mein ständiger Begleiter gewesen ist. Je weniger ich mich in der Gruppe sicher fühlte, desto mehr verwoben sich die übernommenen destruktiven Introjekte mit meiner eigenen Persönlichkeit, umso mehr fühlte ich mich ihnen schutzlos ausgeliefert. Die Angst bestand sowohl darin, in destruktiver Identifikation mit dem Vater Rache zu befürchten, als auch in der Angst vor einer Identitätsdiffusion, dass ich nicht mehr »Herr in meinem Hause« sei, dass ich verschwimmen könnte sowohl mit inneren als auch mit äußeren Einflüssen und dabei vor allem meine Sprache, meine Kommunikationsmöglichkeit ganz verliere. Diese Angst war immer mit dem Schamgefühl gepaart, dass mein Bild von mir selbst ein »Trugbild« sein könnte, dass meine Kollegen dieses entdecken und mich mit einem »Kains-Mal« (von Kellenbach, 2013) behaftet wahrnehmen würden.

Diese tiefe Furcht hat sich in besonderer Weise durch die Annäherung an zwei Überlebende und deren Lebensgeschichten verringert. Vor allem die Begegnung mit einem Überlebenden (Child-Survivor) – David Reusmann – hat in mir eine Mauer durchbrochen, die sich gegenüber dem unvorstellbaren Grauen und den Zahlen, die ich immer wieder las, gebildet hatte. Das Schicksal von David Reusmann und seiner Familie – er hatte als Kind ein Ghetto in der Ukraine überlebt –, seine Kraft und sein Lebensmut haben mir geholfen, nicht an seinem Leid (in Verbindung zu meinem Vater) schuldhaft hängen zu bleiben, sondern einen Schmerz und ein tiefes Mitgefühl für seine Leidensgeschichte zu empfinden.

David hatte eine unvorstellbare Verbindung zu mir hergestellt, die mich – ebenso wie die anderen Teilnehmer des Literaturkreises – tief berührt hat. Obwohl wir altersmäßig nur acht Jahre auseinander waren, bin ich die Nachkommin eines Täters, während er als Child-Survivor selbst Furchtbares durchgemacht hat. Nachdem er mit seiner Familie anhand von Interviews seine Lebensgeschichte und die seiner Familie in Worte fassen konnte, hat mein Kollege Johannes Pfäfflin sie in einem Vortrag verarbeitet.[9] In einer Diskussionsrunde wurden die Darstellung seiner Familiengeschichte und meiner nebeneinandergestellt und gemeinsam diskutiert. Das war an sich schon das Ergebnis eines sehr menschlichen und konstruktiven Dialogs, der mich emotional sehr bewegte. David bemerkte es, fasste mich liebevoll am Arm und sagte: »Ich sehe Dich als meine kleine Schwester.« Seine wirkliche Schwester war als Kleinkind im KZ an der Seite der Mutter umgekommen. Davids Reaktion war ein spontaner Akt der Verbundenheit und Solidarität mit mir, der Tochter eines Täters – nicht nur ich war zu Tränen gerührt. Es war die Verbundenheit in einer gemeinsamen Trauer, und zugleich eine Hoffnung, die er damit ausstrahlte: Die Kinder der Betroffenen (Überlebenden und Täter) haben eine neue Chance, wenn sie eine emotionale Berührung zulassen.

Die Schuldfalle – projektive Identifikation

Wie schwierig diese Prozesse der Konfrontation und der Aufarbeitung auch in der Gesellschaft waren und zum Teil immer noch sind und wie schnell die Mechanismen der projektiven Identifikation in der Öffentlichkeit wie eine Falle zuschlagen, soll ein Beispiel verdeutlichen. Sobald eine öffentliche Persönlichkeit der zweiten Generation selbstkritisch, aber ambivalent Stellung bezog zum Nationalsozialismus, wurde ihr die »Täterschaft« wie ein Bumerang selbst angelastet:

So ist es dem damaligen deutschen Bundestagspräsidenten Philip Jenninger ergangen, als er 1988 in einer Rede im Bundestag die Verführung und das Faszinosum der nationalsozialistischen Ideologie offen ansprach.

9 Pfäfflin, J., Reusmann, D., Rije, E. & Sokolova, M. (2009). *Analysis of Transgenerational Transmission of Holocaust Survivor Experience and a Process of Dialogue between a Holocaust Survivor and his Descendants through Three Generations.* Präsentation auf der Conference »Beyond Reconciliation«. University of Cape Town.

Als wenn er durch das Aussprechen des immer noch bestehenden öffentlichen Tabus den anderen den Spiegel vorgehalten hätte, den sie schnell zerstören müssten und projektiv dem Protagonisten zurückwerfen. Dieser sollte die Schuld übernehmen zur Befreiung des eigenen Gewissens der Zuhörenden. Philip Jenninger musste von seinem Posten zurücktreten.[10]

Ich glaube, dass diese immer wiederkehrenden öffentlichen Ereignisse mit projektiven Schuldzuschreibungen und die weiter bestehende Schwierigkeit, sich mit der eigenen Geschichte auseinanderzusetzen, in besonderer Weise unsere Aufmerksamkeit auf die 1996 gegründete Wahrheitskommission in Südafrika gerichtet hat. Auch unsere Arbeitsgruppe PAKH war fasziniert von dem Versuch, einen völlig anderen, versöhnlicheren Weg öffentlich zu gehen. Auch wenn in Deutschland die Skepsis bezüglich einer eventuellen Verleugnung der destruktiven Anteile groß war, so wurde doch zumindest in der zweiten Generation eine Sehnsucht nach einer anderen Art der dialogischen Auseinandersetzung zwischen Nachkommen von Opfern und Tätern und auch zwischen den Generationen innerhalb der Familien wach.

Ganz anders als in Südafrika, deren Wahrheitskommission eine öffentliche Auseinandersetzung geradezu erzwungen hat, kann man in Deutschland von einer Latenzzeit von mehr als 50 Jahren sprechen, bis »die Geschichte der Nazizeit endlich angenommen wurde als das, was sie schon immer war – als Familiengeschichte« (Hannes Heer, 2010).[11]

So war für uns die Einladung von Pumla nach Kapstadt zur Konferenz »Journeys of the Past« eine Ehre und Herausforderung. Die Konferenz wurde 2006 von Pumla Gobodo-Madikizela und Chris van der Merve zum zehnten Jahrestag des Bestehens der Wahrheitskommission organisiert. Bei der Vorbereitung entstand in mir die intensivste und schwierigste affektive Erfahrung in unserer Arbeitsgruppe. Fünf Kollegen aus dem PAKH (darunter auch ich) wollten eine gemeinsame Veranstaltung in Kapstadt durchführen: »Handing Down the Holocaust in Germany: A Reflection on the Dialogue between Second-Generation Descendants of Perpetrators and Survivors«. Jeder von uns fünf Vortragenden sollte dafür ausgehend von der persönlichen Biografie einen eigenen Text schreiben.

---

10 Jenninger, P. (1988, 10. November). Rede zum 50. Jahrestag der Novemberpogrome am 10. November 1988 im Deutschen Bundestag [Unveröff. Rede].

11 Heer, H. (2010). *Die Nazizeit als negatives Eigentum. Vom angemessenen Umgang mit der Schuld der Deutschen 1933 – 1945.* [Unveröff. Vortrag] (vom Autor zur Verfügung gestellt).

Als Peter uns seinen Text präsentierte, in dem er sowohl über die Nachkommen der Opfer sowie der Täter schrieb, hatte ich das Gefühl einer Anmaßung und einer Grenzüberschreitung mir gegenüber, die mir den Atem verschlug und die das bisher positive Containment der Werkstatt-Gruppe – unserer wissenschaftlichen Vorbereitungsgruppe – sofort in Frage stellte. Bis dahin war mein Eindruck von der Gruppe gewesen, dass jede Seite sich noch sehr vorsichtig mit sich selbst beschäftigte.

Es gab in mir Gefühle und tiefe Bewegungen, die ich noch längst nicht in Worte fassen konnte; und es gab rein verbal immer wieder Missverständnisse, als hätte man noch keine gemeinsame Sprache. Ich hätte mir zu der Zeit niemals angemaßt, über die jüdische Seite zu schreiben. Ich hatte erwartet, dass jeder nur für sich spricht, was ich damals schon schwierig genug fand. Heute würde ich sagen, dass es vielleicht auch noch ein Neidgefühl gegenüber Peter gab, der viel schrieb und schnell Sprache fand – während ich mühsam nach Worten suchte, meinte, nie die richtigen zu finden, und immer noch sehr darauf bedacht war, wie meine Worte ankommen würden. Die Angst vor dem eigenen destruktiven Introjekt, sich indirekt und unbewusst trotz großer Bemühungen schuldig machen zu können wie der Vater, durchzog damals noch sehr mein Dialogverhalten im PAKH.

Auf Peters Text habe ich mit großer Wut und Enttäuschung reagiert, als hätte er sich meine Erfahrungen widerrechtlich angeeignet und mich dadurch überflüssig gemacht. Es war wie ein Aufschrei, der bei uns beiden eine extreme Wirkung hinterlassen hat. Als ich später von seiner heftigen Reaktion erfuhr – er wollte von dem gesamten Projekt zurücktreten –, war ich so erschrocken, dass ich dachte, ich hätte einen symbolischen Mord begangen. Die Schuldfalle hatte in der jetzigen Realität zugeschlagen zwischen Peter und mir, der zweiten Generation.

Diese heftige und kränkende Erfahrung hat in uns beiden – und wahrscheinlich auch in dem Rest der Werkstatt-Gruppe – eine erneute Vorsicht und innere Spaltungsbereitschaft aktiviert, sich wieder in die eigene Untergruppe zurück zu ziehen (jüdisch bzw. nicht-jüdisch deutsch), um die wieder aufsteigenden existenziellen Ängste abzuwehren und nicht einen Bruch innerhalb der Gruppe zu riskieren. Die Folge waren viele Missverständnisse. Wir konnten uns gegenseitig nur begrenzt verständlich machen, beide waren wir zutiefst enttäuscht und einsam in unsere familiären Erfahrungen verstrickt. Gleichzeitig überwog der Wunsch, nach außen (Südafrika) als solidarische Gruppe aufzutreten, was mithilfe der übrigen Gruppenmitglieder (die übrigen Autoren) auch tatsächlich gelang.

Die projektiv-identifikatorische Wechselwirkung zwischen Peter und mir scheint in uns beiden unheilvolle tiefe Vernichtungsängste wachgerufen zu haben: Meine Angst, von Peter aus der Gruppe »rausgekickt« und überflüssig gemacht zu werden, und diese projektiv in Form von aggressiver Reaktion an ihn zurückzugeben, löste bei Peter eine »transgenerationelle« Angst aus, als wäre ich für ihn identisch mit meinem Vater.

Für mich war vor allem die Frage virulent, weshalb ich mich immer wieder auch als quasi »Schuldige« und »Sündenbock« anbot und damit ebenfalls unbewusst in die destruktive Elternrolle schlüpfte.

So ist es in der Auseinandersetzung mit dem transgenerationellen Erbe zwischen Peter und mir zu tiefen Verunsicherungen gekommen. Im Schutz der Gruppe sind wir aneinandergeraten, haben die Schatten unserer Väter vor uns hergeschoben, sodass ich mich immer wieder in Schuld(gefühle) verstrickte, als müsste ich meinen Vater sühnen. Dennoch ist über die Jahre ein bewegender Veränderungsprozess entstanden: Ein empathischer Dialog, der es ermöglicht hat, die bis dahin abgewehrten Gefühle von Angst, Enttäuschung und Trauer immer mehr zu öffnen und ein Gegengewicht gegen die (übernommene) Schuldlast meines Vaters zu schaffen.

Von Schuld(gefühlen) zur Scham

Die geschilderten Erfahrungen demonstrieren die zunächst immer wieder aufsteigenden Angst- und Schuldgefühle, besonders in der Auseinandersetzung mit meinen jüdischen Kollegen. Für mich war die Folge eine innerpsychische Erstarrung; die Schuldgefühle lähmten mich und machten das Gegenüber zu einer Bedrohung. Es gab weder die Chance, sich vom Schicksal des Anderen berühren zu lassen, noch für den eigenen Anteil der Schwierigkeiten ein Schamgefühl zu empfinden.

Die psychoanalytische Literatur hat inzwischen die überragende Bedeutung des Schamgefühls entdeckt, sowohl als ubiquitäres Phänomen, das jeder Mensch durchleben und aushalten muss, als auch als traumatische Erfahrung, die schwere psychische Auswirkungen haben kann. Während sich in der klassischen Theorie die Schuld aus einer Spannung und Diskrepanz zwischen dem Ich und dem Über-Ich herleitet, wird die Scham mit der Spannung von Ich und Ich-Ideal verbunden. Wurmser beschreibt, dass die

Schuldgefühle sich auf die Verletzung des anderen, die Schamgefühle auf die Verletzung des Selbst beziehen (1993 S. 15). Er untersucht seit vielen Jahren die traumatische Scham und ihre Auswirkungen.

Inzwischen hat sich der Schambegriff sehr erweitert (Seidler, 2001; Hilgers, 2006) und wird heute bipolar interpretiert, d.h. die Scham hat einen subjektiven und einen Beziehungsaspekt.

Ich möchte mich auf den Aspekt konzentrieren, der das intrapsychische Affekterleben mit dem zwischenmenschlichen verbindet (siehe die »selbstreflexive Scham« nach Seidler, 2001). Nach meiner Erfahrung kann der Schamaffekt – sein Bewusstwerden und seine Entfaltung – eine Dimension der Reifung und der Weiterentwicklung in sich tragen. Voraussetzung ist, dass die Scham in einem erträglichen Maße erlebt werden kann. Im Unterschied zu Schuld und Schuldgefühlen würde ich das Empfinden(-können) von Scham als eine empathische beziehungsgestaltende Fähigkeit ansehen, die aus der selbst bezogenen »mea culpa« Haltung herausführt. Auch wenn das Schamgefühl sichtbar eher eine Rückzugshaltung nach sich zieht – »ich möchte im Erdboden versinken« –, so hat die Scham doch meiner Ansicht nach eine zwischenmenschliche Dimension, eine innere Beziehungsgestalt, vielleicht wie in einem Winnicott'schen »Übergangsraum«.[12] Scham ermöglicht in diesem Sinne sowohl eine vertiefte Einsichts- und Reflektionsfähigkeit als auch ein Mit-Gefühl, das Vergleiche und Unterschiede mit den Mitmenschen erlaubt.

Seit Mitte der 1990er Jahre können wir auch im kollektiven Diskurs in Deutschland eine Veränderung erleben: Die Scham, in den eigenen Familiengeschichten beunruhigende und erschreckende Erkenntnisse zu entdecken, konnte jetzt ausgehalten werden. Es entstand eine Flut von Veröffentlichungen (Bücher, Filme, Dokumentationen etc.). Neben jüdischen Nachkommen hatten auch die nicht-jüdisch deutsche zweite und dritte Generation plötzlich das Bedürfnis, die Tabus zu öffnen und sich der beschämenden Verantwortung zu stellen; auch in der eigenen Familie Schuldige und Verantwortliche für die grauenvollen Taten des Holocaust und des Nationalsozialismus auszumachen, ohne ihnen mo-

12 Winnicott (2020) beschreibt den »Übergangsraum« wie folgt: »Ich möchte hier die Aufmerksamkeit auf ein Stadium lenken, das zwischen der völligen Unfähigkeit und der wachsenden Fähigkeit des Kleinkindes liegt, die Realität zu erkennen und zu akzeptieren. Deshalb untersuche ich das Wesen der Illusion, die dem Kleinkind zugebilligt wird und im Leben des Erwachsenen einen bedeutsamen Anteil an Kunst und Religion hat.«

ralische Bewertung überzustülpen (Senfft, 2007; Brunner & von Seltmann, 2004).

Für mich wurden die Prozesse im PAKH zunehmend zu einer Entlastung von Schuldgefühlen. Die Gruppe spiegelte mir, wenn die transgenerationelle Übernahme mich wieder einzuholen drohte. Gleichzeitig sind Peter und ich in einen intensiven Dialog eingetreten, der kontinuierlich als Versuch zu sehen ist, sich gegenseitig verständlich zu machen. Erst nach und nach konnte ich Peters Leid nachvollziehen, welche Wirkung auch seine Loyalität zu den Eltern immer noch hatte und wie sehr er sich vor meinem Nazi-Vater schützen musste. Ich begann auch allmählich zu verstehen, wie sehr ihn die Frage nach den Tätern, nach der scheinbaren »Banalität des Bösen« (Hannah Arendt) beschäftigte, ohne dass ich gleich in Schuldgefühle verfallen musste. Gleichzeitig konnte er nachvollziehen, dass eine tiefe Angst mich zu meinem Angriff ihm gegenüber geführt hatte – eine sehr frühe Angst, nicht in eigenem Recht wahrgenommen und damit überflüssig zu werden. Eine Angst der Kinder aus Täterfamilien, nicht ihr eigenes Leben führen zu können, sondern für die Eltern in dieser Welt etwas wieder gutmachen und einen lebenslangen Kampf gegen das Böse führen zu müssen. Dies ist sowohl in der äußeren Lebensbewältigung als auch als innerpsychischer Prozess zu verstehen.

Dabei war für mich besonders wichtig zu spüren, dass meine Worte bei Peter etwas bewirkten und dass diese Wirkung auch in mir etwas veränderte – und umgekehrt! In mir entwickelte sich allmählich aus dem Schuldgefühl ein Schamgefühl – ein Schamgefühl, das zu mehr Empathie führte, weil es eine Reaktion auf die Betroffenheit des Anderen bedeutete.

Die zweite wichtige Unterstützung erfuhr ich von außen. Da ich mich auch im PAKH oft in einer exponierten und gleichzeitig einsamen Situation fühlte (es war niemand anderes da mit einer ähnlichen Geschichte), waren die Begegnungen besonders bedeutsam, in denen jemand von außen hinzukam (Pumla Gobodo-Madikizela, Vamik Volkan, Alexandra Senfft u. a.), da sie mich ausdrücklich ermuntert haben, meine eigene Sicht ernst zu nehmen, auch wenn teilweise noch Schuld- und Schamgefühle oder Erstarrungsmomente dahinter spürbar waren. Offensichtlich war ein durchgängiges Schamthema, sich Platz zu nehmen, wenn anderen Platz und Leben genommen worden waren. Dies war auch oft mein Gedanke Peter gegenüber, allein meine Anwesenheit könnte ihn provozieren. Natürlich habe ich gleichzeitig durch meine Not und mein Getrieben-Sein aktiv dagegen angekämpft und vielleicht dadurch noch verstärkt provoziert.

Damals haben die Schatten der Vergangenheit zwischen unserem Kontakt gestanden. Manchmal habe ich die Angst von Peter gespürt, seine Familie zu verraten, wenn er mir vertraut oder wenn er dauerhaft ein Verständnis oder eine Empathie für mich entwickeln würde.

Eine ganz besondere Intensität hatte diese Auseinandersetzung während eines Supervisionstages mit dem Psychoanalytiker und Großgruppendynamiker Vamik Volkan. Volkan hatte die Core-Group schon in den Anfangsjahren des PAKH intensiv begleitet und supervidiert. Im Jahre 2008 war er noch einmal als Supervisor für einen Arbeitstag eingeladen worden. Er konnte nun als »Dritter«, quasi von außen kommend, die Mitglieder des PAKH in ihren Auseinandersetzungen und Dialogen zwischen den jüdischen und nicht-jüdisch deutschen Mitgliedern behutsam begleiten.

Der Gruppendialog begann für mich damit, dass ein Überlebender mich ansprach, wie kalt und gefühllos ich auf ihn wirken würde, so wie alle Deutschen ihm vorkämen, wenn er aus dem Ausland in dieses Land zurückkäme. Ich erstarrte, um eine tiefe innere Scham zu verbergen. Zum Glück bekam ich von anderen Teilnehmern Unterstützung: Es entwickelte sich eine heftige Diskussion über »die Deutschen«, das »Land der Täter« und seine Entwicklung bis heute. Dabei gerieten Peter und ich in die schwierige Diskussion, ob man seine sehr früh entstandenen guten und liebevollen Gefühle einem solchen Vater gegenüber haben darf. Mit großer Wucht empörte er sich gegen jedes positive Gefühl einem solchen Täter-Vater gegenüber. So sehr ich auch enttäuscht war von Peter, dass er mir das nicht zugestehen wollte, so konnte ich doch den Prozess in der Gruppe als differenziert und ausgleichend erleben. Neben mir saß Rahel (Peters Tochter) und war empört, wie man jemandem verweigern könnte, seinen Vater zu lieben. Als Rahel das sagte, war ich einerseits gerührt, andererseits war mir natürlich klar, dass sie als Peters Tochter ihn meinte und meinen Vater humaner machte, weil sie nichts anderes kennengelernt hat – ich hatte insgeheim den Gedanken »wie gut, dass sie meinen Vater nicht kennt«.

Vamik Volkan fragte mich ganz direkt, ob ich eine Erinnerung von meinem Vater hätte, und ich verriet meinen heimlichen »Schatz«, den ich mir bis heute aufbewahrt habe, nämlich das Buch »Der kleine Prinz« von Antoine de Saint-Exupéry. Dieses Buch hatte mein Vater mir geschickt in Zeiten nach der Scheidung, als es keinen Kontakt mehr zwischen uns gab und er zu Hause tabu war. Das Buch schildert für mich eine tiefe Sehnsucht – nach Heimat, nach Beziehung, nach Freundschaft –, die offen bleibt! Es lädt ein zu magischen Fantasien, es passte zu meinen Spaltungsfantasien zwischen Vater und Mutter. Als mir dies klar wurde, stand plötzlich die Diskrepanz zwischen meinen langjährigen irrationalen Fantasien und Sehnsüchten über den Vater und der Realität im Raum.

Der weitere Dialog – gefördert von Volkan – stimmte die meisten nachdenklich: Die alten Gruppenbildungen wurden durchlässiger; zwischen den jüdischen und deutschen Mitgliedern entstanden emotionale Berührungspunkte. Ich habe verstanden, was es für ein jüdisches Mitglied bedeutete, wenn ein aktueller Wohnungsverlust Erinnerungen an eine schmerzliche Emigration aktualisierte. Ebenso gab es eine große Betroffenheit, als eine deutsche Teilnehmerin sich kaum traute, die Verluste ihrer Familie durch Flucht und Vertreibung zu benennen und zu betrauern, weil es einem Deutschen immer noch nicht anstünde, dies auszusprechen. In diesem Zusammenhang erlebte ich mein Schamgefühl besonders intensiv: Mein Vater hatte zu diesen über Generationen anhaltenden dramatischen Folgen beigetragen.

Diese Erfahrung hat etwas in meinem Innern neu bewegt: Es wirkte so, als wenn gerade durch die Anerkennung meiner Liebeswünsche an meinen Vater ich selbst noch einmal aufgewacht wäre und die Paradoxie neu verstanden hätte. Ich begann zu unterscheiden zwischen meinen Fantasien, Visionen und Wünschen an den guten Vater, die mir als Kind sicher notwendig waren, und der Realität des Vaters im Nationalsozialismus und auch später. Die »geheime Insel der Zuneigung« wurde getrübt und ich begann Abschied zu nehmen von etwas, was nicht der Wirklichkeit entsprach. Auch nach dem Krieg in meiner Kindheit und Jugend war mein Vater nicht für mich da und ich kann es nicht schönreden. Es gibt Dinge, die ich heute sehr viel besser verstehe – aus seiner Kindheit und Jugend und der Entwicklung in dieser historischen Zeit –, aber lieben kann ich meinen Vater nicht mehr.

Ablösung von den internalisierten malignen Elternbildern

Im Jahre 2009/2010 war es offensichtlich an der Zeit, im Austausch mit jüdischen und deutschen Mitgliedern auch den Kriegserfahrungen und der Trauer der Deutschen einen Platz im PAKH zu geben. Es war ein weiterer Schritt des konstruktiven Dialogs im PAKH und besonders zwischen Peter und mir. Ich gründete gemeinsam mit einigen PAKH-Mitgliedern eine neue Arbeitsgruppe Kriegskinder/Kriegsenkel, in der wir uns mit den Kriegserfahrungen und -folgen und auch hier mit der transgenerationellen Weitergabe auseinandersetzten. Besonders beeindruckt war ich, dass auch Peter an dieser Gruppe teilnahm und habe es als Teil unseres zunehmend integrativen und vertrauensvollen Dialogs verstanden.

Die Gründung der Kriegskinder-Gruppe verstehe ich heute als Integrationsleistung, mit der ich intrapsychisch eine Spaltung überwunden habe, nämlich Täter- und Opfer-Aspekte in mir zu verbinden und eine innere Ambivalenz auszuhalten. Diese vermittelte mir gleichzeitig eine größere innere Sicherheit.

Es bedeutet ebenso, dass eine zunehmende Ablösung von den internalisierten malignen Elternbildern stattgefunden hat. Trauer und Schmerz beziehen sich nun auf den eigenen Verlust von Sicherheit und Heimat, auf eine traumatische Erfahrung und auf die Folgen von Flucht und lebensbedrohlichen Ängsten. Erst jetzt wurde mir klar, wie sehr diese Erfahrungen durch die malignen Introjekte der Eltern überlagert waren. Sie hatten kaum eine Chance, als persönliche Erfahrung ins Bewusstsein zu gelangen und damit verarbeitet zu werden.

Die wesentliche Veränderung war dabei, dass ich zunehmend Sprache gefunden hatte für meine inneren Wahrnehmungen und Zustände; ein Prozess, der für mich existenziell wichtig war seit der ersten Auseinandersetzung mit Peter. Wenn andere mehr oder weniger für mich (oder die »Täterkinder«) sprachen, solange ich noch keine differenzierte Sprache hatte, dann kam dies für mich einer früheren Erfahrung gleich, dass meine Individualität in einer größeren – nicht erkennbaren – Bedeutsamkeit unterging und ich mich manipuliert fühlte.

Dabei ist die Wechselwirkung zwischen mir und dem Anderen von größter Bedeutung. Aus meiner Sicht ist für eine Identitätsveränderung bzw. -transformation in dieser Dialogarbeit nicht nur »die aktuelle Gegenwart des anderen« entscheidend, wie Shmuel Erlich (2009, S. 15) es in dem eindrucksvollen Erfahrungsbericht über die Nazareth-Gruppenkonferenzen beschreibt.[13] Vielmehr erscheint es mir notwendig, dass man etwas *bewirkt* im Anderen – in einem Moment des wechselseitigen Berührtseins. Nicht

13 Erlich, 2009, S. 15: »This book shows the unique meaning and importance of the other to one's own efforts to change. The bottom line of these conferences is a demonstration of how crucial the actual presence of the other is in producing the desirable changes in one's identity.«

nur den eigenen Affekt, sondern auch die Wirkung im Anderen wahrzunehmen, trägt zu Umdeutung und Veränderung bei.

Dabei erscheint mir die wachsende Empathie und Mitmenschlichkeit als Ergebnis eines tiefen inneren Prozesses von ständiger Suche nach einem aushaltbaren Gleichgewicht zwischen Selbstschutz und Annäherung, zwischen Wut und Scham sowie Angst um die eigene Identität. Erst das Berührt-Werden durch ein gemeinsames Gefühl (auch wenn es unterschiedliche Hintergründe hat) schafft ein Stück Aufhebung der Fremdheit. Damit ist die Freund-Feind-Polarität (oder Täter-Opfer-Polarität), die viel Sicherheit gibt, durchbrochen und ich verändere mich in Richtung einer eigenen Ambivalenz, die das scheinbar Feindselige in mir selber aufnimmt und erst damit die Empathie und Sympathie für den andern frei wird.

Wer ist Opfer? Wer ist Täter? – Spaltung und Ambivalenz

Im Jahr 2010 ergriff ich die Initiative, die Islamwissenschaftlerin, Autorin und Publizistin Alexandra Senfft zu einem öffentlichen Vortrag in den PAKH einzuladen. Sie war 1988 Nahost-Referentin der Grünen-Fraktion im Bundestag, dann UN-Beobachterin in der Westbank und bis 1991 UN-Pressesprecherin im Gazastreifen. Über ihre vielschichtigen Erfahrungen mit israelisch-palästinensischen Dialog- und Friedensprojekten hat sie ein Buch veröffentlicht *Fremder Feind – so nah* (2009), das mich besonders beeindruckt hatte.

Wie bei unseren Vorbereitungen auf solche Veranstaltungen üblich, wollten wir das Buch zuvor lesen und in unserer Literaturgruppe diskutieren. Ich hatte mich angeboten, die wichtigsten Gedanken des Buches zu referieren. Mir war nicht klar, wie brisant die Thematik Israel-Palästina für unseren deutsch-jüdischen Diskurs nach dem Holocaust ist. Es gab eine spannungsgeladene Auseinandersetzung – eine massive Kritik mir gegenüber in Vertretung von Alexandra Senfft –, ob wir nicht-jüdischen Deutschen uns überhaupt im Nahost-Konflikt engagieren dürften, eigentlich hätten wir dort nichts zu suchen. Diese These überraschte mich. Vielleicht kann man es so sehen, aber ich würde denken, dass es eigentlich unseren Grundprinzipien des PAKH zuwiderläuft, nämlich durch die Annäherung an das Fremde – und zum Teil unbewusst Abgespaltene – mehr in uns selbst zu verstehen und das Destruktive zu integrieren. In diesem Sinne war ich eigentlich mit Senffts These identifiziert, dass gerade wir Deutschen prädestiniert seien (wenn wir aus unseren eigenen Erfahrungen gelernt haben), zur Verständigung zu verhelfen und Vorurteile und Feindschaften abzubauen. Mit aller Heftigkeit habe ich mich dagegen gewehrt, dass man Senfft und damit auch mir diesen Platz verwehrt, und war ziemlich erschüttert.

Zusätzlich war ich noch verwirrt davon, dass Peter – wohl aus einer eigenen Angst heraus – Alexandra Senfft und mir seine Hilfe anbot, indem er sich bei der Veranstaltung mit auf das Podest setzen wollte: Um uns vor den Juden zu schützen, von denen er annahm, dass sie bei dem Vortrag, wie in unserer Literaturgruppe, mit Empörung reagieren könnten.

Die Verwirrung war perfekt: Ging es hier um eine Verschiebung oder wechselseitige Projektion von Ängsten? Plötzlich war die Realität heutiger Täter- und Opfer-Anteile (Israel/Palästina/Naher Osten) verwoben mit den Fantasien der jüdisch-deutschen Holocaust-Vergangenheit. Meine Ängste, den Nachkommen der Holocaust-Überlebenden nicht zu nahe kommen zu dürfen, kreuzten sich offensichtlich mit Peters Befürchtungen, aus Loyalitätsgründen seinen Eltern gegenüber die Israelis nicht kritisieren zu dürfen. Peter wollte mich vor den »Juden« schützen, ich ihn vor den »Israelis«.

Diese Auseinandersetzung bewirkte eine wichtige Veränderung: Ich bemerkte, wie sehr Peter zu kämpfen hatte zwischen den »guten« und »bösen« Seiten der Israelis (und vielleicht seinen eigenen?) und welchen Loyalitätskonflikt er durchmachte. Ich fühlte mich ihm jetzt sehr nahe. Seine eigenen Worte am Ende der Vortragsveranstaltung, »Ich glaube jetzt, ich muss keine Loyalität den Eltern gegenüber mehr aufrechterhalten und kann auch die Israelis kritisieren«, bestätigten eine bewegende Veränderung.

Ringen um Integration und Empathie

Im Vergleich dazu kommt mir heute mein Statement in2008 zur Einführung in eine Veranstaltung mit Gottfried Wagner[14] »Möglichkeiten und Grenzen des Post-Holocaust-Dialogs« noch ziemlich resignativ vor:

14 Gottfried Wagner, der Urenkel Richard Wagners, hat sich intensiv mit der Geschichte seiner Familie auseinandergesetzt, siehe seine Autobiografie *Wer nicht mit dem Wolf*

»Ich muss akzeptieren, dass das Verständnis füreinander sehr begrenzt ist, obwohl wir uns um das Verstehen bemühen. Für mich steht längst die Akzeptanz der Schuld der Väter (Eltern) nicht mehr im Mittelpunkt, sondern die eigene Persönlichkeit, die eigenen Schwachstellen und Defizite, vielleicht auch die eigenen ›Täteranteile‹ und trotzdem kommt es mir manchmal so vor, als bewegten wir uns in einem Sumpf, der uns nicht nach vorne, sondern eher zurückschauen lässt. Ich sehe keine Möglichkeit, das Entsetzliche und das Grauen, was passiert ist, auch nur annähernd zu verstehen, geschweige denn zu verarbeiten. Für mich stellt sich daraus die Frage, ob der Dialog nicht auch festfahren kann, weil auch die zweite Generation den inneren Abstand nie wird haben können.«

Seitdem hat sich für mich viel verändert. Die beiden Hauptaspekte, die ich in diesem Statement angesprochen habe, nämlich das Schuldthema und die Begrenztheit der Verständigung, sind heute keine wesentlichen Themen mehr. Die Väter werden allmählich »historisiert« – äußerlich wie innerlich. Auch bei mir. Es bleibt die Scham übrig, diesen Vater gehabt zu haben, und das (wahrscheinlich lebenslange) Ringen um eine Integration von menschlichen und »Monster«-Qualitäten, von Enttäuschung und Wut, von Empathie und Trauer.

Das Ringen um Integration in den erwähnten PAKH-Dialogen, sowohl der innerpsychischen als auch in den Beziehungen untereinander, rankte sich immer wieder um die Täter- und Opferzuschreibungen, die bei heftigen, Angst auslösenden Kontroversen jede mühsame Differenzierung wieder erschweren konnten. Dies zeigte sich besonders anhand der Leid-Erfahrungen, die auch in der Kriegskindergruppe nach und nach ausgesprochen und miteinander geteilt werden konnten. Es erschien unendlich schwer, eine Balance zu finden zwischen Leid und Schuld, zwischen Scham und Schmerz, zwischen jüdischen und nicht-jüdischen deutschen Erfahrungen, ohne in Opfer-Konkurrenz oder erneute Spaltungen zu geraten.

Dieses Ringen wird von etlichen Nachkommen der Täter beschrieben und führt zu höchst unterschiedlichen »Lösungen«.

Was bedeutet es, von einem Massenmörder abzustammen? Ein deutsch-israelischer Dokumentarfilm MEINE FAMILIE, DIE NAZIS UND ICH (Ze'evi, 2012) stellt fünf Nachfahren von großen und öffentlich bekannten NS-Tä-

heult (2002, Kiepenheuer & Witsch). Über seine Erfahrungen hielt er einen Vortrag im Jahr 2008 in Düsseldorf auf Einladung des PAKH.

tern in den Mittelpunkt, wie sie sich mit dem Familienerbe auseinandersetzen. Dabei ist eine Polarisierung nicht zu übersehen: Einerseits haben die Nachkommen auf ewig mit ihren Eltern oder Großeltern gebrochen und stecken in einem tiefen Hass fest, der sich nicht auflösen lässt. Die radikalste Abkehr ist dabei von Niklas Frank bekannt über seine Bücher *Der Vater – Eine Abrechnung* (1987) und *Meine deutsche Mutter* (2005; siehe dazu Lebert & Lebert, 2000). Im Film wird er bei Lesungen in Schulen gezeigt mit dem Kommentar: Es koste ihn zwar Überwindung, »Abend für Abend meine Eltern vor jungen Leuten hinzurichten, aber sie haben es ja verdient« (Ze'evi, 2012). Die Großnichte des ehemaligen Luftwaffenchefs Hermann Göring gesteht, dass sie und ihr Bruder sich hätten sterilisieren lassen »um keine weiteren Görings mehr zu produzieren« (Ze'evi, 2012).

Auf der anderen Seite stehen die Nachkommen, die in einer unauflöslichen Loyalitätsbindung stecken geblieben sind, die eine Idealisierung der Täter aufrechterhalten müssen und die schlimme Wahrheit nicht ertragen können. Ein tragisches Beispiel ist Gudrun Himmler, Tochter des Heinrich Himmler – damals Reichsführer SS und Chef der Deutschen Polizei. Er war verantwortlich für die Konzentrationslager. Gudrun Himmler hat ihr Leben lang den Vater rehabilitieren wollen, sie hat aus Trotz den Namen behalten und dadurch nach dem Krieg massive Benachteiligungen und berufliche Behinderungen in Kauf nehmen müssen. Später hat sie die Nähe der Neonazis gesucht, eine lebenslange Verstrickung mit der induzierten malignen Vaterbindung (Lebert & Lebert, 2000).

Ich hatte das Privileg, die zurückliegenden Jahre noch einmal mit einer intensiven Psychoanalyse zu begleiten. Dafür bin ich sehr dankbar, weil sie mir wahrscheinlich ermöglicht hat – im Zusammenwirken mit den PAKH-Dialogen – nicht in einem dieser Extreme zu landen. Der verbleibende Hass auf die Eltern oder Großeltern wirkt auch als Hass gegen sich selbst. Auch wir Kinder und Enkel müssen uns mit Seiten auseinandersetzen, die wir nicht haben möchten und die doch zu uns gehören. Schmerz und Trauer über diese Realität sind bitter und hilfreich zugleich.

Unsere Erfahrungen zeigen, dass wir Zeit und Geduld brauchen, um Veränderungen und Versöhnungswünsche nicht als Lippenbekenntnisse entlarven zu müssen.

Ein Beispiel aus Südafrika nach der Apartheid demonstriert dies auf erschütternde Weise: In einem noch nicht veröffentlichten Film konnten wir sehen, wie ein weißer Täter sich einer schwarzen Familie stellen wollte, der er Schlimmes angetan hatte. Er wollte sich entschuldigen und Reue bekunden. Es schien eine gute und menschliche Absicht zu sein. Als er sich mit dem schwarzen Ehepaar konfrontierte, erstarrte er und wirkte eher wie ein kalter Täter, der niemals Reue empfinden könnte. Es spitzte sich eine explosive Spannung zu, bis plötzlich der am Rande anwesende Sohn des Ehepaares eine Vase ergriff und sie dem Täter über den Kopf warf; er entlud die Spannung auf seine Weise und stürzte damit sich und seine Eltern in neues Unglück. Er kam ins Gefängnis und konnte für seine Familie kein Geld mehr verdienen.

Beim Anblick dieses Täters konnte ich seine Angst deutlich spüren und die verheerende Wirkung, die von seiner Erstarrung ausging. Ich kannte sie aus vielen früheren Situationen. Er selbst konnte es nicht, sonst hätte er etwas davon gezeigt und in seiner Schwäche und Unsicherheit möglicherweise ein Stück Empathie erleben können. Die innerpsychische Reife für eine solche Gegenüberstellung, die Fähigkeit, Angst und Scham zu spüren und zu zeigen, waren (noch) nicht gegeben.

Resümierend kann ich sagen, dass das Ringen um Integration und Empathie für uns alle im PAKH neue Perspektiven geschaffen hat. Nicht nur wir selbst haben uns weiterentwickelt, sondern auch unsere Kinder, die dritte Generation, wurden beeinflusst von dieser Transformation. In Deutschland sind an vielen Orten Gruppen für »Kriegsenkel« entstanden, junge Menschen, die immer noch unter der Last der verschwiegenen, nicht verarbeiteten oder verlogenen Holocaust- und NS-Geschichte zu leiden haben. So musste z. B. ein junges Mitglied im PAKH – zusammen mit ihrer Mutter – durch Recherchen herausfinden, dass ihr Großvater jüdischer Herkunft war, schon einmal verheiratet gewesen war und seine erste Frau durch den Holocaust verloren hatte. Ihre Mutter wusste von dieser Geschichte nichts, eine Bürde mit der sie als dritte Generation zu leben hat.

Als unser Sohn 1991 (mit 10 Jahren) in der Schule den Stammbaum seiner Familie malen sollte, gab er den späteren zweiten Ehemann meiner Mutter als seinen Großvater an. Er wusste es besser – aber zu jener Zeit war dies seine Lösung.

Im Jahr 2004 – während seines Studiums der Medienwissenschaften – entschied er selbst, uns zusammen mit einem Kollegen auf der ersten Südafrika-Reise zu begleiten und einen Film darüber zu drehen. Er nannte den Film: A Journey – The Search for Reconciliation (Florian Siebert, 2011). Es war auch seine Reise, zu seinen Ahnen, zur dunklen Geschichte seines Heimatlandes und zu einer neuen Form des Umgangs mit individueller und kollektiver Gewalt in Südafrika: Rache, Versöhnung, Zerstörung und Hoffnung sind zentrale Bestandteile des Films.

Die Reise geht weiter – über die Generationen hinweg!

Verantwortung und Realität

Zwei abschließende Beispiele zeigen auf, dass wir auch in der Realität neue und kreative Wege beschreiten, um Verantwortung für unsere Geschichte zu übernehmen.

Peter und ich waren gemeinsam über Jahre im Vorstand des PAKH aktiv, das entspricht auch unseren Vorstellungen im Verein, dass der Vorstand idealerweise aus einem jüdischen und einem deutschen (nicht-jüdischen) Kollegen zusammengesetzt sein sollte. Es ist die Erprobung der realen (Arbeits-)Beziehung und des gewachsenen Vertrauens zwischen Peter und mir. Ein besonderes Anliegen für die Zukunft ist uns, junge Menschen anzusprechen und z. B. mithilfe engagierter Lehrer in Schulen Interesse an der Dialogarbeit und der Auseinandersetzung mit der eigenen Familiengeschichte zu wecken.

Vor einigen Jahren hat Peter in und mit seiner Familie einen wichtigen Trauerprozess vollzogen: Er hat vor dem Haus seiner Großeltern in Budapest sog. »Stolpersteine« verlegt. Dies sind Erinnerungs-Steine, die erstmals durch den Künstler Gunter Demnig vor Häusern verlegt wurden, in denen die jüdischen Opfer gelebt haben. Sie sollen an die jüdischen Menschen erinnern, die in diesen Häusern gelebt haben und den Holocaust nicht überlebt haben. Eingraviert sind Namen, Geburts- und Todesdaten und – soweit bekannt – der Ort des Todes. Dieser Akt Peters und seiner Familie war verbunden mit einer Gedenkfeier, zu der Verwandte und Freunde noch einmal zusammenkamen. Eine bewegende Rückkehr in sein Geburtsland. Wir Freunde vom PAKH haben Peters Weg mit großer Anteilnahme verfolgt.

Auch in meiner Familie gab es einen Trauerakt, der eine integrative und versöhnliche Bedeutung für die zweite und dritte Generation hatte: Mein sechs Jahre älterer Bruder, der immer eine besondere Sorge um das gesamte weit verstreute familiäre Erbe walten ließ, hat in unserer Anwesenheit das Familiengrab der väterlichen Familie um einen Stein erweitert: Für meinen Vater, mit seinem Geburts- und seinem Todesjahr. Wir wissen nicht, wie und wo mein Vater begraben wurde. Auch wenn das mancher nicht verstehen mag: Es ist ein Zeichen, dass es ihn gab und dass er unser Vater war, mit allen menschlichen und unmenschlichen Seiten. Ich weiß, dass Peter es heute versteht.

Literatur

Bar-On, D. (1989). *The Legacy of Silence. Encounters with Children of the Third Reich*. Harvard University Press.

Bar-On, D. (2004). *Die Last des Schweigens. Gespräche mit Kindern von NS-Tätern* (2. Auflage). Edition Körber Stiftung.

Bar-On, D. (2006). *Die »Anderen« in uns*. Edition Körber Stiftung.

Bergmann, M.S. & Jukovy, M.E. (Hrsg.). (1982). *Generations of the Holocaust*. Basic Books.

Bergmann, M.S., Jukovy, M.E. & Kestenberg, J.S. (Hrsg.). (1995). *Kinder der Opfer. Kinder der Täter*. Fischer.

Bohleber, W. (2008). Zur Psychoanalyse von Schamerfahrungen. *Psyche, 62*(9/10), 831–839.

Bohleber, W. (2011). Trauma – Transgenerationelle Weitergabe und Geschichtsbewusstsein. In C. Hondrich (Hrsg.), *Vererbte Wunden. Traumata des Zweiten Weltkriegs – die Folgen für Familie, Gesellschaft und Kultur* (S. 9–24). Pabst Science.

Brunner, C. & v. Seltmann, U. (2004). *Schweigen die Täter – reden die Enkel*. Edition Büchergilde.

Eckstaedt, A. (1989). *Nationalsozialismus in der »zweiten Generation«*. Suhrkamp.

Erlich, H.S., Erlich-Ginor, M. & Beland, H. (2009). *Fed with Tears – Poisoned with Milk. The »Nazareth« Group-Relations-Conferences. Germans and Israelis – the Past in the Present*. Psychosozial-Verlag.

Faimberg, H. (1987). Die Ineinanderrückung (Telescoping) der Generationen. Zur Genealogie gewisser Identifizierungen. *Jahrbuch der Psychoanalyse 20*, 114–142.

Faimberg, H. (2009). *Teleskoping, Die intergenerationelle Weitergabe narzisstischer Bindungen*. Brandes & Apsel.

Gobodo-Madikizela, P. (2003). *A Human Being Died That Night. A Story of Forgiveness*. David Philip Publishers.

Grünberg, K. & Straub, J. (Hrsg.). (2001). *Unverlierbare Zeit. Psychosoziale Spätfolgen des Nationalsozialismus bei Nachkommen von Opfern und Tätern*. Edition diskord.

Haarer, J. (1934). *Die deutsche Mutter und ihr erstes Kind*. Lehmanns.

Haarer, J. (1996). *Die Mutter und ihr erstes Kind* (Nachdruck). Carl Gerber.

Heer, H. (2006). *Vom Verschwinden der Täter* (2. Auflage). Aufbau Taschenbuch Verlag.

Heimannsberg, B. & Schmidt, C. (Hrsg.). (1992). *Das kollektive Schweigen. Nationalsozialistische Vergangenheit und gebrochene Identität in der Psychotherapie*. Edition Humanistische Psychologie.

Hilgers, M. (2006). *Scham. Gesichter eines Affekts* (3. Auflage). Vandenhoeck & Ruprecht.

Hinz, H. (1989). Projektive Identifizierung und psychoanalytischer Dialog. *Psyche, 7*, 609–630. Hirsch, M. (2000). Transgenerationelle Weitergabe von Schuld und Schuldgefühl. In L. Opher-Cohn, J. Pfäfflin, B. Sonntag, B.B. Klose & P. Pogany-Wnendt (Hrsg.), *Das Ende der Sprachlosigkeit?* (S. 141–158). Psychosozial-Verlag.

Hirsch, M. (2004). *Psychoanalytische Traumatologie – Das Trauma in der Familie*. Schattauer.

Huhnke, B., Krondorfer, B. (Hrsg.). (2002). *Das Vermächtnis annehmen. Kulturelle und biographische Zugänge zum Holocaust – Beiträge aus den USA und Deutschland*. Psychosozial-Verlag.

Kellenbach, K. v. (2013). *The Mark of Cain: Guilt and Denial in the Post-War Lives of Nazi Perpetrators*. Oxford University Press.

Kogan, I. (1990). Vermitteltes und reales Trauma in der Psychoanalyse von Kindern von Holocaust-Überlebenden. *Psyche, 44*, 533–544.

Lebert, N. & Lebert, S. (2000). *Denn Du trägst meinen Namen. Das schwere Erbe der prominenten Nazi-Kinder* (4. Auflage). Blessing Verlag.

Mitscherlich, A. & Mitscherlich, M. (1967). *Die Unfähigkeit zu trauern. Grundlagen kollektiven Verhaltens*. Piper.

Moré, A. (2007). »Bis ins dritte und vierte Glied«. Erklärungen und Mechanismen der transgenerationellen Übertragung. *Gruppenanalyse, 17*(1), 31–50.

Moré, A. (2009). Grenzenlosigkeit – Wut – Resignation. Reinszenierung und Abwehr bei den Nachkommen von Tätern. *Gruppenanalyse, 19*(2) 147–159.

Müller-Hohagen, J. (1988). *Verleugnet, verdrängt, verschwiegen. Die seelischen Auswirkungen der Nazizeit*. Kösel.

Müller-Hohagen, J. (1994). *Geschichte in uns*. Knesebeck.

Raebold, H. (2010). *Abwesende Väter und Kriegskindheit*. Klett Cotta.

Rosenthal, G. (Hrsg.). (1997). *Der Holocaust im Leben von drei Generationen. Familien von Überlebenden der Shoah und von Nazi-Tätern*. Psychosozial-Verlag.

Rüsen, J. & Straub, J. (Hrsg.). (1998). *Die dunkle Spur der Vergangenheit*. Suhrkamp.

Schwarz, G. (1997). *Eine Frau an seiner Seite. Ehefrauen in der »SS-Sippengemeinschaft«*. Hamburger Edition.

Seidler, G. (2001). *Der Blick des Anderen. Eine Analyse der Scham*. Klett-Cotta.

Senfft, A. (2007). *Schweigen tut weh. Eine deutsche Familiengeschichte*. Claassen.

Siebert, F. (Regie). (2011). *A Journey – The Search for Reconciliation* [Dokumentarfilm]. Siebert Film.

Tiedemann, J.L. (2013). *Scham*. Psychosozial-Verlag.

Volkan, V. (1981). *Linking Objects and Linking Phenomena: A Study of the Forms, Symptoms, Metapsychology and Therapy of Complicated Mourning*. International Universities Press.

Volkan, V., Ast, G., Greer, W.F. Jr. (2002). *The Third Reich in the Unconscious: Transgenerational Transmission and its Consequences*. Brunner-Routledge.

Welzer, H., Moller, S. & Tschuggnall, K. (2005). *»Opa war kein Nazi.« Nationalsozialismus und Holocaust im Familiengedächtnis* (5. Auflage). Fischer.

Westernhagen, D. v. (2013). *Von der Herrschaft zur Gefolgschaft. Die von Westernhagens im »Dritten Reich«*. Universitätsverlag Osnabrück.

Winnicott, D.W. (2002). *Reifungsprozesse und fördernde Umwelt*. Psychosozial-Verlag.

Winnicott, D.W. (2020). *Von der Kinderheilkunde zur Psychoanalyse* (2. Auflage). Psychosozial-Verlag.

Wurmser, L. (1993). *Die Maske der Scham. Die Psychoanalyse von Schamaffekten und Schamkonflikten* (2. Auflage). Springer.

Von den zerbrochenen menschlichen Bindungen zum mitfühlenden Dialog

Die generationsübergreifende Wiederherstellung zerstörter zwischenmenschlicher Verbundenheit

Peter Pogany-Wnendt

> »Aber ich glaube fast, wir sind allesamt Gespenster, [...] Es ist ja nicht nur, was wir von Vater und Mutter geerbt haben, das in uns herumgeistert; auch alte, abgestorbene Meinungen aller Art, alte, abgestorbene Überzeugungen und ähnliches. Sie sind nicht lebendig in uns; aber sie sitzen doch in uns fest, und wir können sie nicht loswerden. [...] Sie scheinen so zahllos zu sein wie Sandkörner. Und darum sind wir auch so gotterbärmlich lichtscheu; wir alle miteinander.«
>
> *Henrik Ibsen (Gespenster)*

Das seelische Erbe des Holocaust

Ein 1951 geborener deutscher Freund besucht in den 1970er Jahren Israel. Am Flughafen von Tel-Aviv angekommen, setzt er sich in ein Taxi und lässt sich von einem jungen Israeli in die Stadt fahren. Unterwegs entwickelt sich ein angeregtes und freundschaftliches Gespräch zwischen den beiden, bis der Taxifahrer seinen Mitfahrer nach dessen Herkunftsland fragt. Als er die Antwort »from Germany« hört, tritt er reflexartig auf die Bremsen und fordert kommentarlos den Fahrgast auf, samt Koffer auszusteigen. Der verdutzte Deutsche folgt sprachlos der Aufforderung und findet sich in Sekundenschnelle einsam und verlassen am Rande der Straße wieder. Seltsamerweise empfindet er nicht Wut auf den unverschämten Taxifahrer, sondern Scham. Obwohl er sich gegenüber dem jungen Juden nichts hatte zu Schulden kommen lassen, war die Situation *ihm* peinlich. Er verspürte sogar Schuldgefühle – allein wegen der Tatsache, dass er Deutscher war. Woher kommt die Feindseligkeit des Israelis und die Scham des Deutschen? Sie sind offensichtlich nicht aus der unmittelbaren Interaktion der beiden zu erklären. Erst wenn man sie in den Kontext der NS-Zeit setzt, als

Juden und Deutsche tatsächlich Feinde waren, weil die einen die anderen vernichten wollten, werden sie verständlicher. Sie haben also offensichtlich ihren Ursprung in den Erfahrungen, die ihre Eltern und Großeltern während des Holocaust gemacht haben, und wurden transgenerationell tradiert.

Das Beispiel illustriert die Explosivität, die sogar in harmlosen Situationen des Alltags hervortreten kann, wenn nach dem Holocaust geborene Juden und Deutsche[1] sich begegnen. Ressentiments und Rachegefühle auf der einen Seite treffen offensichtlich auf Schuld- und Schamgefühle sowie Racheängste auf der anderen. Die Folgen können sehr irrational und destruktiv sein. Dies obwohl weder die Einen Täter noch die Anderen Opfer waren und sie sich gegenseitig persönlich keinen Schaden zugefügt haben. Die unverwischbaren Spuren, die der Holocaust in den Tätern und ihren Helfern sowie in den Überlebenden hinterlassen hat, finden sich offenbar auch in ihren Nachkommen wieder. Die Täter haben ihre Taten größtenteils verschwiegen. Sie verloren ihre »humane Orientierung« (Giordano, 2000). Die Konfrontation mit der eigenen Unmenschlichkeit hätte zu einer kaum zu ertragenden Selbstbeschämung geführt. Das ungeheure Ausmaß an grausamen Taten, die die Täter im Zuge des Holocaust begangen haben, erschütterte das Fundament ihres Menschseins: Sie vernichteten durch ihre Grausamkeit ihre eigene Würde und Selbstachtung. Und sie beschädigten ihr Wertgefühl. Die Überlebenden konnten kaum über das unfassbare Leid, das sie erfahren haben, sprechen – ihr Schmerz war unerträglich. Als Konsequenz hinterließen beide Seiten – Täter und

1 Mir ist bewusst, dass eine solche Aufteilung heute mehr als unglücklich ist, weil sie einen Gegensatz oder eine Ausschließlichkeit der beiden Gruppen suggeriert, die in dieser Form nicht vorhanden ist. Es wäre wahrscheinlich zutreffender von »jüdischen und nicht-jüdischen Deutschen« zu sprechen. Ich wähle hier diese vereinfachende Begrifflichkeit, weil ich unbewusste dynamische Prozesse zeigen will, die sich aus der mehr als fragwürdige Trennung in »Deutsche« (»Arier«) und »Juden« (»Untermenschen«), die die Nazis vorgenommen haben, entwickelt haben. Durch ihre auf Rassenwahn beruhende Ideologie und den Vollzug des Massenmords erzwangen die Nazis eine Zuteilung in »Täter« und »Opfer«, in »Böse« und »Gute«. Diese mit feindseligen Gefühlen besetzte schwarz-weiß Aufteilung wurde den Nachkommen transgenerationell weitervermittelt und findet ihren Niederschlag in ihren unbewussten seelischen Repräsentanzen. So kommt es vor, dass manchmal meine »deutschen« Freunde gereizt reagieren oder sich verletzt fühlen, wenn ich von »Deutschen« und »Juden« spreche, weil sie sich von mir der Gruppe der »Bösen« und der Täter zugewiesen fühlen. Unausgesprochen ordne ich mich selbst in die Gruppe der Opfer und damit der »Guten« ein.

Opfer – ihren Nachkommen eine schwere psychologische »Erbschaft«, eine Gefühlserbschaft, die eine unbefangene Begegnung zwischen ihnen verhindert. Sie sind im Umgang miteinander belastet. Die Teilnehmer einer vom israelischen Psychologen Dan Bar-On in Deutschland ins Leben gerufene Selbsthilfegruppe »Kinder von Tätern« bringen dieses Problem folgendermaßen zum Ausdruck:

> »…Können wir den Juden in der gleichen Weise gegenübertreten wie Angehörigen unseres eigenen Volkes? Können wir akzeptieren, daß sie ebenso freundlich oder unfreundlich sind wie wir? Können wir Israel als einen Staat wie alle anderen ansehen und ertragen, daß die Regierung Fehler macht, so wie unseren Regierungen Irrtümer unterlaufen? Können wir also aufhören, das jüdische Volk durch unsere Idealisierung zu überfordern? Ständige Enttäuschung ist sonst vorprogrammiert. Können wir schließlich die Vergangenheit wirklich hinter uns lassen und eigene Entscheidungen treffen, die nicht von den Taten unserer Eltern beeinflusst sind?« (1993, S. 301f.)

Der Holocaust war in erster Linie ein Angriff auf die Menschlichkeit, sofern man darunter eine Haltung versteht, die den Mitmenschen mit Fürsorglichkeit, Wohlwollen und Respekt begegnen will. Wie alle schwerwiegenden Traumatisierungen, die Einzelne oder Großgruppen anderen Menschen oder Großgruppen zufügen, führte er durch den Hass, den er hervorbrachte, zu einem Prozess des zunehmenden Verlustes zwischenmenschlicher Solidarität, der schließlich im völligen Bruch der menschlichen Bindungen zwischen Tätern und Opfern endete. Unter »menschliche Bindungen« verstehe ich hier die auf der Kraft der Liebe beruhenden, mitfühlenden Beziehungen zwischen Menschen, die auf gegenseitiger Achtung vor dem Leben und der Würde des Anderen beruhen. Indem die Täter des Holocaust andere Menschen verfolgten, folterten, beraubten und schließlich ermordeten, verloren sie den Respekt vor ihren Opfern als menschliche Wesen und bewirkten den Abbruch der menschlichen Bindungen zu ihnen. Es erübrigt sich zu erwähnen, dass unter diesen Umständen auch die Opfer die Täter nicht mehr als Menschen anerkennen konnten, die Respekt verdienten. Dadurch ergab sich ein Bruch im Gefühl zwischenmenschlicher Verbundenheit – eine Empfindung, die vom Mitgefühl getragen wird. Nach dem Ende des Genozids war die unmittelbare Wiederherstellung mitfühlender Bindungen zwischen den Tätern und den Überlebenden nicht möglich. Hierzu wäre eine einfühlsame Haltung der

Täter gegenüber den Opfern ihrer eigenen Grausamkeit notwendig gewesen, die zum Eingeständnis der eigenen Schuld, zur aufrichtigen Reue und zum Bemühen um Wiedergutmachung hätte führen müssen. Dazu war kaum ein Täter in der Lage. Die Überlebenden konnten ebenso wenig eine emotionale Verbindung zu ihren ehemaligen Tätern herstellen: Allzu groß waren ihr Schmerz und ihre Verletztheit und zu nachhaltig der Hass. Der Holocaust machte aus Tätern und Opfern Feinde. Der Bruch im elementaren Gefühl der zwischenmenschlichen Solidarisierung, der in der Generation der Protagonisten des Holocaust stattfand, tradierte sich weiter. Er lebt in den Kindern und Kindeskindern beider Seiten – meist unsichtbar – fort und droht auf verhängnisvoller Weise, neue Brüche in deren zwischenmenschlichen Bemühungen zu verursachen und sie ebenso zu Feinden zu machen.

Biografische Hintergründe

Die Holocaust-Erfahrung meiner Eltern: Das Gespenst in meiner Seele

Meine Eltern überlebten in jungen Jahren den Holocaust in Ungarn. Sie blieben ein Leben lang schmerzlich verwundet und gaben ihre Verwundungen teilweise an mich weiter. Daher wurde mein Leben gleichsam von zwei bedeutsamen geschichtlichen Ereignissen geprägt: Dem ungarischen Aufstand im Jahre 1956[2] und dem Holocaust mehr als ein Jahrzehnt zuvor. Da ich 1954 in Budapest geboren wurde, erlebte ich als Zweijähriger die Schrecken der Revolution aus nächster Nähe. Die Flucht aus Ungarn führte mich gemeinsam mit meinen Eltern und Großeltern nach Chile, wo ich bis zu meinem 16. Lebensjahr aufwuchs. Von diesem Ereignis trage ich unbewusste Erinnerungsspuren, die sich unauslöschlich in meine Seele eingebrannt haben. Als eine Realerfahrung kann ich sie unmittelbar betrauern.

2 Nach dem Zweiten Weltkrieg blieb Ungarn, das an der Seite der Deutschen gekämpft hatte, unter russischer Herrschaft. Am 23. Oktober 1956 begann der ungarische Volksaufstand gegen die Regierung der von Russland gelenkten kommunistischen Partei. Am 4. November marschierte die russische Armee in Ungarn ein und schlug den Aufstand blutig nieder. Etwa 200 000 Menschen flüchteten während des Aufstandes aus Ungarn.

Ganz anders verhält es sich mit dem Holocaust. Diesen habe ich nicht selbst erlebt. Daher kann ich keine eigenen Erinnerungsspuren in mir tragen. Dennoch trage ich *Gefühlserbschaften* aus den unverarbeiteten Verfolgungserfahrungen meiner Eltern in mir: Schmerz und Trauer, Angst, Wut und Rachegefühle sowie Ressentiments. Als Kind und auch später in weiten Teilen meines erwachsenen Lebens fühlte ich mich auf irrationale Weise als sein Opfer. Er fühlte sich *in mir* real an, als ein »lebendiges«, an starke Emotionen gebundenes und gleichzeitig nicht konkret fassbares, irreales Etwas – immer bedrohlich, wie ein Gespenst. Er kam mir vertraut vor und fremd zugleich; als wäre er ein Teil von mir und zugleich etwas nicht zu mir Gehöriges. Ich wurde nur *mittelbar* durch meine Eltern und Großeltern zu seinem Opfer, indem ich die tradierten Gefühlserbschaften unbewusst trug – mit dem Auftrag, den unerledigten Schmerz zu betrauern und das Unrecht zu rächen. Wie konnte ich Leid und Verluste, die ich selbst nicht erlebt habe, betrauern? Wie sollte ich das Unrecht rächen, das nicht mir direkt zugefügt wurde?

Mein Vater wurde im Sommer 1944 im Alter von 18 Jahren in ein Arbeitslager verschleppt. Er musste unter unmenschlichen Bedingungen in der Kupfermine Bor in Serbien arbeiten, bis das Lager von Partisanen befreit wurde. Nach dem weiten Marsch zurück nach Budapest, fand er seine Eltern nicht wieder. Er hat nie erfahren, wie sie umgekommen sind. Vermutlich wurden sie wie unzählige andere Juden von den deutschen Nazis oder den grausam wütenden ungarischen Pfeilkreuzlern am Donauufer erschossen. Er blieb alleine mit seiner Großmutter zurück.

Meine Mutter überlebte gemeinsam mit ihren Eltern und jüngerer Schwester. Sie begaben sich im Juni 1944 auf die Flucht und versteckten sich mit falschen Papieren auf dem Land. Meine Mutter war erst 13 Jahre alt.

Schon früh in meiner Kindheit erzählten mir meine Eltern und Großeltern die Geschichte ihres Überlebens. Die Geschichte meines Vaters mit dem Verlust seiner Eltern wurde mir immer wieder erzählt, um mir zu erklären, warum mein Vater stets ein trauriges Gesicht hatte und ein eher schweigsamer Mann war. Die Überlebensgeschichte meiner Mutter dagegen hörte sich wie eine dramatische Abenteuergeschichten mit einem guten Ausgang an. Der Held dieser Geschichte war mein mutiger Großvater, der seine Frau und Töchter mit Glück und Geschick retten konnte. Ich konnte die Dimension der Geschichten als Kind nicht wirklich verstehen. Aber sie prägten meine wachsende Vorstellung von der Welt und wurden zum Bestand des eigenen kindlichen Gefühlslebens. Die grausamsten Geschichten wurden mir jedoch nie erzählt. Der erlebte Terror wurde vielmehr nonverbal in mir deponiert. Ich empfand als Kind fortdauernd eine unaufhörliche, unbestimmte, an keinem realen Ereignis festzumachende Angst. Einige entsetzliche Details erfuhr ich erst im Jahre 2009 von der Schwester meiner Mutter. Die familiäre Atmosphäre meiner Kindheit war geprägt von unbestimmten Gefühlen, die sich wie eine dunkle, bedrohliche und bleiern unauflösliche Wolke über unser Leben ausbreiteten und meine spontanen kindlichen Bekundungen von Freude und Lebendigkeit stark einschränkten. In der Hauptsache bestand dieser atmosphärische Schleier, der alles andere überspannte, aus dem Gefühl der Trauer und des Schmerzes, das von meinem Vater ausging, und der Panik und Angst, die meine Mutter in Situationen verbreitete, in denen reale Gefahren nicht ersichtlich waren. Unterlegt wurde diese erdrückende Stimmung von einer unterschwellig aggressiv-vorwurfsvollen Ausstrahlung, die ich meistens auf mich bezog, da ich deren Quelle nirgendwo sonst orten konnte. Wie sollte ich unter diesen Umständen spontane, natürliche, kindliche Freude entwickeln? In meinen Gefühlsregungen musste ich immer auf die Gefühlszustände meiner Eltern Rücksicht nehmen: Meine spontane Freude konnte bei ihnen aus mir unerklärlichen Gründen Trauer oder sogar Wut erzeugen, wenn sie auf unbewusste empfindliche »Todeszonen« meiner Eltern traf.

Ich verstehe heute, dass der Horror der Verfolgung in meinen Eltern nicht nur unheilbaren Schmerz und Angst hinterließ, sondern auch (abgewehrte) Wut, Hass, Rachegefühle und Ressentiments auf die Verursacher ihres Leides, die für immer anonym blieben und die sie nicht mehr zur Rechenschaft ziehen konnten. Damals konnte ich die verwirrenden emotionalen Schwingungen, die über unserem familiären Alltag schwebten, nicht einordnen. Ich wurde selbst zu einem traurigen und ängstlichen Kind und übernahm auch den Hass auf »die Deutschen« oder »die Nazis«. Diese wurden zum Inbegriff des Bösen, obwohl ich nicht wusste, wer oder was diese »Deutschen« waren. Die ermordeten Eltern meines Vaters lebten als Untote in der Erinnerung mitten unter uns weiter und brachten Äußerungen spontaner kindlicher Freude oftmals zum Ersticken. Der Schmerz war allgegenwärtig und ich erlebte mich (schuldhaft) als seinen Urheber, denn eine andere Erklärung konnte ich in meine kindliche Unwissenheit nicht finden. Ich konnte diesem Seelenschmerz nicht entkommen, weil ich ihn früh auf meine Schultern lud und mich für ihn verantwortlich fühlte. Ich wollte ihn meinen Eltern abnehmen. Mitten in diesem emotionalen Chaos versuchte ich, ein normales Kind zu sein und mein eigenes Leben zu leben. Aber was war unter diesen Umständen »normal« und was mein »eigenes Leben«? Wie konnte ich meine Eltern mit ihrem Schmerz alleine lassen? Eine eigene autonome Identität zu entwickeln, hätte sich damals wie ein Verrat meiner Liebe zu ihnen angefühlt. Das zu wagen, war mir als Kind nicht möglich. Also unterwarf ich mich größtenteils der unausgesprochenen Erwartung, mich zum Erlöser des Leids meiner Eltern zu machen. Ich wurde zu einem artigen Kind, das bemüht war seine Eltern glücklich zu machen und ihnen keine Sorgen zu bereiten.

Die unerträgliche Geißel, die ich damals nicht als solche benennen konnte, wollte nicht weichen. Der Holocaust war wie ein Gespenst, das sich nicht vertreiben lässt. Ich war mit Eltern konfrontiert, die in sehr jungen Jahren in ihrem Glauben an das Menschliche schwer erschüttert worden waren und die nun unabsichtlich in mir ihre Hoffnungen auf ein glückliches und menschenwürdiges Leben sowie auf eine bessere Zukunft setzten. Sie erhofften sich von meiner natürlichen kindlichen Liebe Linderung von ihrem unerträglichen Schmerz. Welch unmögliche Bürde!

Ich weiß nicht, was mir half, meine Hoffnung aufrechtzuerhalten und den Kern meiner Persönlichkeit gegen das drückende Gewicht des Holocaust zu bewahren. Während meiner Pubertät fing ich an, mich von meinen Eltern abzugrenzen und mich mehr um meine eigenen altersentsprechenden Angelegenheiten zu kümmern. Ich ging regelmäßig zu einer zionistischen Jugendorganisation und begegnete dort Juden, die stolz darauf waren, Juden zu sein. Das war neu für mich. Meine Eltern hatten mir vermittelt das Jüdisch-Sein lieber zu verbergen. In mir wurde ein bis dahin unbekannter rebellischer Geist geweckt, der mir half, zunehmend gegen meine Eltern offener aufzubegehren. Vielleicht wirkte sich dieser neue Geist angstmildernd aus. Das Gefühl, (als Jude) passiv ausgeliefert zu sein, verwandelte sich in eine Zuversicht, zukünftig das Schicksal aktiv bestimmen zu können.

Die Auseinandersetzung mit dem Holocaust gewann eine neue Qualität, als ich im Jahre 1970 mit meinen Eltern nach Deutschland, in das »Land der Täter« kam, wo die Menschen lebten, die in meiner Vorstellung der »Inbegriff des Bösen« waren. Wieso entschieden sich meine Eltern ausgerechnet nach Deutschland zu kommen? Diese Frage hat mir bis heute keine Ruhe gelassen.

In Deutschland stellten sie eine paradoxe Situation her: Sie verheimlichten ihre jüdische Zugehörigkeit, weil sie Deutschland weiterhin als feindselig und bedrohlich erlebten. So schufen sie eine Situation, in der sie sich erneut verfolgt fühlten, und glaubten, sich wieder verstecken zu müssen. In jedem älteren Deutschen, vor allem wenn er ihnen unfreundlich begegnete, sahen sie einen »alten Nazi«. Dabei gab es in Deutschland Anfang der 1970er Jahre wahrscheinlich nicht mehr Antisemitismus als in Chile. Ich verstand zunächst ihre Ängste nicht und rebellierte offen gegen die Heimlichtuerei und wollte mich mit der Lüge nicht abfinden. Stark von der stolzen Haltung geprägt, die ich in der jüdischen Jugendorganisation kennen gelernt hatte, wollte ich unser Judentum heldenhaft hochhalten. Bald aber beugte ich mich dem Wunsch meiner Eltern und unterwarf mich dem Gebot des Schweigens. Innerlich brannte aber die Flamme der Rebellion weiter, die in mir das Gefühl des Sich-selbst-nicht-leugnen-Dürfens hochhielt. Ich hatte selbst nicht die Erfahrungen gemacht, die meine Eltern zu ihrer Haltung bewegten, und spürte instinktiv, dass ich ihre Angst respektieren musste, auch wenn ich ihre Entscheidung für mich innerlich nicht annehmen konnte. Nach außen lebte ich also ein normales Leben und entwickelte mich im Sog des damaligen Jugendprotestgeistes gegen das Establishment der 70er-Jahre mit Protestliedern von Bob Dylan, langen Haaren und Rockmusik. Ich integrierte mich gut in die deutsche Gesellschaft. Dennoch blieb ein Gefühl des Fremdseins bestehen.

Der Prozess der Offenlegung meines Jüdischseins vollzog sich langsam über Jahre. Je älter ich wurde, desto stärker baute sich in mir der innere Widerstand gegen die Verheimlichung auf. Ich rang immer stärker mit meinen widersprüchlichen Gefühlen – der Scham mich verstecken zu müssen, dem Zorn über den Selbstverrat, der Angst meine Eltern durch Offenlegung zu verraten und dem Wunsch sie zu schützen. All das kriegte ich nur schwer unter einen Hut. Als ich 1985 heiratete, entschied ich, meine jüdische Zugehörigkeit nicht mehr verheimlichen zu wollen. Ich wollte nicht, dass meine Kinder sich verstecken müssten. Als ich meinem Vater meine Entscheidung mitteilte, war ich tief berührt, dass er, statt mit mir zu schimpfen, wie ich es erwartet hatte, mit Tränen in den Augen mir wortlos sein Einverständnis zunickte und mich in seine Arme nahm.

Mein Beitritt im PAKH[3] 1995 war ein weiterer wichtiger Schritt der offenen Bekenntnis zu meiner jüdischen Zugehörigkeit. Mein Vater starb

3 Arbeitskreis für intergenerationelle Folgen des Holocaust, ehem. PAKH e.V.

leider schon 1994. Ich weiß nicht, wie er darauf reagiert hätte, aber ich vermute, dass ich mit seiner Unterstützung hätte rechnen können. Bei einem von PAKH organisierten Symposium »Das Ende der Sprachlosigkeit?« im Jahre 1998 gab ich zum ersten Mal meine Zugehörigkeit zum Judentum vor einem größeren Publikum preis. Meine Mutter saß unter den 300 Zuhörern. Auch hier gab es wider Erwarten keine negative Reaktion ihrerseits. Wie mein Vater zuvor war sie vielleicht in gewisser Hinsicht erleichtert über meine Offenbarung der Wahrheit. Sie war allerdings überrascht und traurig berührt, zu hören, wie sehr mich deren Holocaust-Geschichte von Kind an geprägt und auch belastet hat. Das hatte sie nicht gewusst. Sie hatte geglaubt es sei »einfach Vergangenheit« gewesen, die sie hätten vergessen und von mir fernhalten können und deswegen keinen Einfluss auf mein Leben gehabt hätte.

PAKH: Eine Plattform für den schwierigen Dialog

Erst im Erwachsenenalter wurde mir bewusst, dass ich das unentrinnbare seelische Erbe des leidvollen Schicksals meiner Eltern, Großeltern und anderer Familienangehörige in mir trage.

Auf der Suche nach Möglichkeiten mich mit diesem belastenden Erbe auseinandersetzen zu können, wurde ich 1995 Gründungsmitglied des PAKH.[4] Zum damaligen Zeitpunkt, 50 Jahre nach Kriegsende, gab es in Deutschland nur wenig Raum für die Auseinandersetzung mit der persönlichen Familiengeschichte und dem transgenerationellen Erbe im Zusammenhang mit dem Krieg und dem Holocaust. Selbst in meiner psychoanalytischen Ausbildung und Lehranalyse blieb das Thema weitgehend unberührt. Im PAKH begegnete ich Deutschen und Juden der sogenannten »zweiten Generation«, die gewillt waren, diese transgenerationelle Last zu verstehen und miteinander in einen konstruktiven Dialog zu treten. Sehr bald musste ich aber erkennen, dass ich mit meinen deutschen Mitstreitern verkrampft und vorsichtig, sogar ängstlich oder mit irrationaler Wut umging – und sie begegneten mir befangen, behutsam und unsicher. Allein meine Bereitschaft ihnen gegenüber offen und freundschaftlich zu sein, reichte offensichtlich für einen »normalen« Dialog nicht aus. Immer

4 In Johannes Pfäfflins Kapitel wird die Gründungs- und Aufbauzeit des PAKH beschrieben.

wieder wurde ich von meiner heftigen Aggressivität, die manchmal wie aus dem Nichts hervortreten konnte und mir meine deutschen Freunde und Kollegen wie »Feinde« erscheinen ließ, überrascht. Ich entwickelte oftmals auch irrationale Angst vor ihnen. Mir war am Anfang nicht bewusst, dass die Heftigkeit mancher Auseinandersetzung von der latenten Dynamik, die uns unsere Eltern weitergereicht hatten, bestimmt wurde. Mithilfe des Psychoanalytikers Vamik Volkan, der unsere Begegnungen supervidiert hat, wurden mir die verhängnisvollen Prägungen allmählich bewusst. Volkan fasste die damalige Dynamik der Gruppe folgendermaßen zusammen:

> »Die Mitglieder der PAKH-Kerngruppe waren psychoanalytisch geschulte Kollegen, Personen mit gemeinsamen Interessen und keine Feinde. Ihre deutschen und jüdischen Eltern, Großeltern und Verwandte hatten jedoch unter völlig anderen Bedingungen gelebt. Sie waren Feinde, Opfer und Täter – und die nachfolgenden Generationen haben dieses unselige Erbe sowohl bewußt als auch unbewußt zu tragen. Obwohl inzwischen ein halbes Jahrhundert vergangen war, trugen sie noch immer das unsägliche Trauma des Krieges und der Vernichtung in sich…« (Volkan, 2000, S. 32).

Im PAKH habe ich erfahren, wie sehr der Dialog zwischen den Nachkommen der Überlebenden und der Täter des Holocaust von dem »unseligen Erbe« belastet ist. Das bewusste Bemühen um ein aufrichtiges Miteinander konnte von unbewussten feindseligen Wünschen und Gefühlen konterkariert werden. Heftige Gefühle, die ursprünglich aus den vergangenen feindseligen Beziehungen der Eltern und Großeltern zueinander stammten, konnten in der Gegenwart aktiviert werden, in der Gruppe aufeinandertreffen und verhängnisvolle Auswirkungen entfalten. Wenn die nicht aufgearbeiteten tradierten Gefühlserbschaften der Schuld auf der einen Seite und des Leides aus der anderen unbewusst aufeinandertrafen, konnte es zu heftigen Explosionen kommen. Wir waren Träger von unbewussten Schuld- und Schamgefühlen, von Racheängsten, von Schmerzen und Trauer, von Ressentiments mit Hass- und Rachegefühlen, von Ängsten sowie von der unmenschlichen nach dem Kriege nie abgelegten Ideologie. Sie prägten unmerklich unseren Dialog auf destruktive Weise.

Durch die Bürde der Gefühlserbschaften bleiben die Nachkommen auf beiden Seiten an ihre Eltern emotional eng gebunden. Sie identifizieren sich teilweise mit dem Opfer- oder mit dem Tätersein der Eltern[5] und begeben sich unbewusst in die *Opfer- bzw. Täterrolle*[6] (Volkan et al., 2002). Gleichzeitig machen sie die Nachkommen der anderen Seite zu Projektionsflächen, auf die sie ihre übernommenen Empfindungen richten. Je nachdem auf welcher »Seite« sie stehen, sehen sie im Anderen unbewusst die Antipode – den »Täter« oder das »Opfer«. Diese unbewusste transgenerationelle Rollendiffusion konnte in der PAKH-Gruppe zu verhängnisvollen Verstrickungen führen, bei denen die Opfer-Täter-Dynamik in unterschiedlichen Konstellationen reinszeniert wurde. Volkan (1999) beschreibt am Beispiel Ex-Jugoslawiens, wie diese Dynamik sich sogar nach vielen Generationen wiederherstellen kann. Die Gefühle der Demütigung, die die Niederlage in der Schlacht auf dem Amselfeld (1389) durch die Türken bei den Serben hinterließ und die in die Großgruppenidentität der Serben verwoben wurden, wurden 1989 beim Zerfall Jugoslawiens wieder geweckt. Milosevic ließ die Überreste Prinz Lazars, des Helden aus der Schlacht, exhumieren und durch alle Dörfer Serbiens tragen. So wurden die über 600 Jahre tradierten Gefühlserbschaften der demütigenden Niederlage aktiviert und die Serben nahmen Rache an den Moslems. Sie verübten fürchterliche Massaker.

Bei unseren Zusammenkünften der PAKH Core-Group[7] entwickelten sich oftmals aus banalen und alltäglichen Konflikten Situationen, in denen heftige Emotionen hervortraten und ich mich unbewusst als bedrohtes »Opfer« fühlte und meine deutschen Gegenüber als gefährliche »Angreifer« bzw. »Nazis« erlebte. Ohne es zu merken war ich gefangen in einer Opfer*rolle*, die aus einer Übernahme des Opfer*seins* meiner Eltern hervorging. Indem ich aus dem übernommenen Gefühl des Bedrohtseins heraus aggressiv und verletzend reagierte, machte ich mich unbewusst zum

5 Nach Vamik Volkan reicht die Identifikation nicht aus, um die transgenerationelle Weitergabe zu erklären. Er postuliert das Konzept der »deponierten Repräsentanzen«. Dabei spielen die Eltern die aktive Rolle. Sie zwingen dem Kind Aspekte des eigenen (verletzten) Selbst oder der eigenen verinnerlichten Objektbilder auf, die sie in der Selbstrepräsentanz des Kindes »deponieren« (Volkan et al., 2002)

6 Die »Täter-(/Opfer-)Rolle« übernehmen, bedeutet in diesem Zusammenhang sich (bewusst oder unbewusst) als Täter (Opfer) zu geben bzw. zu fühlen, ohne es in Wirklichkeit zu sein.

7 Sie war der Kern, aus dem sich der PAKH am Anfang entwickelte, und bestand aus zwei jüdischen und drei nicht-jüdischen deutschen Mitgliedern. Siehe dazu auch das Kapitel von Johannes Pfäfflin.

»Täter«. Die deutschen Mitglieder erlebten sich oft als »Aggressoren«, entwickelten demzufolge schnell »Schuldgefühle«, wenn sie von den jüdischen Mitgliedern – meist wegen banaler Dinge im Alltag – kritisiert wurden und gingen sehr vorsichtig und zurückhaltend mit ihrem Ärger um. Jüdische Teilnehmer dagegen reagierten entweder unangemessen aggressiv ihren deutschen Kollegen gegenüber oder mit ängstlichem Rückzug. Es ergaben sich ungute unbewusste Verstrickungen, die explosive Kraft entfalten konnten, wenn sie nicht erkannt wurden. So z. B. verhielt ich mich gegenüber Johannes Pfäfflin am Anfang unserer Beziehung »ängstlich« und hatte Respekt vor ihm – ich fühlte mich ihm gegenüber »nicht gleichwertig«. Er dagegen bedankte sich bei jeder Gelegenheit bei mir, so als wollte er mich »beschwichtigen« oder mich »für sich gewinnen.« Sein Verhalten, erschien mir übertrieben und erzeugte zunehmenden Ärger in mir. Erst als ich meine Ängstlichkeit ihm gegenüber erkennen und überwinden konnte, war ich in der Lage, ihm meinen Ärger mitzuteilen. Dann konnten wir das unterschwellige gegenseitige Misstrauen und die Verletzlichkeit reflektieren und überwinden.

Sogar triviale Ereignisse wie ein Fußballspiel konnten eine hoch emotionale Bedeutung gewinnen. Während eines Treffens der damaligen Kerngruppe von PAKH mit Vamik Volkan im Jahre 1997, fand zufällig ein Fußballspiel zwischen Israel und Deutschland statt. Ich hatte morgens auf der Titelseite einer Zeitung ein Bild gesehen, das junge deutsche Spieler beim Besuch im Holocaust-Museum Yad Vashem in Jerusalem zeigte. Ich nahm die Zeitung mit in die Gruppe und es entwickelte sich ein Gespräch, das zeigte, dass die einzelnen Mitglieder der Gruppe, je nach Zugehörigkeit – ob Deutsche oder Jude – das Spiel mit unterschiedlichen Augen und Gefühlen erlebten. Es wurde schnell deutlich, dass es für die Gruppe kein gewöhnliches Spiel werden konnte. Zugleich aber bestand unter den Gruppenmitgliedern die Sehnsucht nach einem »normalen« Spiel. Volkan beschrieb die Situation folgendermaßen:

> »Der Wunsch ein ›normales‹ Fußballspiel zu erleben, spiegelte, glaube ich, auch den Wunsch nach einem ›normalen‹ Kontakt zwischen den christlichen und den jüdischen Mitgliedern der Kerngruppe wider, was jedoch aufgrund des Erbes unmöglich war, das ihre Eltern und Großeltern ihnen hinterlassen hatten. Ich spürte, daß meine Anwesenheit, die mit dem Ziel verbunden war, einen tieferen emotionalen Kontakt unter den Teilnehmern herzustellen, eine gewisse Angst ausgelöst hatte« (Volkan, 2000, S. 36).

Wir wollten einen Dialog führen, der uns die Überwindung der zerbrochenen menschlichen Bindungen zwischen unseren Eltern und Großeltern ermöglichen sollte, waren uns aber in unserer anfänglichen Naivität und sicherlich auch Unkenntnis der transgenerationellen Prozesse nicht im Klaren darüber, auf welche emotionalen Minenfelder wir uns dabei begaben. So tappten wir unbewusst in folgenschwere destruktive, affektive Fallstricke hinein, was zum schmerzlichen Bruch von Beziehungen und den Weggang von einigen Mitgliedern – einschließlich der jüdischen Initiatorin des Vereins – unter zum Teil dramatischen Umständen führte.[8] Ich selbst stand häufig kurz davor, die Gruppe zu verlassen.

Im Laufe der Zeit wurde uns klar, dass, wenn wir einen konstruktiven Dialog in Gang bringen wollten, wir einen Weg finden mussten, der uns erlaubte, uns von der destruktiven Potenz des uns aufgebürdeten Erbes zu lösen. Ich spürte damals mehr instinktiv als verstandesmäßig, dass ein innerer Transformationsprozess, im Zuge dessen wir uns vom »unmöglichen« emotionalen Erbe unserer Eltern lösen und unabhängig machen mussten, notwendig war. Es war eine anhaltende Quelle emotionaler Virulenz[9]. Mir war klar, dass weder meine deutschen Kollegen die Schuld ihrer Eltern tilgen konnten, noch konnten wir, die Nachkommen der Überlebenden, unseren Eltern den Schmerz und das Leid nehmen.

Aber wie konnte ich mich vom Erbe befreien? Allein der Gedanke daran löste damals Angst und Schuldgefühle in mir aus. Ich liebte meine Eltern und wollte sie keineswegs verraten oder sie mit ihrem Schmerz alleine lassen. Und dennoch spürte ich, dass ich ihnen die Last der Vergangenheit nicht abnehmen konnte. Jeder Versuch, dies zu tun, hielt mich auf eine ungesunde Weise, die meiner autonomen Entwicklung entgegenstand, emotional an sie gebunden. Schließlich hatte ich das Recht auf ein eigenes Leben und auf eine selbst bestimmte Identität, jenseits der Bürden, die sie mir unwissentlich auferlegt hatten.

Ich machte mich also zusammen mit meinen Freunden von PAKH auf die unbekannte Dialog-Reise auf – sie sollte sich als beschwerlicher erweisen, als mir damals vorstellbar war. Dennoch kann ich nach fast dreißig Jahren feststellen, dass in mir Veränderungen stattgefunden haben, die ich zu Beginn kaum für möglich gehalten hätte. Ohne

8 Johannes Pfäfflin beschreibt diese »Explosionen des Gruppenprozesses« ausführlich in seinem Kapitel.

9 »Virulenz« (lat. *Virulentus*, voll Gift): sogenannte Giftigkeit.

den intensiven, oftmals sehr mühsamen und schmerzlichen, aber um Aufrichtigkeit bemühten Austausch sowohl mit meinen jüdischen als auch mit meinen deutschen Weggefährten wäre all das nicht möglich gewesen. Im Laufe der Jahre lernte ich, die (destruktiven) Kräfte des Holocaust-Vermächtnisses in mir besser zu erkennen und mich von ihnen zunehmend zu lösen. Ich lernte, mich von den Geschichten meiner deutschen Freunde berühren zu lassen und sie nicht mehr als Projektionsfläche für meinen Hass, meine Ressentiments und meine Rachegefühle zu benutzen oder sie als bedrohliche Feinde zu erleben, wie ich, meinen Gefühlserbschaften geschuldet, es am Anfang meist unwissentlich tat. Während ich anfänglich in ihnen hauptsächlich die »Kinder von Tätern« (oder die Täter selbst) sah und sie unmerklich so behandelte, als trügen sie »Schuld« an den Taten ihrer Eltern und Großeltern, kann ich sie heute besser als Personen, mit denen ich mich im Dialog befinde, die ebenso mit einer schweren Hinterlassenschaft ringen, wahrnehmen. Dies war nur durch einen gleichzeitig stattfindenden Prozess der wachsenden Unabhängigkeit von der psychologischen Erblast meiner Eltern möglich. Der Dialog mit meinen deutschen nicht-jüdischen Freunden wird inzwischen immer weniger vom transgenerationellen Erbe bestimmt und immer stärker von den unmittelbaren Erfahrungen, die wir miteinander machen. Er hat sich zunehmend zu einem mitfühlenden Dialog entwickelt – völlig unbelastet, d. h. »normal« ist er aber noch lange nicht. Vermutlich wird es weitere Generationen benötigen, damit der deutsch-jüdische Dialog völlig »normal« werden kann.

Auf meiner bisherigen Reise bin ich innerhalb und außerhalb von PAKH unzähligen jüdischen und nicht-jüdischen Menschen begegnet, die mich mit ihren Geschichten berührt haben. Ich kann hier nicht alle diese Erfahrungen wiedergeben. Daher werde ich mich auf die Schilderung eines dieser Dialoge beschränken, der für mich sehr berührend war und eine besondere Bedeutung gewann. Darin werde ich exemplarisch zeigen, wie sich der mitfühlende Dialog zu Erda Siebert, Tochter eines hochrangigen Nazis, entwickelt und meinen Transformationsprozess mitgeprägt hat. Der anfänglich mühevolle und befangene, zeitweise belastende, dann aber zunehmend berührende Dialog, den ich mit Erda seit Jahren führe, hatte verändernde Auswirkungen nicht nur auf meine Haltung gegenüber den »Täterkindern«, sondern auch auf den Umgang mit meinem eigenen psychologischen Holocaust-Erbe.

Die Gespenster der Vergangenheit

Aufgeschreckte Gespenster: Begegnung mit der Tochter eines Täters

Ich lernte Erda 1998 im PAKH kennen. Erst nach einiger Zeit erfuhr ich, dass ihr Vater in der Nazi-Hierarchie den Rang eines SS-Obersturmbannführers hatte. Ich habe sie nie als verantwortlich für die Taten des Vaters angesehen. Ich entwickelte Respekt für die Art und Weise, wie sie sich mit ihrer schweren Bürde auseinandersetzte. Sie war aus meiner Sicht Opfer eines Vaters, der ihr ein schweres Vermächtnis hinterlassen hatte, weil er sich seiner Schuld nie stellte. Und sie wurde 1944 in die Grausamkeiten des Krieges hinein geboren, eine Tatsache, die sie schon als Baby zu dessen Opfer machte.

Entgegen dieser Einsicht, die sich meinem Verstand aufgrund der Fakten als evident aufdrängte, gab es in mir auch einen mir damals nicht bewussten, irrationalen Impuls, Erda projektiv zum Täter zu machen und ihr »Schuld« zuzuschreiben. Ich war Träger der Schuldzuweisungen und der feindseligen Impulse meiner Eltern auf die anonymen Verursacher ihres Leides und machte Erda unbewusst zu deren Projektionsfläche. Obwohl wir Freunde waren, begegnete ich ihr zu Beginn unserer Bekanntschaft mit einer unterschwellig vorwurfsvollen Haltung, die sich nicht aus unserer unmittelbaren Beziehung heraus entwickelte. Vielmehr beruhte sie auf die Tatsache, dass sie Kind eines Täters des Holocaust war und sie dadurch die aggressiven Gefühlserbschaften des Kindes von Überlebenden in mir triggerte. Diese setzten irrationale Reaktionen in Gang, die zum größten Teil in Widerspruch zu meiner bewussten Haltung und Absicht gegenüber Erda standen. Obwohl mir zunächst nicht einmal bekannt war, was Erdas Vater gemacht hatte, identifizierte ich sie mit ihrem Täter-Vater – und vermutlich mit »den Tätern« schlechthin – und richtete auf sie die feindselige Aggressivität meiner (übernommenen) Ressentiments. Äußerlich war ich ihr gegenüber freundlich und zugewandt. Jedoch fühlte ich mich im Kontakt mit ihr meist unbehaglich gehemmt und von einer unbestimmten Angst durchdrungen, die mich vorsichtig agieren ließ. Tief in mir erlebte ich sie als einen »Feind«, was mich zwang, mich vor ihr in Acht zu nehmen und sie immer »im Auge zu behalten«, sie gewissermaßen ständig »unter Kontrolle« zu halten. Es war ein irrationaler Schutzreflex. Ich fürchtete jede Äußerung von Aggression ihrerseits, jede kritische Bemerkung oder negative Beurteilung meines Verhaltens, als besäße sie die Macht, mich zu »vernichten«. Dementsprechend ging ich auch mit meiner Aggression ihr gegenüber sehr vorsichtig um. An ihr machte ich die tief sitzende, von meinen Eltern mir vermittelte existenzielle Angst fest, dass jemand mir mein Existenzrecht streitig machen könnte. Was für meine Eltern grausame Realität gewesen war, spukte in meinem Hirn, wie ein Gespenst, das sich meiner emotionalen Regungen, die sich auf Erda entluden, bemächtigte.

Bei aller Freundschaft war ich Erda gegenüber auch misstrauisch, obwohl sie mir persönlich hierfür keinen Anlass gab. Im Gegenteil: Sie begegnete mir freundlich und anteilnehmend. Ich verkehrte sozusagen auf zwei (emotionalen) Ebenen mit ihr: Auf der Ebene der unmittelbaren gegenwärtigen Beziehung, die zwar nicht ohne die normalen Spannungen, die jeder zwischenmenschlichen Beziehung innewohnen, aber freundschaftlich verlief, und auf einer tiefer gelegenen, unbewussten Ebene, in der ich ein Gefangener der tradierten (Opfer-)Rolle als Kind von Überlebenden war und Erda ausschließlich in der Rolle des Täterkindes sah – ja, zeitweilig nahm ich sie, emotional verkennend, als den »leibhaftigen Täter« wahr. Letzteres war Quelle irrationaler Ängste und Aggressionen, die sich als Angst (wie die Holocaust-Opfer) vernichtet zu werden oder als mörderischer Wunsch nach Vergeltung offenbarten und mich in der Beziehung zu Erda jederzeit überwältigen konnten. Obwohl es zwischen Erda und mir keine reale Feindschaft gab, richtete ich dennoch feindselige Gefühle und Ressentiments auf sie und machte Ängste an ihr fest. Aus heutiger Sicht meine ich, dass wir im Kreislauf der zerbrochenen menschlichen Bindungen, der sich durch die Feindschaft zwischen unseren Eltern entwickelt hatte und in uns fortbestand, verfangen waren.

Das Gespenst der Vernichtung: Der »Kampf um Lebensraum«

Die unbewusste Feindschaft und Verängstigung war verantwortlich dafür, dass oftmals durch relativ unbedeutende Anlässe in mir heftige Gefühle gegenüber Erda wie aus dem Nichts hochkochen konnten. Im Rahmen unserer Vorbereitung auf den Kongress »Memory, Narrative and Forgiveness« in Kapstadt im Jahre 2006, verfasste ich einen Text, in dem ich unter anderem etwas über die psychologische Situation der Kinder von Tätern schrieb. Erda kritisierte und wies meine Gedanken in einem ärgerlich-vorwurfsvollen Ton zurück, mit der Begründung, dass sie sich als »Täterkind«

in meinem Text nicht wiederfinden könnte. Sie war empört darüber, dass ich als Kind von Überlenden etwas über die Kinder von Tätern schrieb und empfand es als eine Grenzüberschreitung meinerseits. Nach ihren kritischen Anmerkungen sank ich plötzlich in mich zusammen und war an diesem Abend nicht mehr in der Lage, etwas zu sagen. Ich wurde von bedrohlicher Angst, die mich erstarren ließ, erfasst. Erda wurde für mich plötzlich zum Aggressor, vor dem ich mich schützen musste. Ich hatte ihre Kritik als einen Angriff erlebt, der in mir Angst und Verzweiflung auslöste. In meiner Ohnmacht und Hilflosigkeit zog ich mich vollständig zurück und war nicht in der Lage, meine Reaktion zu reflektieren. Ich spielte mit dem Gedanken unter »diesen Umständen« die Vorbereitungsgruppe zu verlassen.

Heute würde ich sagen, dass mein damaliger emotionaler Zustand am ehesten dem einer Panik vor Ausgrenzung und Vernichtung entsprach. Ich unterdrückte jede Aggression, die mir hätte helfen können, die Realität im Blick zu behalten und mich konstruktiv mit Erdas Kritik in der Sache auseinanderzusetzen. Später auf den Nachhauseweg stiegen in mir spontane Erinnerungen an das Verhalten meiner Eltern als wir in Deutschland ankamen hoch: Sie hatten aus Angst »vor den Nazis« unser Jüdischsein verheimlichten. Die Rückschau half mir zu verstehen, dass die Existenz- und Todesängste meiner Eltern auch in mir lebten. Sie wurden durch Erdas kritisch-abweisende Bemerkungen, die an sich nichts real bedrohliches hatten, wachgerufen. Ich machte unbewusst Erda in dem Augenblick zum »Nazi« und mich selbst zum »Verfolgten«, dem – wie damals bei meinen Eltern – »das Recht sich zu äußern und zu existieren« abgesprochen wird. Infolge dieser unbewussten Opferrolle erlebte ich Erdas Kritik, als wollte sie mir sagen: »Wie kannst du *Jude* es dir anmaßen, über uns Deutsche zu schreiben und zu urteilen?« Ich fühlte mich gedemütigt wie ein »Untermensch« und reagierte entsprechend mit Panik und innerer Erstarrung. Ich erlebte in dieser an sich harmlosen Situation die unbewusste Reinszenierung des demütigenden Dramas der Verfolgung und des Terrors meiner Eltern, die erniedrigt und gedemütigt wurden. Meine heftigen Gefühle zwangen mich zu einer Reaktion, die der realen Situation keineswegs angemessen war. Sie hatten ihren Ursprung in den Holocaust-Erfahrungen meiner Eltern.[10] Fast hätte ich die Erfahrung der Vernichtung symbolisch

10 Volkan (1999) nennt dieses Phänomen »time collaps« (»Zeitkollaps«): Die tradierten emotionalen Erbschaften binden sich unbewusst an gegenwärtige Erfahrungen, sodass diese sich so anfühlen wie die Erfahrungen der Vorfahren.

reinszeniert, wenn ich die Gruppe verlassen hätte. Die emotionale Differenzierung und Trennung zwischen der sachlichen Kritik Erdas an meinem Text und der tieferen Bedeutung, die ihre Anmerkung aufgrund der tradierten Gefühle für mich bekommen hatte, half mir auf den gegenwärtigen Vorfall eine angemessene Haltung zu finden und mich von den irrationalen Empfindungen zu lösen. Ich gab meine »Opferrolle« auf und konnte dadurch Erda aus der »Täterrolle« entlassen. Erst dann war ich in der Lage, mich in Erdas Reaktionen einzufühlen und zu verstehen, wie sehr mein Text in ihr das Gefühl erzeugt hatte, dass ich »ihren Raum« vereinnahmt hatte und sie dadurch, möglicherweise aus eigenen Vernichtungsängste oder aus Rachegefühle, »vernichten« wollte. Das versetzte sie in Angst. Ich hatte unbewusst einen »Kampf um Lebensraum« in Szene gesetzt, indem ich versuchte, Erda den »Lebensraum« zu nehmen, bevor sie Gelegenheit hatte, ihn mir zu nehmen.

Dieser Vorfall löste eine Krise in meiner Beziehung zu Erda aus. Er erwies sich aber für mich als ein positiver Wendepunkt in unserem langfristigen Dialog, denn er half mir, die potenziell zerstörerische Macht tradierter Gefühle zu verstehen: Solange sie unbewusst bleiben, zwingen sie mich, in anderen Menschen – die meist zu der »anderen Seite« gehören – Projektionsflächen und Agierfelder zu suchen, auf die ich diese Gefühle richten kann.

Bleiben solche (Re-)Inszenierungen unerkannt und unverstanden, dann bergen sie die Gefahr in sich, dass die grausamen Tragödien des Holocaust auf der Bühne gegenwärtiger Ereignisse auf verhängnisvolle Weise und ungewollt in Szene gesetzt werden können. In diesem Falle tragen sie nicht dazu bei, Vergangenes zu überwinden; vielmehr perpetuieren sie die destruktive Opfer-Täter-Dynamik und rufen neue Brüche in den zwischenmenschlichen Bindungen der Nachkommen hervor. Andererseits sind sie notwendig für den Transformationsprozess, denn sie machen die Gefühlserbschaften sichtbar und zeigen die ihnen zugrunde liegende Dynamik auf, sofern sie erfasst und gedeutet werden.

Das Gespenst des bösen Nazis: Darf er als »guter Vater« geliebt werden?

Jede Bemühung Erdas, in ihrem Vater auch gute Seiten zu sehen, war unerträglich für mich. Es löste sofort einen inneren Widerstand aus und machte mich wütend, aber seltsamerweise auch ängstlich. Wenn sie von liebevollen Erinnerungen an ihn aus der früheren Kindheit erzählte, sperrte sich in mir alles gegen das Bild des »liebevollen Vaters«. Wie konnte ein Nazi »liebevoll« sein und geliebt werden? Wollte sie ihn in der Erinnerung verklären? In meiner Vorstellung waren Nazis »böse« und durften nicht geliebt werden. Es war eine dämonische Vorstellung, die ich auf Erdas Vater übertrug. Vermutlich befürchtete ich, dass die Täter ein »menschliches« Gesicht bekommen würden und dadurch ihre Verbrechen relativiert oder verharmlost werden könnten. Diese Angst war irrational, denn jemand, der ein Verbrechen begeht, ist natürlich nicht weniger ein Verbrecher, weil er auch liebevolle Seiten hat.

Ich war immer wütend auf Erda, wenn sie positiv von ihrem Vater sprach und ich das Gefühl hatte, dass sie ihn in ein gutes Licht rücken wollte. Es kam mir vor, als wollte sie ihn – bzw. seine Taten – rechtfertigen oder von seiner Schuld »reinwaschen« – als wollte sie sagen: »Mein Vater war so liebevoll zu mir, er kann das alles nicht getan haben.« Die Nazis aber hatten meinen Eltern Böses angetan und waren deswegen verachtenswert. Ein Nazi konnte und durfte nicht »gut« sein! Sie durften nicht liebenswert sein – selbst für ihre eigenen Kindern nicht. Sie sollten verurteilt und nicht geliebt werden. Erdas Liebe zu ihrem Vater zuzulassen, kam mir wie ein Verrat an meine Eltern und Großeltern vor. »Gut-Sein« war in meiner emotionalen Bewertungsskala des Holocaust ausschließlich für die Opfer reserviert. Auch dies war ein irrationaler Gedanke, denn ein Mensch ist nicht per se »gut«, nur weil er zum Opfer grausamer Handlungen anderer geworden ist. Gut und Böse, Schuld und Unschuld, Opfer und Täter mussten klar voneinander getrennt bleiben, sonst könnte das, was meinen Eltern angetan wurde, relativiert werden. Das war jedenfalls meine Angst. Daher erwartete ich von Erda, dass sie ihren Vater in allen Belangen verurteilte und sich mit mir solidarisierte. Diese egoistische Forderung versperrte mir den Blick dafür, dass Erda, im Angesicht der Schuld, die der Vater auf sich geladen hatte, mit der legitimen Liebe einer Tochter verzweifelt rang und dass sie sich in einem verzweifelten, schier unlösbaren emotionalen Konflikt befand.

Während einer PAKH-Veranstaltung mit Vamik Volkan[11] betonte Erda, wie wichtig es für sie sei, sich auch positive Erinnerungen und Gefühle ge-

11 Die Bedeutung des Psychoanalytikers Vamik Volkan, insb. als Supervisor in der Anfangszeit von PAKH habe ich oben erwähnt. Am 26. Januar 2008 kam er auf Einladung des Vereins zu einem Workshop. Erda Siebert, schildert in ihrem Kapitel den hier beschriebenen Zwischenfall aus ihrer Perspektive.

genüber ihrem Vater bewahren zu können. Sie erzählte von ihrer kindlichen Freude, wenn er sie im Spiel auf den Schultern trug und berichtete, dass er ihr einmal das Buch »Der kleine Prinz« schickte, das sie bis heute aufbewahrt hat. Ich hielt Erdas liebevolle Erinnerungen an den Vater nicht aus. Sofort kochte in mir Wut hoch. Ich weigerte mich innerlich Erdas Vater als »gut« anzusehen. Ich sah in ihm nur den »Nazi« und nicht den »Vater«. Wutentbrannt explodierte ich. Erda schien zu erstarren, aber die Gruppe nahm sie in Schutz. Damit hatte ich nicht gerechnet, denn ich fühlte mich im Recht. Ich glaubte die berechtigte Pflicht zu haben, meine Eltern in Schutz zu nehmen, indem ich dafür sorgte, dass die Täter in jeder Hinsicht verurteilt werden. Aber die Reaktion der Gruppe verunsicherte mich. Sogar meine 16-jährige Tochter nahm Erda in Schutz und verstand nicht, wie man einer Tochter das Recht absprechen könne, den eigenen Vater zu lieben.[12] Plötzlich fühlte ich mich beschämt. Hatte ich Erda Unrecht getan? Tief in mir spürte ich, dass Erdas Liebe zum Vater sehr menschlich und berechtigt war. So geriet ich in einen Konflikt zwischen der vermeintlichen »Loyalität« zu meinen Eltern und der menschlichen Solidarität, die ich mit Erdas schmerzlichem Kampf um die Liebe zu ihrem Vater verspürte. Fakt war, dass egal welche Haltung Erda zu ihrem Vater einnahm, sie machte das Leid meiner Eltern weder größer noch kleiner. *Ich* musste meinen eigenen Weg der Auseinandersetzung mit meinen Eltern finden – unabhängig von Erdas Haltung zu ihrem Vater. Diese Erkenntnis half mir allmählich anzunehmen, dass sie den Vater nicht nur für seine Taten verurteilte, sondern ihn auch als Tochter liebte. Später sagte sie mir, dass sie ein »gutes Bild« ihres Vaters brauchte, um trauern zu können. Ich nahm Erda in dieser Situation nur als »Tochter eines Täter-Vaters« wahr und nicht als jemand, der selbst mit einer schweren persönlichen Bürde rang und Verantwortung für sie übernahm. Daher konnte ich in der geschilderten Situation kein Mitgefühl für sie entwickeln.

Erdas beharrliches Festhalten an den »guten Seiten« ihres Vaters war ein Phänomen, das mir auch in der Literatur und im persönlichen Kontakt mit anderen Kindern von Tätern begegnete und für das ich wenig Verständnis hatte aufbringen können. Mir war es immer so vorgekommen, als wollten sie ihre Väter (Mütter) auf Kosten der Opfer von der Schuld »reinwaschen«. Angestoßen durch die Auseinandersetzung mit Erda begann ich mich zu fragen, warum sie, auch wenn sie ihre Väter (Mütter)

12 Erda Siebert schildert diese Begebenheit in ihrem Kapitel.

für das, was sie getan hatten, verurteilten, dennoch versuchten, sie in anderen Aspekten in ein positives Licht zu rücken.

Ich begann zu verstehen, dass die Liebe zu den Eltern etwas menschlich so Fundamentales ist, dass wir sie nicht aufgeben können, egal was sie uns oder anderen angetan haben. Die Eltern sind der Ursprung unseres Lebens. Um seelisch überleben zu können, braucht das Kind am Anfang des Lebens eine liebevolle Bindung zu den Eltern. Es muss emotionale Wurzeln in den Eltern schlagen, die zum Fundament seines Selbst werden. Daher können wir uns von der Liebe zu den Eltern nicht einfach abwenden, ohne ernsthaften seelischen Schaden zu nehmen. Man kann eine Pflanze auch nicht von ihren Wurzeln abtrennen, ohne dass sie verdorrt. Aus diesem Grunde entsteht ein schwerwiegender innerer Liebe-Hass-Konflikt im Kind, wenn es selbst Lieblosigkeit durch die Eltern erfährt oder es aus anderen Gründen sie verurteilen und hassen muss.

Erdas Bemühungen um ihren Vater erschienen mir nun in einem anderen Licht: Als ihr Ringen um die Liebe zu einem Vater, den sie zugleich für seine schuldhafte Verstrickung in unmenschliche Taten verurteilte; gleichzeitig war es in meinen Augen ein Ringen um die Bewahrung ihrer menschlichen Haltung. Denn ich glaube, dass die Liebe zu den Eltern die Grundlage ist, auf der sich unser Menschsein entfaltet.[13] Als mir das klar wurde, konnte ich allmählich aufhören, Erdas Gefühle zu bekämpfen. Sie verfolgte nicht die Absicht, das Erlittene meiner Eltern zu bagatellisieren. Schließlich rang auch ich mit der Liebe zu meinen Eltern – unter völlig anderen Vorzeichen und Umständen: Meine Liebe hatte nicht ausgereicht, um ihnen den Schmerz zu nehmen. »Liebe«, so hatten mir meine Eltern schon früh vermittelt, beinhaltete, dass ich mich um ihr Leid kümmern und sie wieder glücklich machen sollte – die Bemühungen, diese Aufgabe zu erfüllen, waren nur zum Preis der Selbstaufgabe möglich. Diese (unmögliche) Liebe hatte mich blind und intolerant für Erdas Liebesbemühungen um ihren Vater gemacht.

Das Gespenst des Opferseins: Schuld bleibt Schuld. Basta!

Die Diskussionen über die Schuldfrage der Täter waren für mich emotional hoch beladen. Ich konnte diese Frage nur durch die subjektive Brille des

13 Mit dieser Frage setze ich mich ausführlich in meinem Buch *Der Wert der Menschlichkeit* (2019) auseinander.

Überlebenden-Kindes, das voller Schmerz, Ressentiments, Hass und Rachegefühle war, betrachten. Obwohl mir verstandesmäßig klar war, dass die Schuldfrage sehr komplex ist und es unterschiedliche Betrachtungsweisen geben kann, empfand ich, als gäbe es nur *eine* Wahrheit: Die Täter und ihre Helfer waren schuldig! Basta! Tief in mir bildete ich mir ein: Nur ich als »Erbe der Opfer« hatte das Recht über die Schuld der Täter zu urteilen! Ich hatte so eine Art Monopol über die Schuldfrage gepachtet. Daher war meine vereinfachende Haltung bezüglich der Schuld intolerant gegenüber Sichtweisen, die die Schuldfrage differenzierter betrachten wollten. Diese Starrheit war weniger in intellektueller Uneinsichtigkeit begründet. Ich befand mich vielmehr in Bezug auf die Schuldthematik in einem Dauerzustand der emotionalen Angespanntheit und der Not, die mir nicht bewusst waren. Ich *sollte* Gerechtigkeit für meine Eltern wiederherstellen, indem ich dafür sorgte, dass die Schuldigen *eindeutig* erkannt und verurteilt werden. Schuld war daher für mich ein objektiver Tatbestand, der nicht hinterfragt werden durfte. Ich verbarg den emotionalen Druck hinter rationalen Argumenten, die ich mit Heftigkeit verteidigte. So war es nicht verwunderlich, dass immer wieder erhebliche Spannungen und Konflikte mit Erda aufkamen, sobald die Schuldfrage zur Sprache kam. Die Schuld der Täter stand für mich hauptsächlich in Verbindung mit Schmerz und vor allem mit Ressentiments. Erda dagegen gab mir zu verstehen, dass für sie die Schuldfrage überwiegend von Schamgefühlen begleitet war.

Wenn unsere Gefühle in Diskussionen aufeinanderprallten, war die Verständigung mehr als schwierig. Oft endeten solche Streitigkeiten für mich in emotionaler Verwirrung; ich spürte zwischen uns eine Kluft, die mir manches Mal als unüberbrückbar erschien. Ich glaubte, dass Erda mit ihren Argumenten die Schuld der Täter mindern wollte. Das durfte ich nicht zulassen. In meinen Augen waren sie »durch und durch böse« und verabscheuenswert. Die Opfer dagegen waren für mich unschuldig und »nur gut«. Ich beharrte auf der eindeutigen Trennung von Schuld und Unschuld: Nur so konnte ich den Status der unschuldigen Opfer für meine Eltern bewahren – und mich selbst gleichzeitig als Opfer fühlen. Dieses Gefühl trug ich wie einen Schutzschild vor mir her; dieser gab mir die Illusion vor Verletzungen, wie die, die meinen Eltern zugefügt wurden, geschützt zu sein. Schon als Kind lebte ich mit dem Gefühl, *mir* sei großes Unrecht zugefügt worden. Das Opfersein meiner Eltern war ein weiteres Gespenst, das sich tief in meine Seele eingenistet hatte und nach Rache verlangte. Ich hielt dieses »Gespenst des Opferseins« auf Erdas Kosten am

Leben, indem ich meine Rachegefühle subtil auf sie richtete und von ihr erwartete, dass *sie* sich für das, was meinen Eltern angetan wurde, schämen sollte – so als wäre sie dafür verantwortlich. Indem ich dies tat, verletzte und beschämte ich sie und war oftmals ihr gegenüber gemein. Damit verursachte ich aggressive Spannungen zwischen uns und Brüche in unserer Beziehung.

Der Transformationsprozess

Die Gespenster verscheuchen oder brauchen wir Versöhnung?

Die genannten Beispiele zeigen wie schnell ich aus irrationalen Motiven, die in meinen Gefühlserbschaften begründet waren, ein verletzendes und teilweise feindseliges Verhalten gegenüber Erda entwickeln konnte. Dies zeigt, wie der durch den Holocaust verursachte Bruch der menschlichen Bindungen zwischen den Opfern und den Tätern in ihren Kindern unwillkürlich fortdauern kann – mit verheerenden Auswirkungen für deren Verständigung. Daher beschäftigte mich sehr intensiv die Frage, was wir, die Nachkommen, tun konnten, um zu verhindern, dass der Kreislauf der zerstörten, feindseligen Beziehungen zwischen unseren Eltern und Großeltern und damit die Täter-Opfer-Dynamik in den nachkommenden Generationen fortgesetzt wird.

In unserer PAKH-Gruppe haben wir lange und intensiv die Frage diskutiert, ob wir, die Kinder der Täter und der Überlebenden, uns miteinander versöhnen müssten. Einerseits waren wir weder die Verursacher noch die unmittelbar Geschädigten des Genozids, andererseits trugen wir das Erbe der Feindseligkeit, die sich zwischen unseren Eltern entwickelte, in uns.

Der Bruch im Empfinden zwischenmenschlicher Verbundenheit bedarf zweifelsohne eines ausgleichenden Prozesses, der das Gefühl zwischenmenschlicher Solidarität zwischen den Angehörigen der Gruppen der ehemaligen Verfolger und der Verfolgten wiederherstellt. Das ist eine Voraussetzung für den Wiederaufbau von Frieden und Verständigung zwischen ehemals verfeindeten Gruppen. Dieser Prozess erstreckt sich bei Extremereignissen wie dem Holocaust erfahrungsgemäß über Generationen.

Aus psychologischer Sicht unterscheidet sich die seelische Leistung, die zwischen den unmittelbar beteiligten Opfern und Tätern erbracht werden muss, ganz entscheidend von der, die ihre Nachkommen vollbringen müssen. Während die Täter und die Überlebenden sich mit den Auswirkungen *realer Ereignisse* auseinanderzusetzen haben, müssen ihre Nachkommen mit den in sie deponierten (unbewussten) *seelischen Niederschlägen* (Repräsentanzen) dieser Ereignisse umgehen.

Versöhnung ist nur möglich zwischen den unmittelbar beteiligten Opfern und Tätern eines Traumas. Voraussetzung für einen Prozess, der zur Versöhnung führt, ist die Anerkennung der *faktischen Schuld*, d.h. die Einsicht in die Taten aufseiten der Täter sowie die Konfrontation mit den Schuld- und Schamgefühlen. Dies ermöglicht es ihnen, Reue zu empfinden. Nur reumütige Täter können die respektvolle Beziehung zu ihren ehemaligen Opfern, die sie durch ihre Taten zerstört hatten, wiederherstellen. Die Überlebenden ihrerseits müssen Trauerarbeit leisten, um den Schmerz des erlittenen Leids überwinden zu können. Dies ermöglicht es ihnen, die Hass- und Rachegefühle sowie die Ressentiments allmählich aufgeben zu können. Die Reue des Täters und die Trauerarbeit des Opfers bilden die Grundlage auf die sich der versöhnliche Prozess der Wiederherstellung der menschlichen Bindungen und damit des Friedens zwischen Täter und Opfer entfalten kann.

Der Holocaust war jedoch ein derart barbarisches Ereignis, dass nach seinem Ende kaum ein Täter in der Lage (oder gewillt) war, aufrichtig zu bereuen, noch konnten die Überlebenden das ungeheuerliche Leid, das ihnen zugefügt wurde, ausreichend betrauern. Deswegen war die direkte Versöhnung im Sinne der Friedensschaffung zwischen den unmittelbar beteiligten Tätern und Überlebenden kaum möglich.

Die Nachkommen ihrerseits können weder stellvertretend für ihre Täter-Eltern bereuen, noch können sie das Leid ihrer Überlebenden-Eltern betrauern. Sie waren am Holocaust nicht beteiligt und haben sich demzufolge gegenseitig kein Leid zugefügt. Daher steht für sie nicht die Frage der Versöhnung *im engeren Sinne* im Vordergrund.

Für die Nachkommen stellt sich vielmehr das Problem wie sie, ohne dabei die Schuld bzw. das Leid der Eltern zu leugnen oder zu vergessen, sich von der emotionalen (potenziell destruktiven) Macht der fremdartigen seelischen Repräsentanzen (Introjekte) und Gefühlserbschaften befreien können. Wie können sie ihre »Gespenster« verscheuchen, damit sie einen von der Hinterlassenschaft emotional unabhängigen Dialog zueinander herstellen können?

Der Wunsch nach direkter Versöhnung kann bei den Nachkommen zu einem *trügerischen* Gefühl der gegenseitigen Erlösung vom schwierigen

Erbe und zu einer *emotionalen Falle* führen: Ein äußerer (falscher) Frieden wird hergestellt, der aber der Abwehr und der Verschleierung der tradierten, schmerzlichen und feindseligen Gefühle und Aufträge dient und die emotionalen Spannungen zwischen beiden Seiten verdeckt. Es kommt zu einer unbewussten Übereinkunft, die der Abwehr des unangenehmen Vermächtnisses auf beiden Seiten dient und eine konstruktive Auseinandersetzung verhindert: Hat man sich mit dem »Feind« versöhnt, braucht man weder Schuld- und Schamgefühle oder Racheängste auf der einen Seite zu haben noch Angst, Schmerz, Ressentiments oder Rachegefühle auf der anderen. Die Gefühlserbschaften werden jedoch unbewussten weitergetragen und bleiben psychodynamisch aktiv. Sie können auch nach Generationen zum Vorschein kommen und destruktive Auswirkungen entfalten (Volkan, 1999).

Die verhängnisvollen Auswirkungen der psychologischen Erbschaft sowie deren Weitergabe an die eigenen Kinder können meiner Ansicht nach verringert werden, wenn die Kinder der Täter und der Überlebenden sie erkennen und Wege finden, sich von ihr *zu lösen*. Dies setzt das schmerzliche Anerkennen der Täter- bzw. Opferschaft der Eltern voraus *und* die emotionale Aufgabe des Verantwortungsgefühls für die Entsühnung der Schuld der Eltern auf Täterseite bzw. für die Erlösung vom Leid der Eltern aufseiten der Opfer. Denn weder können die Kinder der Täter die Schuld ihrer Eltern tilgen, noch können die Kinder der Opfer ihren Eltern das Leid abnehmen. Indem sie es versuchen, bleiben sie unbewusst an das Erbe emotional haften. Die Nachkommen tragen vor allem Verantwortung für die *Auswirkungen* der Gefühlserbschaften, die sie unfreiwillig mitbekommen haben, damit die destruktiven Folgen weder zur Entfaltung kommen noch weitertradiert werden.

Aus psychoanalytischer Sicht kann dieser Prozess der Loslösung vom Erbe als ein innerseelischer Prozess beschrieben werden, in dessen Verlauf die deponierten Repräsentanzen der Eltern-Erfahrungen[14] (mitsamt den emotionalen Besetzungen), die sich wie Fremdkörper in die Selbstrepräsentanz des Kindes eingenistet haben, von dieser gelöst und in die psychische Repräsentanz der Eltern, wo sie hingehören, verlegt und dort integriert werden. So werden sie zu einem integralen Bestandteil der Elternrepräsentanzen. Selbst- *und* Objektrepräsentanzen werden dabei verändert. Nunmehr können sie als reale Erfahrungen *den Eltern* emotional

14 Siehe Fußnote 6.

zugeordnet und von den eigenen differenziert werden. Die Differenzierung macht die schmerzliche Erkenntnis möglich, dass man als Nachkomme den Eltern weder Schuld noch Leid abnehmen kann. Gleichsam kann die (unerfüllbare) Hoffnung dies je tun zu können, durch Trauerarbeit aufgegeben werden, sodass eine *eigenständige* emotionale Haltung zu der Schuld und zum Leid der Eltern entwickelt werden kann. Die eigene Position gegenüber den Eltern schafft emotionale Befreiung und hat autonomiefördernde Wirkung. Wenn die Gefühlserbschaften in diesem Sinne überwunden werden können, dann benötigt man nicht mehr die (geschilderten) projektiven Prozesse im Dialog zwischen den Nachkommen beider Seiten. Die Begegnung zwischen den Nachkommen beider Seiten kann sich ohne den störenden Einfluss der Gefühlserbschaften entfalten.

Der Weg zum mitfühlenden Dialog: »Turning Points«

Ich konnte Mitgefühl für Erda nur in dem Maße entwickeln, wie es mir gelang mich von der (emotionalen) Macht der transgenerationell erzeugten »Gespenster« zu befreien.

Im Zusammenhang mit einem Austausch zwischen Erda und mir über den Film EIN LIED FÜR ARGYRIS (2006), den wir im PAKH-Literaturkreis sahen, begann ich zu verstehen, dass wir uns untereinander nur dann konstruktiv verständigen könnten, wenn es uns gelingen würde, einen mitfühlenden Zugang zueinander zu finden. Der Film zeigte eine Feier zum Andenken an das Massaker von deutschen Soldaten während des Zweiten Weltkrieges in dem griechischen Dorf Distomo. Der nach dem Krieg geborene deutsche Botschafter entschuldigte sich für die begangenen Taten der Deutschen, zeigte sich aber äußerlich emotional wenig berührt. Ich, gemeinsam mit einigen anderen Teilnehmern, reagierte mit heftiger Kritik auf die Teilnahmslosigkeit des Botschafters. Erda machte mir anschließend klar, dass niemand in der Diskussion versucht hatte, die scheinbare Emotionslosigkeit des Botschafters zu verstehen und dass er allzu schnell als der »eiskalte Deutsche« abgeurteilt wurde. Sie kannte selbst dieses Dilemma:

> »Ich weiß, was es heißt, kühl und starr zu wirken, wenn die Angst mich einholt, das ist mir ja jetzt oft gesagt worden. Und wie schnell man dann zu einem emotionslosen Klotz gemacht werden kann, den man natürlich ablehnt, so möchte niemand sein! Aber so einfach ist es nicht«,

schrieb sie mir. Ich verstand, wie schnell ich dazu neigte, mit vorgefassten Meinungen und Urteilen zu reagieren, anstatt einfühlsam das Verhalten des Anderen zu verstehen zu versuchen. Ich verurteilte schnell den Botschafter als einen »eiskalten Menschen, der die Täter in Schutz nimmt«, denn es passte zu meinem tradierten Bild der Deutschen als »eiskalte Täter«. Dadurch war es mir nicht möglich, die Angst, die Unsicherheit und möglicherweise die Scham hinter der Erstarrung zu sehen, auf die mich Erda aufmerksam machte. Ich schrieb ihr zurück:

> »Ich kann mir zugleich vorstellen, dass man sich als Nachkomme eines Täters – wie bei dir – oder als Repräsentant des Täterlandes – wie beim Botschafter – tatsächlich auch so fühlt, als stehe man stellvertretend für die Täter und so als trage man Verantwortung für deren Taten. Man schlüpft in die Rolle. Und das kann einem erfrieren lassen, weil man sich angegriffen fühlt oder Angriffe fürchtet. Und dieses ›Erfrieren‹ ist etwas ganz anderes als ein Mensch der emotionslos oder uneinfühlsam ist.«

Im Rückblick sehe ich diese Auseinandersetzung mit Erda als einen »turning point« in meiner Beziehung zu ihr: Weg von einer Haltung der pauschalen Verurteilung, hin zu mehr Empathie und Mitgefühl für ihre schwierige emotionale Situation als Tochter eines Täters. Ich hatte oft Erdas Erstarrung in der Gruppe wahrgenommen, diese ähnlich wie beim Botschafter als »Emotionslosigkeit« angesehen; die Angst und die mögliche Verzweiflung, die dahinter lagen, habe ich nicht wahrnehmen können.

Erda hob die Wichtigkeit einer empathischen Haltung dem Anderen gegenüber hervor, damit »emotionale Berührung« zustande kommen kann. Sie schrieb:

> »Ich glaube, daß es bei Tätern und wahrscheinlich auch bei Täterkindern zunächst eine Empathie für die Abwehr, für den Schutz und für die inneren Grenzen geben muß, um überhaupt eine emotionale Berührung möglich machen zu können.«

Mir wurde klar, dass ein mitfühlender Dialog zwischen den Nachkommen von Tätern und Opfern nur dann zustande kommen kann, wenn die seelischen Schutzmaßnahmen des Anderen zur Kenntnis genommen und respektiert werden können. In diesem Sinne hatte ich Erdas Grenzen oft verletzt.

Solange ich mich für das Leid meiner Eltern *verantwortlich* fühlte und an ihren »Aufträgen« (z. B. das Erlittene zu rächen) emotional festhielt, konnte ich unmöglich empathisch Erdas Situation zur Kenntnis nehmen.

Es gab ein für mich besonders Ereignis, das mir half, mich emotional vom Leid meiner Eltern zu trennen. Dieser war ein weiterer »turning point« in meiner persönlichen Entwicklung, der Einfluss auf den Dialog mit Erda hatte.

Ich ließ gemeinsam mit meinem Bruder Stolpersteine[15] zum Andenken an meine ermordeten Großeltern im August 2008 in Budapest vor dem Haus, in dem sie gelebt hatten, verlegen. Dieses Ereignis half mir den eigenen schmerzlichen Verlust meiner Großeltern, die ich nicht kennenlernen konnte, zu betrauern. Außerdem wurde mir dabei der *eigene* Schmerz über das Leid meiner Eltern spürbar: Es tut weh, wenn Menschen, die man liebt, von einem unumkehrbaren Leid geplagt werden. Ich verstand vor dem Haus, indem ich zugleich geboren wurde, dass ich nichts hätte tun können, um meinen Eltern ihren Kummer zu nehmen.[16] Diese Erkenntnis war schmerzlich. Sie machte es mir aber möglich Mitgefühl für ihr Schicksal zu entwickeln, statt *ihren* Schmerz weiter auf mich zu laden und ihn als unerträgliche Belastung zu empfinden. Am darauffolgenden Tag besuchte ich das berührende Holocaustmahnmal am Donauufer, das an die von den Pfeilkreuzlern ermordeten Menschen erinnert: Die Künstler Gyula Pauer und Can Togay haben metallene Schuhpaare am Ufer aufgereiht, um an die tausenden Menschen zu erinnern, die am Donauufer erschossen wurden. Als ich davorstand und mir vorstellte, dass zwei dieser Schuhpaare meinen Großeltern hätten gehören können, spürte ich nicht nur Trauer, sondern vor allem Wut und Hass auf die feigen Täter, die solche unmenschlichen Taten begangen haben. Und dieser Hass war *mein* Hass. Er hatte nichts mit den Ressentiments, die meine Eltern mir übertragen hatten, zu tun. Erda sowie andere Freunde von PAKH begleiteten mich durch diesen Prozess mit großer Anteilnahme.

Meine Beziehung zu Erda veränderte sich ganz wesentlich als Johannes

15 »Stolpersteine« ist ein Projekt des Künstlers Gunter Demnig, »das die Erinnerung an die Vertreibung und Vernichtung der Juden, der Zigeuner/Sinti und Roma, der politisch Verfolgten, der Homosexuellen, der Zeugen Jehovas und der Euthanasieopfer des Nationalsozialismus lebendig erhält« (https://www.stolpersteine.eu). Es handelt sich um kleine, metallene, im Boden versenkte Gedenktafeln.

16 Meine Eltern waren zu diesem Zeitpunkt schon gestorben.

Pfäfflin im Jahre 2007, nach 7 Jahren, den Vorsitz von PAKH abgeben wollte. Ich erklärte mich bereit seine Nachfolge anzutreten. Nachdem ich dies bekannt gab, wollte Erda den stellvertretenden Vorsitz übernehmen. Sie konnte es sich gut vorstellen, mit mir zusammen die Führung des Vereins zu übernehmen. Ich war zunächst überrascht über dieses Bekenntnis und misstrauisch, ob eine konstruktive Zusammenarbeit zwischen uns aufgrund unserer so unterschiedlichen Geschichten und des immer noch vorsichtigen Umgangs miteinander möglich sein würde. Ich konnte damals nicht wirklich einschätzen, wie Erda zu mir und auch nicht wie ich zu ihr stand und ob wir es schaffen würden, die schwierigen Aufgaben gemeinsam zu bewältigen. Zugleich fühlte ich mich durch ihr Bekenntnis persönlich wertgeschätzt, was mich freute. Dies war für mich eine entscheidende Wende, ein weiterer »turning point« in unserer Beziehung. Erda brachte eine *persönliche* Dimension in unseren Dialog, indem sie sich unmittelbar zu mir als Person positionierte. Sie lag jenseits der Dynamik, in die wir uns immer wieder verstrickten, wenn wir unbewusst die von unseren Eltern tradierten Aufgaben und Emotionen austrugen. Erda sprach mich hier in erster Linie als »Peter« an und nicht als »Kind von Überlebenden«. Der gemeinsame Vorsitz erschien mir eine Chance für unsere Beziehung zu sein, von der auch die Arbeit des PAKH profitieren könnte. Als ein Dialog zwischen dem Kind eines Täters und dem Kind von Überlebenden könnte unsere Zusammenarbeit Modellcharakter im Verein haben. Ich ging davon aus, dass, wenn es uns beiden gelingen würde, konstruktiv mit unseren Konflikten umzugehen und eine gute Zusammenarbeit herzustellen, dies einen integrativen Einfluss auf die gesamte Gruppe ausüben könnte. Wir übernahmen also 2008 diese gemeinsame Aufgabe, die mit gegenseitiger Wertschätzung einher ging. Ich sah in Erda zunehmend den Partner bei der Erfüllung verantwortungsvoller Aufgaben, mit dem sich Gemeinsamkeiten sowie Konflikte und Unstimmigkeiten ergaben. Aber diese Konflikte ergaben sich aus dem unmittelbaren Kontakt zueinander und nicht aufgrund der tradierten Aufträge. Daher konnten sie direkt miteinander gelöst werden.

Wir spürten instinktiv, dass wir lernen mussten, unsere tradierten »feindseligen« Gefühle und Ängste voreinander zu überwinden und mehr Einfühlung füreinander zu entwickeln, wollten wir nicht bei unseren Aufgaben scheitern. Im Jahre 2009 bereiteten wir uns zum zweiten Male auf einen Kongress in Kapstadt vor – »Beyond Reconciliation. Dealing with the Aftermath of Mass Trauma and Political Violence«. Obwohl es auch hier im Zuge der Vorbereitung Konflikte gab, war der Umgang zwischen Erda und mir verändert. Ich nahm ihre persönliche Geschichte wahr, ohne sofort über sie (ver-)urteilen zu müssen. Sie beschrieb in ihrem Vortragstext, dass sie in Dresden geboren wurde und sie während der Bombardierung der Stadt noch ein Baby war. Sie hatte dabei Hemmungen sich als das Opfer des Krieges darzustellen, das sie in Wirklichkeit gewesen war. Ich meldete ihr zurück, was mir meine Tochter Rahel sagte, nachdem sie in der Schule einen Film über die Hitlerjugend sah: »Mir war nicht so klar gewesen, dass die Kinder in der Hitlerjugend genauso Opfer waren wie die Juden. Sie wurden schrecklich behandelt.« Rahel half mir zu sehen, dass die Täter auch ihren eigenen Kindern Schlimmes angetan hatten.

Vermutlich infolge der Abnahme meiner Angst und Aggressionen gegenüber Erda konnte ich mich mit einem sehr schwierigen und konflikthaften Teil von mir, nämlich meiner Beziehung zum Judentum, ihr gegenüber öffnen. In unserem Literaturkreis bereiteten wir uns auf eine Veranstaltung mit Alexandra Senfft über ihr Buch *Fremder Feind, so nah* (2009) vor. Das Buch gibt Beispiele für Nichtregierungsorganisationen und Gruppen, die einen Israelisch-Palästinensischen Dialog führen und Friedensarbeit machen. In unserem Kreis entwickelte sich eine heftig geführte Diskussion, bei der Erda stellvertretend für Alexandra Senfft, die jahrelang als UNO-Pressesprecherin im Gazastreifen tätig war, von jüdischen Teilnehmern angegriffen wurde: Mit welchem Recht würden sich die Deutschen in Israels Angelegenheiten einmischen? Ich entwickelte »fürsorgliche« Gefühle gegenüber Erda und glaubte sie vor den Juden »beschützen« zu müssen. Plötzlich erlebte ich mich als Erdas »Verbündeter« und sogar als ihren »Beschützer« vor meiner eigenen Gruppe. Das Thema war aber für mich mit sehr gespaltenen Gefühlen besetzt, denn erstens habe ich eine sehr ambivalente Beziehung zu meinem Jüdischsein und zweitens eine ebenso uneindeutige Haltung zu Israels Politik gegenüber den Palästinensern. Solche Gefühle gegenüber Erda waren mir neu. Sie schien allerdings nicht das Bedürfnis nach Schutz zu haben. Im Gegenteil, ich war überrascht zu erfahren, dass sie vielmehr ihrerseits das Gefühl entwickelte, dass ich Schutz vor den Juden suchte – womit sie nicht Unrecht hatte. Wir diskutierten zum ersten Male ein Thema, bei dem Juden nicht nur Opfer waren, sondern sich auch zu Tätern machten. Unabhängig davon, ob einer von uns tatsächlich »Schutz« brauchte oder nicht, achteten wir aufeinander auf eine ganz andere Weise, nämlich mit einer Fürsorglichkeit, die früher nicht möglich gewesen wäre.[17]

Im Laufe meines Transformationsprozesses verwandelte sich Erda in eine Person, die ich mit der eigenen leidvollen Geschichte, die Mitgefühl verdient, wahrnehmen konnte. Unsere persönliche Beziehung gewann immer stärker an Bedeutung. Die Bedeutung als »Tochter eines Täters« und damit als Projektionsfeld für meine tradierten Gefühle rückte zunehmend in den Hintergrund.

Gleichzeitig trennte ich mich emotional von der Geschichte meiner Eltern. Ihr unseliges Schicksal wird mir für immer schmerzlich im Gedächtnis bleiben; ich will mich aber nicht mehr für sie verantwortlich fühlen. Ich weiß, dass ich sie mit ihrem Schicksal alleine lassen muss. Aus dieser Position der größeren emotionalen Unabhängigkeit heraus ist allmählich wahres Mitgefühl für sie und für alle Opfer des Wahnsinns, der den Namen »Holocaust« trägt, gewachsen. Solange ich die Last des Schicksals meiner Eltern auf meine Schultern trug, war es mir nicht möglich, wirkliches Mitgefühl zu empfinden. Sie hatte mich erdrückt. Auch Erda gehört aus meiner Sicht zu den Opfern der wahnwitzigen nationalsozialistischen »Herrenmenschen-Ideologie«, deren Ziel es war, das Menschsein, einschließlich das ihrer eigenen Kinder, zu zerstören.

Die Kraft der Wiederherstellung: Liebe und Menschlichkeit

Erda erwähnt am Ende ihres Kapitels, dass – ähnlich der Stolpersteinverlegung für meine Großeltern – es auch in ihrer Familie einen Trauerakt gab: Die Grabsteinlegung für den Vater auf seinem Familiengrab. Sie endet mit den Worten:

> »Wir wissen nicht, wie und wo mein Vater begraben wurde. Auch wenn das mancher nicht verstehen mag: Es ist ein Zeichen, dass es ihn gab und dass er unser Vater war, mit allen menschlichen und unmenschlichen Seiten. Ich weiß, dass Peter es heute versteht.«

Zwischen jenem wütenden Angriff von mir auf Erdas Liebe zu ihrem Vater im Jahre 2008 und dem berührenden Schlusssatz ihres Kapitels scheinen

17 Erda Siebert beschreibt in ihrem Kapitel dieses Ereignis aus ihrer Perspektive.

Welten zu liegen. Während meine damalige Reaktion einen Bruch in unserer Beziehung erzeugte, der, ohne die vermittelnde Funktion der Gruppe und von Vamik Volkan, verhängnisvolle Auswirkungen hätte haben können, bringt Erda hier ein Gefühl der Solidarität zum Ausdruck, das eine mitfühlende Verbindung zwischen uns ermöglicht hat. Ich stelle nicht mehr die menschliche Notwendigkeit ihrer Liebe zum Vater infrage. Sie bedroht nicht meine Liebe und meine Loyalität zu meinen Eltern.

Ich habe versucht, beispielhaft einige Mechanismen zu erläutern und »turning points« zu beschreiben, die einen Transformationsprozess meines transgenerationellen Erbes des Holocaust und des Dialogs insbesondere zu einem Nachkommen eines Täters bewirkt und getragen haben. Es stellt sich die Frage, welche innere Kraft uns – nicht nur Erda und mich, sondern die gesamte PAKH-Gruppe – motiviert hat, uns diesem schwierigen und beschwerlichen Prozess der Wiederherstellung zerstörter zwischenmenschlicher Verbundenheit auszusetzen und voranzutreiben.

Der Holocaust war in erster Linie ein Kreuzzug gegen das Menschsein, begangen von Menschen, die selbst ihre Fähigkeit zur Liebe und demzufolge ihre Menschlichkeit verloren hatten. Der Psychoanalytiker Arno Gruen schreibt: »Das Ungeheuerliche des Holocaust war die Rache derer, die das Menschsein haßten, eine Rache gegen die Individualität, die auszurotten sie sich berechtigt fühlten« (2003, S. 14.). Die Brutalisierung, die Menschen in die Lage versetzt, anderen Menschen fürchterliches Leid zuzufügen, ist Folge eines Prozesses, der zum Verlust der Menschlichkeit, d. h. zur Selbstentmenschlichung des Individuums und der Gesellschaft, die solche Entwicklungen vorantreibt, führt (Pogany-Wnendt, 2019). Der Holocaust, die Apartheid oder der Genozid der Hutu an den Tutsi in Ruanda sind einige Beispiele aus der jüngsten Geschichte, die zeigen wozu Menschen in der Lage sein können, wenn im Zuge der Selbstentmenschlichung die Vernunft, das Mitgefühl und das Gewissen ausgeschaltet werden und demzufolge das Handeln nicht mehr von Prinzipien der Menschlichkeit geleitet wird.

Das langjährige kräftezehrende Ringen der PAKH-Gruppe mit den komplexen transgenerationell bedingten Auswirkungen des Holocaust sollte als Ausdruck unserer bescheidenen Bemühungen um die Bewahrung von Menschlichkeit verstanden werden. Ich bin davon überzeugt, dass die im Menschen tief verankerte Kraft der Liebe, die sich in unserer Humanität offenbart – jene Haltung der Fürsorge und Solidarität mit Anderen sowie der Achtung vor dem Leben und der Würde der Mitmenschen –, uns motiviert hat, diesen steinigen Weg zu beschreiten. Menschlichkeit kann schnell zerstört werden; der Prozess ihrer Wiederherstellung dagegen ist beschwerlich und meist langwierig. Daher sollte uns der Holocaust ermahnen, achtsam mit unserer Menschlichkeit umzugehen. Denn auch heute scheinen die menschen- und lebensverachtenden Kräfte, die in Form von Rassismus, Antisemitismus, Antiziganismus oder Fremdenfeindlichkeit in uns selbst und in der Gesellschaft die Menschlichkeit angreifen, ihre zerstörerische Wirkkraft nicht verloren zu haben.

Literatur

Bar-On, D. (1993). *Die Last des Schweigens*. Campus-Verlag.

Giordano, R. (2000). *Die Zweite Schuld oder Von der Last Deutscher zu sein*. Kiepenheuer & Witsch.

Gobodo-Madikizela, P. (2003). *A Human Being Died That Night. A Story of Forgiveness*. David Philip Publishers.

Gruen, A. (2003). *Verratene Liebe – Falsche Götter*. Klett-Cotta.

Hammerich, B., Pfäfflin, J., Pogany-Wnendt, P., Siebert, E. & Sonntag, B. (2009). Handing Down the Holocaust in Germany: A Reflection on the Dialogue between Second Generation Descendants of Perpetrators and Survivors. In P. Gobodo-Madikizela & C. Van Der Merwe (Hrsg.), *Memory, Narrative and Forgiveness. Perspectives on the Unfinished Journeys of the Past* (S. 27–46). Cambridge Scholars.

Opher-Cohn, L., Pfäfflin, J., Sonntag, B., Klose, B. & Pogany-Wnendt, P. (Hrsg.). (2001). *Das Ende der Sprachlosigkeit? Auswirkungen traumatischer Holocaust-Erfahrungen über mehrere Generationen*. Psychosozial-Verlag.

Pogany-Wnendt, P. (2019). *Der Wert der Menschlichkeit. Psychologische Perspektiven für eine Humanisierung der Gesellschaft*. Psychosozial-Verlag

Volkan, V. (1999). *Das Versagen der Diplomatie. Zur Psychoanalyse nationaler, ethnischer und religiöser Konflikte*. Psychosozial-Verlag.

Volkan, V. (2001). Die Anatomie der Vorbereitungen für das Symposium »Das Ende der Sprachlosigkeit?« In Opher-Cohn, L., Pfäfflin, J., Sonntag, B., Klose, B. & Pogany-Wnendt, P. (Hrsg.), *Das Ende der Sprachlosigkeit? Auswirkungen traumatischer Holocaust-Erfahrungen über mehrere Generationen* (S. 23). Psychosozial-Verlag.

Volkan, V. D., Ast, G. & Greer, W. F. Jr. (2002). *The Third Reich in the Unconscious: Transgenerational Transmission and its Consequences*. Brunner-Routledge.

Gruppenphänomene beim Durcharbeiten der Vergangenheit

Elke Horn

In den vorangegangenen Kapiteln standen die individuellen Schicksale der Beitragenden und die komplexen Gefühle, die im Verlauf ihres fortdauernden Dialogs in ihnen hervorgerufen wurden, im Mittelpunkt des Forschungsinteresses. Sie fokussierten hierbei auf ihre Familiengeschichten während der Nazizeit und des Holocaust sowie deren Auswirkungen auf sie selbst und ihren Dialog. Dieses Kapitel wird außerdem auf Interaktionen eingehen, die sich im Gruppenkontext des PAKH-Dialoges entfaltet haben. Über die zwischenmenschliche Dimension dieser Begegnungen hinaus soll untersucht werden, welchen Einfluss die jeweiligen Großgruppen, mit denen jüdische und nicht-jüdische Mitglieder des PAKH sich identifizieren, auf die Interaktion haben. Mit anderen Worten, ich bin nicht nur daran interessiert, was in den inneren Welten der interagierenden Menschen vorgeht, sondern vor allem an der Rolle, die ihre jeweilige Großgruppenidentität in der sich entwickelnden Gruppendynamik spielt. Im Dialogprozess des PAKH entstandene Narrative und Szenen werden anhand gruppendynamischer Theorien interpretiert, um die Interaktionsdynamik zwischen jüdischen und nicht-jüdischen PAKH-Mitgliedern zu erforschen.

Die Analyse der Gruppenprozesse wird dabei vornehmlich von drei verschiedenen Ansätzen der folgenden Gruppentheoretiker geleitet: Wilfred R. Bion, S. H. Foulkes und Vamik Volkan.[1] Bevor ich mich jedoch mit der Literatur befasse, würde ich gerne ein wenig Hintergrund zu meiner Person geben.

---

1 Siehe dazu Wilfred R. Bion (1961, 2018), S. H. Foulkes (1964, 2007a) und Vamik Volkan (1999, 2014, 2020).

Autobiografische Anmerkungen

Mein erstes Interesse an den Dynamiken transgenerationaler Weitergabe und der Arbeit des PAKH wurde durch meine Patienten geweckt. Meine psychoanalytische Arbeit mit Menschen, deren Eltern massive Traumatisierungen erlitten hatten oder deren Eltern ins NS-System involviert waren, ließ mich darüber nachdenken, welchen Einfluss diese historischen Fakten auf ihr Leben hatten, und infolgedessen begann ich auch über meine eigene Familie nachzudenken. Für eine lange Zeit war ich mir der Auswirkungen des Nationalsozialismus auf meine Herkunftsfamilie nicht bewusst. Mich berührte dieses Thema zum ersten Mal zutiefst persönlich, als ich in den 1980er Jahren Europa und die Vereinigten Staaten bereiste. Sobald man merkte, dass ich Deutsche bin, wurde die Atmosphäre oft unterkühlt, Unterhaltungen verliefen im Sand und Kontakte wurden ohne Erklärung abgebrochen. Von dieser Zeit an hatte ich das Gefühl, dass Deutschsein untrennbar mit der deutschen Geschichte des Nationalsozialismus verbunden war, und ich akzeptierte dies als eine historische Tatsache, die noch immer soziale und emotionale Auswirkungen hatte.[2] Ich schien mit diesem Erbe mehr durch meine deutsche Großgruppenidentität verbunden zu sein als durch meine eigene Familiengeschichte. Und doch ist jede deutsche Familie unausweichlich in irgendeiner Weise in die deutsche Geschichte verwickelt.

Mein Vater und meine Mutter wurden 1930 bzw. 1934 geboren. Beide Familien lebten im selben kleinen Dorf in Süddeutschland. Wie ich heute weiß, hatte die nächste größere Stadt seit dem 18. Jahrhundert eine Synagoge und eine kleine Gemeinschaft deutscher Juden lebte dort, als Adolf Hitler 1933 an die Macht kam. Die meisten von ihnen emigrierten vor 1938, andere wurden Ende 1940 in das südfranzösische Gefangenenlager Gurs deportiert, was nur wenige überlebten.[3] Ich erinnere mich nicht daran, dass dieses Thema von meinen Eltern während meiner Kindheit jemals angesprochen worden wäre. Wenn mein Vater von Juden sprach, tat

2 Die damit verbundene tiefe Scham wurde mir erst zu einem späteren Zeitpunkt bewusst; siehe Horn (2014).

3 Ein Memorialstein aus Hardheim befindet sich – wie zahlreiche andere seiner Art – auf dem Gelände der zentralen Gedenkstätte für die deportierten badischen Juden in Neckarzimmern. In Hardheim ist ein Gedenkstein im Schlossgarten den ehemaligen jüdischen Bewohnern des Ortes gewidmet, eine Plakette trägt ihre Namen (Jüdische Gemeinden, o.J.).

er das mit Freundlichkeit und Wertschätzung, aber ich vermute, dass das darauffolgende Schweigen mich verunsicherte.

Meine Großväter waren Bauern und Veteranen des Ersten Weltkriegs. Beide waren schwer verletzt worden und wurden daher im Zweiten Weltkrieg nicht zum Militärdienst eingezogen. Da sie früh starben, hatte ich nicht die Möglichkeit, mit ihnen zu sprechen. Mein Vater schrieb in den 80er-Jahren eine Familiengeschichte für seine Kinder, die auch einen Absatz über die Situation im Dorf während des Zweiten Weltkriegs enthält. Ich fasse zusammen: Während der letzten beiden Kriegsjahre kamen Menschen aus städtischen Gebieten, die zerbombt worden waren, in den Dörfern an. Einige wurden dem Bauernhof meiner Großeltern väterlicherseits zugeteilt, um dort zu leben. Einmal wurden über Nacht 30 französische Kriegsgefangene dorthin verlegt, die auf dem Weg in ein Gefangenenlager im Osten Deutschlands waren. Außerdem wurden polnische Gefangene dem Bauernhof als Zwangsarbeiter zugewiesen. Nach dem Krieg lebte vorübergehend eine deutsche Flüchtlingsfamilie auf dem Hof.

Was bedeutet das? Wie mein Vater mir erzählte, wurden die Bauern des Dorfes zum Marktplatz einbestellt, um Gefangene abzuholen – und auch mein Großvater ging dorthin. Dem folgte die Bemerkung, dass die Gefangenen im Haus meines Großvaters gut behandelt worden seien, dass sie zum Beispiel das gleiche Essen wie die Familie bekamen und sogar am selben Tisch aßen, was verboten war. Bei dieser Erzählung konnte man den Eindruck gewinnen, dass sie beinahe normale Arbeiter waren. Die zugrundeliegende Botschaft schien zu sein, dass mein Großvater kein Nazi war.[4] In der Tat galt mein Großvater als nachdenklicher und kritischer Mann, der tief im katholischen Glauben verwurzelt war. Schon früh war er der katholischen Deutschen Zentrumspartei beigetreten, einer Partei in der Mitte des politischen Spektrums während der Weimarer Republik. Er hatte Hitlers Buch *Mein Kampf* (1925) gelesen und es alarmierend gefunden, wie mein Vater mir erzählte. Seine Haltung war gegen den Nationalsozialismus, sein Verhalten war es nicht. Er schwieg, wie es so viele Menschen taten, und durch das Annehmen von Zwangsarbeitern wurde er auch ins Nazi-System involviert und profitierte davon. Der Satz »wir behandelten sie gut« – selbst wenn es stimmt – klingt in meinen Ohren wie

4 Siehe Welzer et al. (2002), die dies als weit verbreitetes Narrativ der Verleugnung im deutschen Familiendialog der Nachkriegszeit beschreiben.

eine Rationalisierung, um dieser bitteren Wahrheit nicht ins Auge sehen zu müssen.[5]

Es gibt eine andere Geschichte, die mein Vater mir erzählte, als ich begann, Fragen über die Vergangenheit zu stellen. Sie betrifft die Tatsache, dass mein Großvater meinen Vater davor bewahrte, zum Kindersoldaten zu werden. Als im März 1945 mein damals 14-jähriger Vater zusammen mit anderen Jugendlichen aus dem Dorf den Stellungsbefehl für die deutsche Wehrmacht erhielt, versteckte er seinen Sohn in einer abgelegenen Scheune, bis das Dorf durch die Amerikaner befreit wurde. Ich interpretiere dies nicht primär als einen politischen Akt, obwohl es gefährlich und riskant war. Mein Großvater hatte zu Anfang der 1920er Jahre seine erste Frau im Kindbettfieber verloren und ihre Zwillingstöchter starben zwei Jahre später an Diphterie. Seine zweite Frau wurde erst nach mehreren Operationen schwanger und mein Vater war ihr einziger Sohn. Ich denke, es war ihm unerträglich, seinen Sohn in Gefahr zu sehen und ihn möglicherweise zu verlieren.

Die Zeit der Angst im Versteck war für meinen jugendlichen Vater die prägendste Kriegserfahrung. Ich berichte hier darüber, weil diese Erzählung einen tiefen emotionalen Eindruck in mir hinterlassen hat und mir all die Jahre im Sinn blieb. Um die Auswirkungen dieses Ereignisses verstehbar zu machen, muss ich noch einige Details hinzufügen. Der Stellungsbefehl vom 28. März 1945 fiel zufällig auf die Woche vor Ostern und mein Vater und andere Jugendliche sollten sich am Karfreitag um drei Uhr nachmittags an der Sammelstelle einfinden. Am Gründonnerstag, an dem Christen des letzten Abendmahls gedenken, feierte der Dorfpriester die heilige Kommunion mit den Jungen, die als Hitlers letztes Aufgebot in einen bereits verlorenen Krieg eingezogen werden sollten. Nach der heiligen Kommunion beschlossen die Eltern meines Vaters, ihn in der Scheune außerhalb des Dorfes zu verstecken. Mein Vater erzählte mir von seiner Angst in der Dunkelheit, die zeitweise durch Leuchtraketen zerrissen wurde, vom Beben des Bodens, als die Panzer kamen, das dem Dröhnen noch vorausging und seinen ganzen Körper erfasst habe. Er wusste nicht, ob es Panzer der Nazis oder der Amerikaner waren, das Dorf lag zwischen den Fronten. »Als die Panzer zum Halten kamen, wurde es totenstill. Alle Kreatur war durch das vorausgegangene Dröhnen verstört«, erinnerte sich mein Vater.

5 Siehe auch das Kapitel von Johannes Pfäfflin, der die kritische Haltung seines Vaters zum Nationalsozialismus und gleichzeitig dessen Verwicklung ins System beschreibt.

Schließlich erreichten amerikanische Soldaten das Dorf und durchsuchten jedes Haus. Am Abend des 31. März 1945 konnte mein Vater sein Versteck verlassen.

Es ist für mich schwer zu ermessen, was diese Erfahrung für meinen Vater wirklich bedeutet hat. Ich hörte seiner Geschichte mit Anteilnahme zu, lange Zeit aber ohne tief bewegt zu sein. Als ich während meiner Arbeit mit dem PAKH dann ihr ganzes Ausmaß begriff, war ich unglaublich erschüttert. Besonders verwirrt und entsetzt war ich über die österliche Dramaturgie des Geschehens, die ich als Perversion einer religiösen Zeremonie verstand. Das »Letzte Abendmahl« wurde missbraucht, um Jugendliche, die fast noch Kinder waren, narzisstisch aufzuladen und sie in den sicheren Tod zu schicken. Ich frage mich, was es für meinen Vater bedeutet hat, mit 14 Jahren schlagartig durch einen Stellungsbefehl zum Mann gemacht und dann durch seinen Vater gerettet worden zu sein. Wie lebt man in einem Dorf, in dem andere Jugendliche während der letzten Kriegstage noch getötet worden waren, während man selbst »desertiert« ist – so wurde es vermutlich gesehen – und dadurch überlebt hat? Gleichzeitig frage ich mich, warum diese beiden Narrative – das von den Kriegsgefangenen und das vom Verstecken – die einzigen aus der gesamten Kriegszeit waren, die mein Vater mir erzählte und in seiner Familienchronik niederschrieb. Was war sonst noch geschehen? Ist die Versteckgeschichte – selbst wenn man ihre Auswirkungen auf den 14-jährigen Jungen sieht – auch eines jener Opfernarrative, die etwas anderes verbergen sollen?

In meinem eigenen Leben sind immer wieder einmal diffuse Gefühle von Schuld und Scham aufgetreten – Gefühle, die auf eine psychische Verbindung zur schwierigen deutschen Geschichte hindeuten können. Auch ist mir bewusst, dass ein unterschwelliges Fehlen von Vertrauen in die Zugehörigkeit zu einer Gruppe in meinem Leben eine gewisse Rolle spielte, gepaart mit einer Angst, ausgeschlossen zu werden. Obwohl dies ein menschliches Grundthema ist, nehme ich doch an, dass es auch eine Verbindung zur Erfahrung meines Vaters geben könnte.

Psychoanalytische Gruppentheorie

Wie bereits erwähnt greife ich in meiner Diskussion auf drei verschiedene Ansätze aus dem Feld der psychoanalytischen Gruppentheorien zurück. Der erste ist die Theorie Wilfred R. Bions (1961, 2018), der sich hauptsächlich auf die inneren Dynamiken von Kleingruppen konzentriert. Vor dem Hintergrund kleinianischer Theorie bezieht er sich auf das Konzept projektiver Identifikation, um zu verstehen, wie die inneren Dynamiken von Individuen in Gruppen sichtbar werden. Des Weiteren entwickelte er das Konzept der Grundannahmen für das Verständnis von Gruppenregression.

Die zweite Theorie stammt von S.H. Foulkes (1964, 1975, 2007), der einen ganz anderen Ansatz verfolgt. Sein Konzept stützt sich auf den Neurologen Kurt Goldstein, den Soziologen Karl Mannheim und insbesondere auf Norbert Elias' (1989) Vorstellung von den Wechselbeziehungen zwischen Individuum und Gesellschaft als zwei verschiedenen Beobachtungsebenen eines untrennbaren Zusammenhangs. Foulkes steuerte das Konzept der Gruppenmatrix bei, was von großem Nutzen ist, um Gruppengedächtnis, unbewusste Gruppenprozesse und das Verhältnis kleiner Gruppen zu ihrem sozialen Umfeld zu verstehen.

Der dritte theoretische Ansatz bezieht sich auf Vamik Volkans (1999, 2014, 2020) Konzept von Großgruppenidentität und seine Studien zu Konflikten großer Gruppen untereinander.

Alle diese Theorien sind komplexe Gebilde, die ich hier nicht ausführlich würdigen kann. Ich möchte der Leserschaft jedoch einige Begriffe und Definitionen vorstellen, die ich in meiner Interpretation der Gruppenprozesse des PAKH verwende.

Bion: Die Kleingruppe zwischen Regression und Struktur

Wilfred R. Bions Annahme ist es, dass jedes Mitglied einer Gruppe sich mit dem affektiven Leben der Gruppe vermischen muss und dass diese Situation vergleichbar ist mit der Beziehung eines Neugeborenen zu seiner Mutter (Bion, 1961, 2018). Beim Eintreten in eine Gruppe lösen sich die Ich-Grenzen partiell auf, was psychosenahe Angst auslösen und zu Regression führen kann. Bion beschreibt die regredierte Gruppe als »Grundannahmengruppe«. In ihr steht das Überleben der Gruppe an erster Stelle und um es zu sichern, greift die Gruppe auf drei (unbewusste) Grundannahmen zurück: Abhängigkeit, Kampf versus Flucht oder Paarbildung. Gruppenmitglieder glauben, dass sie in Sicherheit sind, wenn sie sich einem Anführer unterwerfen. Oder sie denken vielleicht, dass Selbsterhaltung nur möglich ist, wenn sie vor einer wahrgenommenen Bedrohung fliehen oder sie bekämpfen. Oder sie versuchen das Überleben der Gruppe zu sichern, indem sie Paare bilden, also auf Fortpflanzung setzen. Hopper (2003) postuliert zusätzlich eine vierte Grundannahme, hier zusammengefasst von Scholz (2017, S. 39, Übers. EH):

> »In Fällen von Trauma und der begleitenden Vernichtungsangst verlieren Gruppen und gruppenähnliche Sozialsysteme ihren Zusammenhalt, sie werden entweder zu Aggregaten oder Massen, indem beispielsweise Sündenböcke geschaffen werden oder es zum Auftreten sexualisierter Gewalt kommt, am Ende dominieren Verkapselung und bürokratische Prozesse das Geschehen.«

Alle Grundannahmen sind Formen von Gruppenregression, die eine Abwehr gegen archaische Vernichtungsangst darstellen, gleichzeitig aber zur Stagnation des Gruppenprozesses führen. Im Gegensatz zur Grundannahmengruppe definiert Bion die Arbeitsgruppe als eine Gruppe, die mit Ängsten umgeht, indem sie sich selbst eine Struktur gibt und die stärker mit der äußeren Realität verbunden ist als mit unbewussten Affekten. Der Diskurs ist rationaler und die Gruppe arbeitet zusammen. Entwicklung ist nach Bion am besten möglich, wenn eine Gruppe sich der zugrundeliegenden Affekte bewusst wird, also zur Regression fähig ist, doch gleichzeitig intellektuelle Einsicht gewinnt.

Der Abwehrmechanismus, der im Zustand der Grundannahmengruppe aktiviert wird, ist der der projektiven Identifikation. Melanie Klein (1946, 1973) stellte das Konzept der projektiven Identifikation als einen intrapsychischen Abwehrmechanismus vor, wobei ungewollte Teile des Selbst auf innere Objekte projiziert werden, um die Psyche von unwillkommener Spannung zu entlasten. Bion (1961, 2018) wendete projektive Identifikation auf das Verständnis von Gruppenprozessen an und erweiterte dabei ihre Funktion, sodass sie nun nicht nur abwehrende, sondern auch kommunikative Zwecke umfasst. Projektive Identifikation beschreibt bei Bion, wie ungewollte mentale Repräsentanzen abgespalten und durch unbewusste Projektionen als Teil der Psyche einer anderen Person erlebt werden können. Die Empfangenden dieser Projektionen verhalten sich oft so, als gehörten die projizierten Repräsentanzen zu ihnen – sie identifizieren sich mit dem projizierten Material und handeln dementsprechend. Dieses Konzept zeigt also, wie mentale Repräsentanzen in der Gruppe sichtbar werden. Als Mittel der Kommunikation birgt projektive Identifikation die Möglichkeit zur Veränderung. Eine Voraussetzung dafür ist, dass das Objekt der Projektionen, zum Beispiel die Mutter oder die Gruppe, mit den unerträglichen archaischen Affekten auf freundliche Weise umgehen kann. Bion nennt dies »containment«, was bedeutet, dass die Affekte aufgenommen, verstoffwechselt und in verwandelter und nun erträglicher Form dem Kind oder Gruppenmitglied zurückgegeben werden.

Foulkes: Individuen und Gruppen im sozialen Kontext

Während Bion sich hauptsächlich mit den inneren Dynamiken von Kleingruppen befasst, fokussiert Foulkes stärker darauf, wie Individuen und Gruppen in ihr soziales Umfeld und die Geschichte eingebettet sind. Da wir in der PAKH-Gruppe mit Gruppenprozessen umgehen, die nach massiven menschengemachten Katastrophen wie dem Holocaust aufkommen, ist diese Perspektive entscheidend. Für Foulkes (1964, 2007a) sind Gruppen mehr als die Gruppenmitglieder und ihre Beziehungen zueinander. Sie sind kommunikative Netzwerke, die nicht nur interpersonell, sondern auch transpersonal sind – dies bezeichnet er als Gruppenmatrix.

> »Die Matrix ist das hypothetische Gewebe aus Kommunikation und Beziehung in einer gegebenen Gruppe. Sie ist die Basis, die letzten Endes Sinn und Bedeutung aller Ereignisse bestimmt und auf die alle Kommunikationen, ob verbal und nicht verbal, zurückgehen« (Foulkes, 2007a, S. 33).

Das Bild des neuronalen Netzwerks, in dem die Neuronen als Schnittpunkte einer strukturierten Einheit von Kommunikationen betrachtet werden, nimmt Foulkes aus seiner Zusammenarbeit mit dem Neurologen Goldstein. Individuen versteht er als vernetzt wie Neuronen und aus diesem Grund beeinflussen ihre Handlungen auch das gesamte System. Die Grundlage aller Dinge, die Menschen miteinander teilen, schon bevor sie sich begegnen, bezeichnet er als »Grundlagenmatrix« (eine fundamentale mentale Matrix).[6]

6 Jaak Le Roy (1994) hat dieses Konzept weiter ausgearbeitet und grundlegende Dimensionen beschrieben, in denen sich die Grundlagenmatrix einer Gruppe entfaltet, so die Gruppengrenzen (wer gehört dazu, wer nicht?), das Geschlechterverhältnis und das Verhältnis der Generationen zueinander (siehe Scholz, 2005). Regine Scholz (2005)

Von dieser unterscheidet Foulkes die »dynamische Matrix« einer Gruppe, »welche sich vor unseren eigenen Augen entwickelt« (Foulkes, 1975, S. 65, Übers. EH)). Nitzgen und Hopper (2017, S. 14–16) sind der Auffassung, dass die Matrix einer Gruppe letztendlich als eine dreigliedrige Struktur konzeptualisiert wurde, wobei Foulkes das Konzept einer »persönlichen Matrix« erst in seiner späten Arbeit einführte. Sie stellen fest:

> »*Persönliche* Matrizes der Gruppenmitglieder fließen alle in die *dynamische* Matrix der Gruppe ein und werden von dieser modifiziert. Gleichzeitig wird die Grundlagenmatrix aktiviert und fließt ihrerseits in die dynamische Matrix ein in einer rekursiven, zirkulären Schleife. Basierend auf dem, was als ›zirkuläre Kausalität‹ (Fuchs, 2008) bezeichnet werden kann und zwischen all ihren Teilen wirksam ist, verbindet die Gruppenmatrix als Ganzes Zeit und Raum auf eine solche Weise, dass die Vergangenheit in der Gegenwart re-präsentiert und die Gegenwart gleichzeitig an mehreren Stellen manifestiert werden kann« (Nitzgen & Hopper, 2017, S. 16; Übers. EH).

Das bedeutet, dass alle diese Matrizes miteinander verwoben sind und die Nachwirkungen sozialer und historischer Ereignisse auch in den gegenwärtigen Matrizes kleinerer Gruppen aufgespürt werden können. Foulkes (2007a) beschreibt die Verbindung zwischen Aktionen in der Gruppe und der jeweiligen Matrix durch die gestaltpsychologische Metapher von »Figur« und »Grund«:

> »Jedes Ereignis bezieht die ganze Gruppe ein, sogar wenn nur eine oder zwei Personen manifest betroffen sind. Sie repräsentieren den Vordergrund, die Figur, der Rest den Hintergrund des ablaufenden Gesamtprozesses« (2007a, S. 193).

In dieser Perspektive ist es nicht primär relevant, welche Individuen die latenten Thematiken ausdrücken – es ist wichtig zu verstehen, was von der Gruppe als Ganzes zum Ausdruck gebracht wird. Daher betrachtet Foulkes die Gruppenmitglieder, die latente Themen im Hier und Jetzt durch ihre Sprechakte und Handlungen sichtbar machen, als »Protagonisten«. Obwohl die Protagonisten vor dem Hintergrund ihrer eigenen, persönli-

hat dem für moderne Gesellschaften die Dimensionen soziale Struktur (z.B. soziale Schicht), Machtverhältnisse und Geschichte (Zeitdimension) hinzugefügt.

chen Lebensgeschichte agieren, erfüllen sie zur selben Zeit eine repräsentative Funktion für die anderen. Sie repräsentieren nicht nur sich selbst, sondern auch die Geschichte der Gruppe und die transpersonalen Phänomene der Grundlagenmatrix der die Gruppe umgebenden Gesellschaft.

Für die Untersuchung der PAKH-Gruppe ist meine Hypothese, dass der Holocaust in der Grundlagenmatrix der kontextgebenden deutschen Gesellschaft repräsentiert ist und dass dies in den Gruppeninteraktionen des PAKH (in der im Dialog entstehenden dynamischen Matrix) zu sehen sein wird.

Volkan: Großgruppenidentität und das Konzept der transgenerationellen Übertragung

Für ein umfassendes Verständnis von transpersonalen Vorgängen fehlt noch ein Punkt: Der Einfluss der Großgruppenidentität auf die Kommunikation in Gruppen. Volkan (1999, 2014) hat in der Entwicklung einer Großgruppentheorie, die auf psychoanalytischen Konzepten fußt und auf das soziale Feld anwendbar ist, Pionierarbeit geleistet. Er definiert

> »Großgruppenidentität – ob sie sich auf Stämme, Ethnizität, Nationalität, Religion oder politische Ideologie bezieht [...] – als die subjektive Erfahrung von Tausenden oder Millionen von Menschen. Diese Menschen sind verbunden durch ein von Kindheit an anhaltendes Gefühl von Gleichheit, obwohl sie einige Eigenschaften mit anderen teilen, die zu fremden Gruppen gehören« (Volkan, 2014, S. 59; Übers. EH).

In Volkans Theorie sind zwei Punkte entscheidend für das Konzept der transgenerationellen Übertragung: Erstens die Vorstellung von geteilten mentalen Repräsentanzen und zweitens die von daraus resultierenden psychologischen Aufgaben, die an die nächste Generation weitergegeben werden. Geteilte historische Ereignisse von emotionaler Bedeutung führen zu geteilten mentalen Repräsentanzen der Geschichte, die in Folgegenerationen als »gewählte Traumata« und »gewählte Ruhmesblätter« auftreten können. Volkan beschreibt »gewählte Traumata« als Repräsentanzen, die auftreten, wenn eine Gruppe kollektiv zu Opfern von Erniedrigung und Verfolgung geworden ist. »Gewählte Ruhmesblätter« bestehen aus »Erinnerungen« an Heldentaten, die über Generationen hinweg weitergetragen wurden, um das Ehrgefühl und das Selbstvertrauen einer Gruppe zu erhöhen. Beide, gewählte Ruhmesblätter und gewählte Traumata, können die soziale Identität einer Gruppe steigern. Besonders nach massiven Traumata, die große Gruppen betreffen, teilen Menschen innerhalb dieser Gruppen spezifische psychologische Erfahrungen. Damit meint Volkan zum Beispiel geteilte Gefühle der Entmenschlichung, Viktimisierung und Scham sowie ein erhöhtes Bedürfnis nach Externalisierung, Projektion oder nach Auslagerung traumatischer Bilder in die Gruppe. Solche geteilten psychologischen Erfahrungen einer Gruppe können unter bestimmten Umständen an die folgenden Generationen weitergegeben werden. Volkan stellt fest:

> »Wenn solche geteilten psychologischen Erfahrungen anhalten und die Mitglieder einer großen Gruppe keine adaptiven Lösungen für sie finden können, werden sie in die […] geteilte transgenerationelle Übertragung psychologischer Aufgaben verwickelt, um mit dem Einfluss des Traumas umgehen zu können« (2014, S. 73; Übers. EH).

Und er fährt fort:

> »Aufgaben, die den deponierten ›Selbst- und Objektbildern‹ übergeben werden […], verbinden die Mitglieder der neuen Generationen miteinander« (2014, S. 73; Übers. EH).[7]

Diese Aufgaben mögen zum Beispiel sein, ein gutes Leben für traumatisierte Eltern wiederherzustellen, für die Toten Rache zu nehmen oder die Schuld der Eltern auf sich zu nehmen. Diese geteilten mentalen Phänomene spiegeln sich nicht bloß in der Psyche des Individuums, sondern können auch gesellschaftliche, kulturelle oder politische Prozesse einleiten.[8]

Volkans Konzept der transgenerationellen Übertragung auf der Ebene der Großgruppenidentität hat sich aus dem Studium großer Gruppen

---

7 Volkan benutzt eine etwas andere Terminologie, er beschreibt mentale Repräsentanzen als »hinterlegte Bilder«, womit er die intrusive Qualität von Übertragung im Falle von Trauma hervorhebt.

8 Diesen interessanten Aspekt kann ich hier nicht weiter ausarbeiten, siehe dazu Volkan (1999).

entwickelt, die durch die Hand einer anderen großen Gruppe zu Opfern wurden. Den Holocaust betreffend sagt er:

> »Israelis und Juden rund um den Globus, einschließlich der nicht persönlich vom Holocaust betroffenen, definieren zu einem gewissem Grad ihre Großgruppenidentität durch direkten oder indirekten Bezug auf den Holocaust. Der Holocaust ist noch zu ›heiß‹, um als wirklich etabliertes gewähltes Trauma zu gelten […], aber er ist bereits zu einem ›ethnischen Marker‹ geworden« (Volkan, 2014, S. 74; Übers. EH).

Die beiden Kategorien gewählten Traumas und gewählter Ruhmesblätter, wie sie von Volkan konzipiert wurden, behandeln nicht die Situation nicht-jüdischer Deutscher nach dem Holocaust. Dennoch scheint mir das Konzept geteilter mentaler Repräsentanzen und der daraus für die nächste Generation resultierenden psychologischen Aufgaben ein interessanter Ansatz, und ich stelle mir die Frage, ob auch Phänomene auf der Täter-/Mitläufer-Seite damit erfasst werden können. Die Tatsache, dass die Mehrheit der Deutschen Teil eines Tätersystems und eine große Zahl mehr oder weniger an der Umsetzung des Holocaust beteiligt gewesen war, stellte einen enormen Schock für die deutsche Bevölkerung dar. Die vollständige Kapitulation nach dem Zweiten Weltkrieg, der Zusammenbruch der Ideologie von der Überlegenheit des *Herrenmenschen* und das Gewahr-Werden des Ausmaßes der Zerstörung und der von Deutschen begangenen Gräueltaten sind historische Erfahrungen, die enorme emotionale Nachwirkungen hatten, die nicht von einer Generation bewältigt werden konnten (Mitscherlich & Mitscherlich, 1967). Der Holocaust und der Zweite Weltkrieg waren kollektiv geteilte Ereignisse und wir können fragen, ob wir geteilte mentale Repräsentanzen in den Folgegenerationen finden können und wie diese unser Identitätsgefühl als Gruppe beeinflussen.

Die drei oben beschriebenen theoretischen Ansätze sind unterschiedlich, bieten aber sich überschneidende Perspektiven auf die Frage, wie Individuen, Gruppen und Gesellschaften miteinander verbunden sind, eine Verbindung, die als Manifestation des »sozialen Unbewussten« betrachtet werden kann.[9]

9 Zum Begriff des Sozialen Unbewussten siehe Hopper, 2003; Weinberg, 2007; Nitzgen & Hopper, 2017, S. 14–16.

Die Rolle der Gruppe im Transformationsprozess

Eine Gruppe als Ganzes repräsentiert grundsätzlich die Gesellschaft und die Kultur, die sie umgibt. In der PAKH-Gruppe findet eine freiwillige und absichtsvolle Begegnung mit dem jeweiligen »Anderen« bezogen auf die Geschichte des Holocaust statt. Wir können also davon ausgehen, dass dort transgenerationale Erbschaften in besonderem Maße aktiviert werden. In diesem Sinne repräsentiert der PAKH die spezifischen kulturellen Aspekte und latenten Themen, die sich auf die Geschichte des Holocaust beziehen.

Wenn wir im PAKH über unsere persönlichen Erfahrungen reden, sprechen wir als Individuen, gehen aber auch über diese Ebene hinaus, indem wir unsere persönlichen Geschichten, unsere jeweiligen Kulturgeschichten, den Einfluss kollektiver Identitäten und die Gruppenerfahrung im PAKH zueinander in Beziehung setzen. Zu verschiedenen Zeiten werden Gruppenmitglieder zu Protagonisten eines Konflikts, der in ihren persönlichen Lebensgeschichten verwurzelt ist, doch gleichzeitig, so die Hypothese, sind die dargestellten Szenen verbunden mit einer kollektiven Vergangenheit, die gegenwärtig weiter wirksam ist. Die zentralen Fragen sind: Wie beeinflussen unsere persönlichen Geschichten und verschiedenen Großgruppenidentitäten unser Erleben in der Gruppe und das Verhalten im PAKH? Können wir sich wiederholende Muster in der Interaktion finden, die typisch sind für den Dialog von Nachfahren Überlebender mit denen von Tätern/Mitläufern? Und wie können destruktive Muster aufgelöst und wie Transformation erleichtert werden?

Förderliche Eigenschaften der Gruppe

Zunächst muss angemerkt werden, dass es »die Gruppe« und »das Individuum« nicht in einem statischen Sinn gibt. Vielmehr sind beide in Entwicklung begriffen und darin aufeinander angewiesen. Im besten Fall führen die sich ereignenden Krisen zu innerem Wachstum der Teilnehmenden und einer Zunahme der Gruppenkompetenz und Fähigkeit zum »containment« der Gruppe als Ganzes.

Eine Voraussetzung für das Funktionieren einer solchen Gruppe ist, sie als einen sicheren Raum zu etablieren, in dem es niemandem erlaubt ist, absichtlich eine andere Person zu verletzen oder zu entwerten, in dem Gefühle und Fantasien frei ausgesprochen werden dürfen und alle darin übereinstimmen, dass gegenseitige Anerkennung von großem Wert ist. Die Gruppe muss ein »Container« im Sinne Bions werden, in dem das schwierige Material der Vergangenheit für zukünftige Verarbeitung gesammelt wird und aufgehoben ist, selbst wenn es noch nicht von seinen Mitgliedern verstanden werden kann. In polarisierten Situationen ist es eine wichtige Aufgabe der Gruppe, eine »dritte« Position zu bieten. Wie wir sehen werden, hat sich die triangulierende Funktion des Gruppensettings durch ihre integrierende Wirkung als sehr wertvoll erwiesen, besonders wenn die Gruppe durch auftretende »Kampf-oder-Flucht«-Muster bedroht wurde (für einen Überblick zum Konzept der Triangulation siehe Gerson, 2009). In solchen Momenten ist es wichtig, dass eine Arbeitsgruppe im Sinne Bions wiederhergestellt werden kann.

Am Anfang war die PAKH-Gruppe nicht dazu fähig, mit schweren Konflikten umzugehen, wie wir in Johannes Pfäfflins Beitrag gesehen haben. Aber einigen Gründern gelang es, eine neue Arbeitsgruppe zu bilden mit dem Ziel, die Dynamik des Konflikts in der Gruppe zu verstehen. Sie verschrieben sich langfristigen Prozessen und übernahmen die Führung. Ein neuer Schwerpunkt wurde auf die innere Festigung der Gruppe gelegt, indem die Mitglieder sich mit den Familiengeschichten der anderen vertraut machten. Zuhören und Vertrauensaufbau wurden zu primären Aktivitäten. Die Möglichkeit, über die eigene Biografie reflektieren und sie mit der Gruppe teilen zu können, wurde als enormer Gewinn in der Gruppe wahrgenommen, da Angst und Misstrauen Teil ihrer dynamischen Matrix geworden waren. Die Reflexion über den Prozess im PAKH wurde institutionalisiert durch die Einführung einer regelmäßigen Supervision der Kerngruppe sowie durch regelmäßige Treffen der wissenschaftlichen Arbeitsgruppe, um die Gruppenprozesse vor dem Hintergrund psychoanalytischer Theorie zu verstehen und zu konzeptualisieren. Von Zeit zu Zeit wurde die gesamte PAKH-Gruppe zu Großgruppensitzungen in Anwesenheit eines externen Supervisors eingeladen. Aus Bions Perspektive gaben wir hierdurch Raum für das Auftreten der Grundannahmen, um sie in einem geschützten Umfeld zu behandeln. Seiner Vorstellung nach ist für therapeutische Gruppen das Pendeln zwischen der Grundannahmengruppe und der Arbeitsgruppe ein Kernelement von Transformation. Obwohl PAKH keine therapeutische Gruppe ist, mag dies dennoch auch für PAKH gelten, da kritische Situationen, die mit regressiven Zuständen einhergingen, zu Wendepunkten in unserem Prozess wurden, wenn wir sie verstehen konnten. Um mit Foulkes zu sprechen, machte es die Großgruppe möglich, die Aussagen und Handlungen von Individuen im Kontext der ganzen Gruppe zu begreifen, sodass sie in ihrer Eigenschaft als Protagonisten und ihrem Bezug zur Geschichte wahrgenommen werden konnten. Der weitere Dialog führte dann zu neuen Kommunikationen in der dynamischen Matrix und stimulierte dadurch den Transformationsprozess.

Förderliche persönliche Voraussetzungen

Mitglieder des PAKH teilen das Ziel, die Folgen des Völkermordes zu verstehen und ihre eigene Position in der Geschichte zu klären und zu definieren. Es gibt geteiltes Wissen über die Macht der Vergangenheit sowie den Wunsch, die Vergangenheit zu verstehen, um für die Zukunft vorzusorgen. Alle Teilnehmenden des PAKH wissen, dass sie unweigerlich mit ihrer eigenen Familiengeschichte in Berührung kommen werden. Die vielfältigen Subgruppen des PAKH lassen unterschiedliche Grade an Tiefe in der Konfrontation mit sich selbst und der persönlichen Geschichte zu. Im Umgang mit solch schwierigen Themen ist es extrem wichtig, dass jedes Mitglied selbst regulieren kann, wie weit es sich ihnen aussetzen will. Dies impliziert Toleranz für unterschiedliche Fähigkeiten, Zeitpunkte und Rhythmen des Durcharbeitens und manchmal auch die Akzeptanz eines vorübergehenden Rückzugs von Mitgliedern. Viele Teilnehmende sind erleichtert, wenn sie das erste Mal zum PAKH kommen, weil sie vorher dachten, sie seien die einzigen Menschen mit einer schwierigen und schmerzhaften Geschichte. Die Erfahrung der Universalität des Leidens und der Solidarität ist ein grundlegender Heilungsfaktor in Gruppen (Yalom, 1970). Sie erlaubt Teilnehmenden, die Hoffnung zu entwickeln, gehört und verstanden zu werden. Aber natürlich kommen die Verwicklungen dann noch und erfordern Kraft und Mut, sich ihnen zu stellen.

Geteilte äußere Realität als verbindendes Element

Die Zusammenarbeit an Projekten erwies sich als sinnvoller Weg, angesichts der Macht von Fantasien über den bedrohlichen Anderen den Bezug zur äußeren Realität zu erhalten. Die Beitragenden Erda und Peter teilten zeitweise die Position des Vorstandsvorsitzes und hatten dadurch häufig Gelegenheit, den Anderen im Alltagskontext zu erleben. Dadurch konnten sie sich gegenseitiger Projektionen bewusst werden und diese abschwächen oder loslassen. Darüber hinaus ist die akademische Analyse unserer Erfahrung – ein Projekt, das von einigen PAKH-Mitgliedern während der Vorbereitung für Konferenzen oder durch die Arbeit an Publikationen unternommen wurde – zwar eine herausfordernde, aber auch eine sinnstiftende und verbindende Erfahrung. PAKH bietet Therapeuten außerdem regelmäßige Intervision an mit dem Ziel, ihre Patienten besser verstehen und behandeln zu können, indem sie tiefer in ihre eigenen Verwicklungen und Geschichten eintauchen, seien es die des Landes, der Gemeinde oder der Familie. Im Literaturkreis sprechen die Teilnehmenden über Bücher und Filme, um Auseinandersetzung und Verständnis zu schaffen, indem sie sich mit einem gemeinsamen Thema befassen. Auch hat das Einladen von Gästen oder prominenten Personen für unsere Gruppe oftmals neue Einsichten und Motivationen mit sich gebracht.

In den folgenden Abschnitten werde ich einige Beispiele unserer Begegnungen und Gruppensitzungen im PAKH vorstellen, die zeigen, wie schwierige und manchmal bedrohliche Situationen in Wendepunkte in unserem Prozess verwandelt werden konnten. In der ersten Gruppe von Beispielen geht es um Begegnungen zwischen einem Überlebenden und Mitgliedern der zweiten Generation, in der zweiten um den Dialog von Nachkommen untereinander.

Als Deutsche Überlebende treffen

Das erste Beispiel betrifft meine Begegnung mit einem Holocaust Überlebenden, als ich zum ersten Mal an einem PAKH-Treffen teilnahm. Alex[10] (1930–2017) wuchs in einer Stadt auf, die er »die deutscheste Stadt der Bukowina« nannte. Vor dem Ersten Weltkrieg hatte sie zur Monarchie Österreich-Ungarn gehört, heute liegt sie in Rumänien. Die Region der Bukowina war stark von deutscher Sprache und Kultur geprägt. Alex' Vater hatte im Ersten Weltkrieg für Deutschland gekämpft und seine Eltern sahen sich selbst als deutsche Juden. Deutsch war seine Muttersprache. Viel später, als sich unsere Beziehung entwickelte, erzählte er mir sehr bewegt, dass er zu deutschen Schlafliedern in den Schlaf gewiegt wurde. Als Junge hatte er wie die anderen Jungen in seinem Umfeld eine paramilitärische Jugend-

10 Der Name wurde geändert, wie bei allen Mitgliedern der Gruppe, die nicht Ko-Autoren dieses Buches sind.

organisation bewundert, die ein Äquivalent zur Hitlerjugend war. Als Jude wurde ihm jedoch nicht gestattet, daran teilzunehmen. Er bat seine Mutter, sich wie einer von ihnen anziehen zu dürfen, und Alex' Frau zeigte mir ein Foto aus dieser Zeit, auf dem er Kniestrümpfe trägt, kurze Hosen, ein Halstuch und eine Militärkappe. Alex und seine Eltern überlebten die Nazi-Verfolgung in einem Ghetto. Als junger Mann wurde er am Ende des Krieges Zeuge der folgenden Szene: Versteckt in einem Schuppen beobachtete er, wie Juden gezwungen wurden, in einer Reihe anzutreten. Vor ihnen standen deutsche Soldaten, die jede dritte Person in der Reihe erschossen. Dies ist eine von Alex' prägenden Erinnerungen an den Holocaust. Nach dem Krieg ging er in Deutschland an eine Universität und heiratete eine katholische deutsche Frau.

Meine Begegnung mit Alex

Ich kannte Alex nicht, als ich mich auf den Weg machte zu meinem ersten PAKH-Treffen. Bereits auf der Fahrt merkte ich plötzlich, dass mein Herz schneller schlug und ich nervös war, jüdischen Menschen zu begegnen. Wie würde es sein? Ich war überrascht von dieser körperlichen Reaktion, da mir nicht bewusst war, dass ich so tiefsitzende Gefühle angesichts der kommenden Begegnungen hatte. In Johannes Praxis waren ca. 15 Leute versammelt. Ich brachte eine Flasche Wein für Johannes mit und sagte, es sei auch mein *Antrittsbesuch* in seiner Praxis. Ein Mann in den Siebzigern, der sich in meiner Nähe befand, Alex, sagte: »Angetreten wird beim Militär!« Das verursachte augenblicklich ein diffuses Unbehagen und ich dachte bei mir selbst, ohne jeglichen Anhaltspunkt zu haben: *Er muss jüdisch sein*. Ich fühlte mich provoziert. Ich hörte ihn sagen, dass ich militaristisch sei, wie alle Deutschen das schon immer gewesen seien. Ich empfand es so, als ob er beabsichtigte, mich dafür zurechtzuweisen, dass ich das Wort *Antrittsbesuch* mit seiner linguistischen Verbindung zum Verb *antreten* benutzt hatte. Ich antwortete: »Stimmt, das benutzt man beim Militär, aber auch beim Heiraten.«

Was war geschehen? Die beschriebene Situation kann als Initiationsszene gelesen werden, in der das Erleben kollektiver Identität spontan aktiviert wurde. Ich dachte: *Er muss jüdisch sein.* Als Alex sich nach der beschriebenen Szene mit Nachnamen vorstellte – ein Name, der phonetisch dem Wort Richter ähnelt – verstand ich den Namen nicht ganz und assoziierte, noch bevor ein weiteres Wort gefallen war: »Richter«. Erwartete ich in der Begegnung mit Juden meinen Richter? Einen provozierenden, verfolgenden Richter, einen, der mir einen Strick drehen will? Alex hatte auf das Wort *Antrittsbesuch* reagiert und es mit »militärisch« und »deutsch« identifiziert. Was ich ihn sagen hörte, war, dass *Deutsche Verfolger sind* und *ich eine von ihnen bin.* Seine Antwort aktivierte sofort Schuldgefühle darüber, deutsch zu sein. Möglicherweise veranlasste mich ein latentes Schuldgefühl, das Wort Antrittsbesuch überhaupt zu wählen, so als dürfte ich als Deutsche nicht einfach so bei Juden auftauchen, sondern müsste einen formalen Antrittsbesuch machen. In meiner spontanen Antwort »Ja, und beim Heiraten« mag ich mich gefragt haben, ob ich würdig sei, von ihm und der Gruppe angenommen zu werden. Mein mir selbst zu diesem Zeitpunkt unbewusster innerer Text könnte so gelautet haben: *Ich habe Angst, zu Euch Juden zu kommen, denn als Deutsche fühle ich mich schuldig für das, was Deutsche Euch angetan haben. Ich habe Angst, verurteilt zu werden. Ich wünsche mir aber, von Euch angenommen zu werden.* Etwas in Alex hatte ihn dazu veranlasst, meine freundliche Geste in einen militärischen Kontext zu setzen. Möglicherweise berührte das Wort Antrittsbesuch in ihm die Erinnerung an die Tötungsszene, deren Zeuge er mit 15 Jahren geworden war. Die militärische Konnotation, die Alex wahrnahm und die mir entgangen war, fiel auf den Boden meiner Angst. Für einen kurzen Moment fühlte ich mich ohne Ansehen der Person, weil ich deutsch bin, vorverurteilt. Das haben aber in massiver Steigerung die Deutschen den Juden angetan: Sie haben sie vorverurteilt und am Ende ermordet, nur weil sie Juden waren. Alex ließ mich unbewusst etwas davon spüren und so wurde ein Stück Vergangenheit in der Gegenwart lebendig. Alex hatte ein Bedürfnis, unerträgliche Gefühle, die mit seinem Trauma zusammenhingen, zu externalisieren; Gefühle von Hilflosigkeit und Angst verurteilt zu werden, nicht dazuzugehören, wertlos zu sein oder verfolgt zu werden. Und ich schien eine Disposition zu haben, diese Gefühle aufzunehmen, was sich zunächst in einer starken körperlichen Reaktion zeigte.

Mit der Zeit verstand ich, dass Alex Deutschland eigentlich liebte und dankbar war für die berufliche Karriere, die er hier machen konnte. Jedoch war sein Gefühl für das Land und seine Leute instabil und kippte von Zeit zu Zeit ins Gegenteil. In diesen Momenten neigte er dazu, Geschichten über »die Deutschen« zu erzählen, die diese als kaltherzig, unhöflich, verschlossen und abweisend dastehen ließen. Solche Erzählungen lösten in mir regelmäßig starke negative und sehr körperlich empfundene Gefühle von Unwohlsein aus. In diesen Situationen hörte ich ihn sagen: *So seid ihr Deutschen.* Über lange Zeit fühlte ich mich angegriffen, ohnmächtig, vorschnell verurteilt und schließlich auch verärgert. Entgegen meiner sonstigen Bereitschaft, Kritik an meinem Land zu akzeptieren, fühlte ich den Impuls, Deutschland und die Deutschen zu verteidigen.

Einmal kurz vor einem Treffen des PAKH-Literaturkreises erreichte unsere Verwicklung eine besondere Intensität. Zum ersten Mal diskutierte unser Literaturkreis über nationalsozialistische Täter anhand der Lektüre von Nele Relaux' Buch *Nationalsozialistische Täter* (2006). Bei dieser Gelegenheit erzählte Alex mir eine Anekdote, die Deutsche in ein sehr schlechtes Licht rückte, und er schloss mit einem Kommentar zum »deutschen Volkscharakter«, einem Begriff, der heutzutage tabuisiert ist aufgrund seiner rassistischen Verwendung während der Nazizeit. Was ich Alex sagen hörte, ist: *So seid ihr eben einfach. Das ist euer »Nationalcharakter« und den werdet ihr nie wieder los.* In meiner Wahrnehmung hatte Alex' Kommentar einen totalitären Klang, der keinen Ausweg, keine Entwicklung zuzulassen schien. Für einen Moment schien es mir so, als sei jede weitere Diskussion mit Alex zwecklos, und ich zog mich innerlich zurück.

Was war zwischen Alex und mir passiert? Die Auseinandersetzung mit dem Thema »nationalsozialistische Täter« muss in Alex starke, mit seinem Trauma verknüpfte Gefühle hervorgerufen haben. Ich wiederum hatte eine Tendenz, solche mit dem Opfer-Sein verbundenen Gefühle in mich aufzunehmen. Damit wurde er für mich zum Aggressor und tatsächlich empfand ich seine Zuschreibung von Täterschaft an meine Generation – der offensichtlich eine Verwischung der Grenzen zwischen der Vergangenheit und Heute zugrunde liegt – als verfolgend. Ich vermute, dass meine zu diesem Zeitpunkt unbewussten, transgenerationell übermittelten Gefühle von Schuld und Scham mich für Alex' Anschuldigungen anfällig machten. Diese Gefühle deuten auf eine latente Identifikation damit hin, eine »schlechte« Deutsche zu sein, oder zumindest auf eine Unsicherheit, ob ich »gut« oder »schlecht« war. Diese führt zur Erwartung einer Beschuldigung oder Beschämung und deshalb zu einem Bedürfnis, »auf der richtigen Seite« zu stehen. Meine zugrundeliegende Angst davor, »schlecht« zu sein, entsprach Alex' Zuschreibungen und mag den unbewussten Kreis projektiver Identifikationen angeregt haben.

Wie hatte ich die latente Identifikation damit, eine »schlechte« Deutsche zu sein, erworben? Dieser Frage möchte ich in zwei Dimensionen nachgehen: Eine ist der Einfluss der deutschen Großgruppenidentität als

Teil der deutschen Grundlagenmatrix (für die Verwandtschaft der beiden Konzepte, siehe Scholz, 2017); die andere ist die Wirkung, die meine Familie auf mich hatte (persönliche Matrix).

In meinen biografischen Anmerkungen erwähnte ich schon, wie ich mit den Konsequenzen des Deutschseins konfrontiert worden war, als ich in den 1980er Jahren in den Vereinigten Staaten reiste. Sobald meine Deutsche Nationalität zum Thema wurde, verstummten Gespräche oder der Kontakt wurde abgebrochen, obwohl alle Beteiligten der »post-generation« (Hirsch, 2012) angehörten. Erda und Peter berichten in ihren Beiträgen von ähnlichen Erfahrungen bei ihren Reisen durch die Niederlande – Erda wurde in einem Restaurant nicht bedient, und Peter wurde, obwohl er Jude ist, verbal angegriffen, weil sein Auto ein deutsches Nummernschild hatte. Die deutsch-jüdische Tochter eines Holocaust-Überlebenden russischer Herkunft erzählte mir, wie schlecht sie sich als Deutsche im Ausland fühlt, sodass sie es vermeidet in der Öffentlichkeit deutsch zu sprechen. Eine junge Deutsche, die vor Kurzem an einem Schüleraustausch mit den USA teilgenommen hatte, war mit dem Hitlergruß begrüßt worden – in diesem Fall griff der Lehrer das Thema auf und begann eine Diskussion – ein Zeichen dafür, dass sich die Dinge langsam ändern. Solche Vorfälle beeinflussen jedoch das Gefühl kollektiver Identität. Die Verbindung von »deutsch« mit »schlecht« wurde auch Teil unserer Alltagssprache im PAKH. Wenn wir über Aggressionen bei jüdischen Gruppenmitgliedern sprachen, pflegten wir zu sagen: »Das ist sein deutscher Anteil«, und zu dieser Zeit war das nicht als Scherz gemeint. Es war eine unbewusste Selbstzuschreibung. Das könnte ein Zeichen sein, dass die Gleichsetzung von »deutsch« und »schlecht« schon verinnerlicht und eine mentale Repräsentanz geworden war, ein schlechtes »Wir-Objekt« wie Wilke (2016) es bezeichnet. In meinem Fall fielen diese Zuschreibungen auf den Boden meiner verinnerlichten familiären Matrix, die mit latenten Gefühlen von Schuld und Scham gesättigt war.

Was ich aus meiner Erziehung schließen kann, ist, dass meine Eltern sehr leistungsorientiert waren und darauf bedacht, moralisch aufrechte Menschen aus ihren Kindern zu machen, und sie ließen uns manchmal Schuld und Scham für geringfügige Dinge empfinden. Besonders mein Vater war streng und es fiel ihm sehr schwer, diese Gefühle bei sich selbst zu ertragen. Er schien immer recht zu haben und es war schwierig, in seiner Gegenwart anders zu fühlen und zu denken als er, ohne sich schlecht zu fühlen. Die Atmosphäre zu Hause war oft bedrückt und angespannt und ich fühlte mich auf diffuse Weise moralisch ungenügend und »unwert« – vermutlich Gefühle, die mein Vater abspalten und in seine Kinder projizieren musste.

Aus einer psychoanalytischen Perspektive könnte man meine Beziehung zu Alex im Sinne einer Vaterübertragung lesen. Beide provozierten aus unterschiedlichen Gründen Schuld- und Schamgefühle in mir, für beide empfand ich Mitgefühl, wenn sie von Ihren Erfahrungen im Versteck erzählten, und beide hatten ein Gefühl der Verunsicherung über ihre Zugehörigkeit, das ich teilte. Man könnte argumentieren, dass ein vielleicht noch nicht ganz aufgelöster Konflikt mit meinem Vater – die Bemühung um Anerkennung als eine aufrechte Person – mich unbewusst in eine tiefere Beziehung zu Alex gedrängt haben könnte, um ihn dort zu »heilen«. Aber selbst wenn es so sein sollte, ist es nur ein Teil der Geschichte. Es erklärt, warum ich zeitweise zur Protagonistin des Dialogs wurde, lässt aber offen, welche Bedeutung die beschriebenen Szenen als Teil der Matrix der deutsch-jüdischen Verstrickungen in der uns umgebenden Gesellschaft haben. Die transpersonalen Aspekte sind damit noch nicht erfasst.

Es gibt einige Hinweise darauf, dass das Bedürfnis, Schuld- und Schamgefühle zu externalisieren, in der Generation meiner Eltern in Deutschland weit verbreitet ist (Lohl & Morée, 2014). Die Schwierigkeiten meines Vaters im Umgang mit Schuld und Scham verstehe ich als einen Hinweis auf übergroße latente Schuldgefühle, entstanden aus dem Leben im Nationalsozialismus, obwohl und vielleicht gerade weil mein Vater damals ein Jugendlicher war. Er verbrachte wie alle anderen dieser Generation fast seine gesamte Schulzeit im nationalsozialistischen System mit dessen Idealen des Herrenmenschen, der anderen überlegen sei und das auch sein müsse, wenn er nicht riskieren wolle, zu den »Unwerten« gerechnet zu werden.[11] In diesem System gab es nur eine Wahrheit: Du bist richtig oder falsch, du gehörst dazu oder du bist in Gefahr, entwertet zu werden. Ich vermute, dass mein Vater diese Spaltung verinnerlicht hatte. Wie ging er damit um? Wehrte er sich als Pubertierender gegen die kritischen Meinungen seines Vaters? Sympathisierte er vielleicht heimlich mit der Hitlerjugend? Was bedeutete es damals für ihn, sich zu verstecken? Darauf finde ich keine Antworten mehr. Jedoch vermute ich, dass seine unterschwellige

11 Siehe dazu auch Brockhaus (2008), die beschreibt, wie deutsche Mütter während des Nationalsozialismus in der Angst lebten, dass ihre Kinder als unwert betrachtet werden könnten.

tiefe Angst, »falsch« zu sein und entwertet zu werden, es schwer für ihn machte, mit Schuld und Scham umzugehen, und er externalisierte sie in seine Kinder. Unterschwellige Gefühle von Schuld und Scham aufgrund des Holocaust und eine unbewusste Identifikation mit der nationalsozialistischen Ideologie mit ihrem spaltenden Charakter, so meine Hypothese, wurden nach dem Zweiten Weltkrieg Teil der deutschen Grundlagenmatrix und durchdrangen alle Lebensbereiche. Die Generation meiner Eltern – gleichzeitig Kriegs- und Nazi-Kinder – tragen diese Gefühle als geteilte psychische Repräsentanzen der Täterseite in sich, meist ohne sich darüber im Klaren zu sein. Hinzu kommt, dass diese Generation teilweise auch sehr belastenden und manchmal auch traumatisierenden Erfahrungen ausgesetzt war. Solange sie mit diesen beiden Aspekten ihrer Geschichte nicht umgehen kann, werden ihre Kinder zu »Containern« der abgespaltenen Gefühle mit den daraus resultierenden psychologischen Aufgaben.

Alex und Robert

Während eines Workshops mit »living sculptures«[12] hatten jüdische und nicht-jüdische Teilnehmende gut über das Thema der Auswirkungen der Vergangenheit zusammengearbeitet. Die Frage, wer zu welcher kollektiven Gruppe gehöre, war in den Hintergrund getreten zugunsten komplexerer geteilter sozialer Identitäten. In der Abschlusssitzung äußerten mehrere Teilnehmende den Wunsch, sich von ihrer Fixierung auf die Vergangenheit zu befreien.

Als Alex an der Reihe war, wandte er sich unerwartet an Robert, einen Mann der dritten Generation und fragte ihn: »Was tun Sie gegen Neonazis?« Die Atmosphäre war sofort explosiv. Robert reagierte zunächst mit einem trotzigen »Nichts!«, dem Alex ein »So hat es damals auch angefangen!« entgegensetzte. Robert war den Tränen nahe. Er war kurz davor, aufzustehen und aus dem Raum zu stürmen. Nur die physische und verbale Berührung durch andere Gruppenmitglieder konnten ihn zum Bleiben be-

12 Dieser Workshop wurde von Björn Krondorfer geleitet; zur Arbeit mit »Lebenden Skulpturen« siehe auch Krondorfer (2013). »Lebende Skulpturen« sind eine Improvisationstechnik, die sich der Arbeit an individuellen und kollektiven Identitätskonflikten durch körper-und themenzentrierte Darstellung eines »Monuments« nähert. Diese Methode ist besonders effektiv bei heterogenen Gruppen und interkulturellen Begegnungen.

wegen. Diesem Vorfall waren mehrere Begegnungen zwischen Alex und Robert vorausgegangen, bei denen Robert sich von Alex provoziert gefühlt hatte. Bei ihrer ersten Begegnung, in der Alex Robert als Überlebender vorgestellt wurde, hatte Alex ihm ins Ohr geflüstert: »Ich möchte Sie ja nicht beleidigen, aber Sie sehen aus wie Adolf Hitler.« Bei einer anderen Gelegenheit kommentierte er: »Du siehst aus wie ein strammer Deutscher.« Einmal interpretierte Alex Roberts schwarzen Anzug als »Geheimzeichen – wie es die SS-Leute nach dem Krieg verwendeten, um sich einander zu erkennen zu geben«. Robert beschrieb später, wie er zuerst geschockt war, aber freundlich blieb und versuchte, Alex Eindruck auf einer kognitiven Ebene zu widerlegen. Es kochte aber Ärger in ihm. Als Alex ihn dann nach der Skulptur-Arbeit vor versammelter Runde ansprach, wurde es ihm zu viel. Robert äußerte später:

> »Im Grunde hatte ich schon erwartet, dass so etwas wieder passieren würde. Trotzdem war ich ganz schön aufgewühlt. Das ›So hat es damals auch angefangen‹ habe ich schon gar nicht mehr hören können. Ich dachte, ich muss mich hier nicht beleidigen lassen. Ich weiß, dass ich kein Nazi bin, fühlte mich aber trotzdem massiv in diese Rolle gedrängt. Dagegen habe ich mich gewehrt.«

Robert fragte sich aber auch, warum Alex gerade auf ihn ansprang. Er fühlte, dass etwas in ihm das provoziert haben könnte. In Diskussionen verspürte er manchmal eine Lust, andere zu provozieren, indem er gegen sie argumentierte, auch wenn es nicht seinen eigenen Überzeugungen entsprach. Er hatte vorübergehend einen »undercut« getragen, eine Frisur, die er mit der elektronischen Musikszene in Verbindung brachte, die andere aber mit Nazi-Mode assoziierten. In Gegenwart von Juden fühlte er sich häufig befangen und schuldig. Robert nahm an, dass das in Zusammenhang stand mit seinem antisemitischen Großvater, der mit dem Nazi-Regime kollaboriert hatte. Dieser war Leiter einer arisierten jüdischen Weberei im Sudetenland geworden, die später Waffen herstellte.

Sowohl in Roberts als auch in meiner Beziehung zu Alex entstanden die Verwicklungen sehr schnell, direkt mit der ersten Begegnung. Wie wir von Bion (1961, 2018) wissen, ist es immer beunruhigend, wenn ein neues Mitglied in eine Gruppe kommt. Auf einen Überlebenden muss es sehr verunsichernd wirken, wenn unbekannte Deutsche der Gruppe beitreten, und kleine Auslöser können dann traumatische Ängste wieder aufflammen lassen. In meinem Fall war es das Wort »Antrittsbesuch«, das Alex in einen Zustand innerer Alarmbereitschaft versetzte. Robert ist ein junger Mann mit klaren Gesichtszügen, heller Haut, blonden Haaren und graublauen Augen – er sieht so aus, wie man sich im Nationalsozialismus einen Arier vorstellte. Das könnte für Alex, dessen Angst vor Neonazis immer präsent war, bedrohlich gewesen sein.

Aber nicht nur bei Überlebenden kommt bei der ersten Begegnung Angst auf. Die transgenerationell erworbenen Gefühle des nicht-jüdischen Gegenübers führen zu einer unterschwelligen Angst vor Verurteilung und Beschämung. Die unbewusste Identifikation mit dem »schlechten Deutschen« löst das Bedürfnis aus, »auf der richtigen Seite« zu stehen und diesen Selbstanteil zu externalisieren. In der Begegnung werden diese miteinander verwobenen Aspekte aktiviert und der Zirkel projektiver Identifikationen beginnt.

Im Gegensatz zu einem Überlebenden russischer Herkunft in unserer Gruppe beschäftigte sich Alex viel mehr mit »schlechten Deutschen« und Neonazis. Das mag darin begründet liegen, dass er sich in seiner Kindheit so positiv mit dem Deutschsein identifiziert und sich sogar gewünscht hatte, zu den hübsch angezogenen Jungen zu gehören, die im Gleichschritt durch die Straßen marschierten. Aber nun, nachdem der Holocaust geschehen und er zum Opfer gemacht und traumatisiert worden war, war dies unerträglich. Der deutsch-jüdische Psychoanalytiker Martin Wangh (1996), geboren 1911 in Leipzig, 1938 in die Vereinigten Staaten ausgewandert, erzählt von seinem eigenen Enthusiasmus für das Militär, den er während des Ersten Weltkrieges mit Gleichaltrigen teilte, von seinem deutschen Patriotismus und dem Wunsch dazuzugehören. Nach dem Zweiten Weltkrieg war sein Konflikt zwischen Liebe und Hass gegenüber Deutschland so stark, dass es für ihn schwierig war, Deutschland zu besuchen – er konnte das Wiederaufleben seines deutschen Patriotismus im Angesicht der Schrecken, die geschehen waren, nicht ertragen. Deutschland wurde ein gespaltenes Objekt – ein geliebtes und ein mörderisches – ohne eine Möglichkeit, dies miteinander zu versöhnen. Es ist klar, dass solche Empfindungen eine Psyche in extreme Spannung versetzen, und Spaltung mag eine Lösung sein. Alex fühlte sich jetzt ganz jüdisch und externalisierte den deutschen Teil seiner Identität – und das tat er, indem er sich auf »schlechte Deutsche« und Neonazis fixierte und gegen sie kämpfte. Also führte in Alex' Fall nicht allein das Trauma dazu, dass er so reagierte, wie er es tat, sondern auch seine abgespaltene deutsche Identität. Er hatte ein Bedürfnis danach, seine eigenen früheren Ambitionen, deutsch zu sein, zu externalisieren. Robert wurde dadurch für ihn zum Protagonisten eines Nazis, den er in Schach halten musste.

Alex und die Gruppe

Alex war in der Gruppe immer wieder präsent, indem er scheinbar unvermittelt und kontextfrei aus seiner Biografie erzählte. Er sprach von seinen Erlebnissen im Ghetto, vom Holocaust oder dem Leben unter dem Kommunismus. Er erzählte jüdische Witze oder kam auf die Deutschen und die Neo-Nazis in Deutschland zu sprechen. Es war, als ob er sagen wollte: *Die Gefahr ist überall, die ganze Zeit.* Diese Einwürfe fühlten sich an wie Unterbrechungen und manchmal verlor die Gruppe den Überblick darüber, was das eigentliche Thema gewesen war. Plötzlich hing der Holocaust in der Luft wie eine dunkle Wolke. Das hinterließ die Gruppe zeitweise desorientiert und paralysiert – niemand wagte es, Alex darauf anzusprechen, aus Respekt vor seinem Alter und dem Leid, das ihm widerfahren war. Alex Trauma brach in unsere Psychen ein und stoppte den Dialog. Manchmal wurden einzelne Personen in der Gruppe sehr ärgerlich gegen ihn, während andere ihn verteidigten oder zu vermitteln versuchten.

Uns fiel mit der Zeit auf, dass solche Unterbrechungen immer dann passierten, wenn sich die zweiten und dritten Generationen gerade in einem konstruktiven Dialog befanden, sich mit ihren eigenen Identitätsproblemen auseinandersetzten und Verständnis füreinander entwickelten. Die Tatsache, dass die »Post-Generationen« (Hirsch, 2012) sich mit sich selbst beschäftigten und sich lebendig austauschten, schien Alex offensichtlich zu irritieren. Seine Narrative schienen dann eine unterschwellige Botschaft an die nächste jüdische Generation zu vermitteln: *Seid loyal mit uns Opfern. Macht nicht gemeinsame Sache mit diesen Nachfahren von Tätern. Man kann Ihnen nicht trauen, sie sind wie ihre Eltern und Großeltern.* Oder: *Es kann jederzeit wieder geschehen.* Oder: *Was wir (die Überlebenden) durchgemacht haben, war viel schlimmer, ihr solltet nicht klagen.* Oder: *Sag nicht, dass Du gelitten hast, das ertrage ich nicht, das macht mir noch mehr Schmerzen, denn ich wollte Dich immer beschützen.* Die Narrative beschworen die kollektive jüdische Identität auch aus der Angst heraus, die jüdischen Nachkommen an »die Deutschen« zu verlieren und selbst aufgegeben zu werden. Gleichzeitig enthielten sie auch eine Botschaft an die nicht-jüdischen Deutschen: *Es geht noch immer eine Gefahr von Euch aus.*

Die latente oder offene Angst, dass etwas ähnlich Schlimmes wie der Holocaust wiederholt werden könnte, kann in solchen Momenten von den Überlebenden auf die zweite Generation überspringen. Die Tochter eines Überlebenden sagte einmal zu einem nicht-jüdischen Deutschen: »Das möchte ich dann erst mal sehen, wo Du stehst, wenn es wieder losgeht.« Diese vom Trauma der Überlebenden herrührenden Ängste verstärkten sich in unserer Gruppe deutlich durch politische Ereignisse wie die Zunahme rechtsextremer Gewalt und eine Reihe von Morden, die durch Neonazis in Deutschland verübt worden waren. Alex, der sich eine Zeit lang in Deutschland wohl gefühlt hatte, wurde durch diese Ereignisse in eine innere Alarmbereitschaft versetzt. Je mehr seine Ängste zunahmen, umso mehr wurde er zu einer mahnenden Stimme in der Gruppe. Wieder und wieder lenkte er unsere Aufmerksamkeit auf die Bedrohung durch rechtsextreme deutsche Gruppierungen.

Alex Bemerkung vom »Deutschen Volkscharakter« vor einer Sitzung zur Täterdynamik im Literaturkreis traf uns in einer sehr sensiblen Situation: Sowohl auf jüdischer als auch auf nicht-jüdischer Seite gab es ein Berührungstabu. Alex Bemerkung hatte die nicht-jüdischen Teilnehmenden in nächste Nähe zu nationalsozialistischen Tätern gerückt. In der anschließenden Diskussion kamen in der Gruppe mehrere Symptome auf: Konzentrations- und Erinnerungsstörungen, bedrückte und leicht überdrehte Gestimmtheiten der Teilnehmenden, Somatisierungen wie z. B. Kopfdruck und Übersprungshandlungen wie z. B. Hinauslaufen. Ich verstehe diese Symptome als Abwehrbewegungen gegen zentrale Ängste. Die nicht-jüdischen Deutschen befürchteten, als »schlechte« Deutsche verurteilt, beschämt und verachtet oder gar als »Nazi-Täter« entlarvt zu werden. Bei den jüdischen Teilnehmenden mögen Ängste aufgekommen sein, sich mit den »Mördern ihrer Vorfahren« konfrontiert zu sehen, wieder die Rolle eines »Opfers« zugeschrieben zu bekommen oder auch mit eigenen Aggressionen und Rachewünschen in Kontakt zu kommen. Durch Alex Bemerkung waren auch in der zweiten Generation vorübergehend die Grenzen zwischen früher und heute verwischt worden – die Regression hatte die ganze Gruppe erfasst und die Vergangenheit war wieder einmal gegenwärtig.

Man kann Alex' (Re-)Aktionen als Versuch interpretieren, wieder Sicherheit zu gewinnen durch die Rückkehr zur Spaltung zwischen den jeweiligen Großgruppenidentitäten, wodurch die Rollen zwischen »Opfern« und »Tätern« wieder klar zugeschrieben werden können. Bei der Auseinandersetzung zwischen Robert und Alex am Ende des »living sculptures«-Workshops wirkte die Gruppe jedoch als ein »Container« im Sinne Bions (1961), denn die Gruppenmitglieder waren in der Lage, sowohl Alex Furcht als auch Roberts Not und Wut zu benennen und zu verstehen. Als Alex an diesem Tag Roberts Reaktion sah, war er sehr betroffen. Er hatte lediglich aus seiner inneren Besorgtheit heraus agiert und nicht bedacht, wie dies auf Robert wirken würde. In solchen Momenten ist es eine schwierige Gratwanderung, die überlebende Person in ihrer persönlichen Geschichte zu verstehen und gleichzeitig dem Ausmaß und manchmal auch der Aggressivität ihrer Einlassungen Grenzen zu setzen. Obwohl die Person, die die Aufgabe der Grenzsetzung übernimmt, leicht als Repräsentant der Täterseite wahrgenommen werden kann, wird eine stabile Gruppe einer solchen Assoziation entgegenwirken. Es erscheint herzlos, Überlebenden den Raum zum Sprechen zu begrenzen. Wenn jedoch keine Grenzen gesetzt werden, können sich destruktive Dynamiken ausbreiten, die es den gegenwärtigen Beziehungen der Post-Generationen untereinander nicht erlauben zu wachsen. Nachkommen benötigen deshalb auch einen Ort für ihren eigenen Diskurs und ihre Beziehungen untereinander.

Annäherungen an die »Todeszone«: Der Dialog von Nachkommen beider Seiten miteinander

Die Tatsache, dass die Nachwirkungen eines Genozids über die Lebensspanne eines Individuums hinausreichen und zukünftige Generationen beeinflussen, stellt eine besondere Herausforderung dar. Aktuelle Forschungen zeigen, dass der Einfluss eines Genozids über mindestens drei oder vier Generationen nachverfolgt werden kann (für einen Überblick siehe Moré, 2013). In Deutschland deuten zahlreiche Veröffentlichungen zu Kriegskindern, Kriegsenkeln und transgenerationeller Übertragung auf die anhaltende soziale Bedeutung des Holocaust und des Nationalsozialismus hin.[13] Dasselbe kann in verschiedenen künstlerischen Auseinandersetzungen mit

13 Als Beispiele seien hier die populären Bücher von Sabine Bode (2004) und Ann-Ev Ustorf (2008) herausgegriffen. Für eine Interdisziplinäre Studie siehe Lohl und Moré (2014). Zu Kriegsenkeln in der Psychotherapie siehe Luise Reddemann (2015).

diesen Themen beobachtet werden.[14] Die Fragen, denen wir hier nachgehen möchten, sind, wie die Folgen eines Genozids sich in nachfolgenden Generationen manifestieren, welche psychischen und interaktiven Mechanismen in den jeweiligen Generationen eine entscheidende Rolle spielen und wie sie überwunden werden können.

Oben haben wir gesehen, wie Erzählungen Überlebender im Dialog kritische Punkte erreichen und Sprengkraft entwickeln können. Ähnliche Dynamiken können sich jedoch auch im Dialog von Nachkommen beider Seiten miteinander ereignen. Dies trifft besonders auf Situationen zu, in denen sich eine Gruppe der »Todeszone« nähert. Mit diesem Begriff möchte ich jene Momente in Dialogprozessen bezeichnen, in denen Teilnehmende der zweiten und dritten Generationen eine emotionale Nähe zu Themen erreichen, die die Schrecken der Vergangenheit reaktivieren könnten. Dies sind Momente, in denen die Angst vor seelischer oder sozialer Zerstörung oder dem Tod hervorgerufen wird, ungeachtet der Tatsache, dass diese Gefühle nicht der aktuellen äußeren Realität entsprechen. In der Psyche der Einzelnen kommt es dabei zu einem »Telescoping« (Faimberg, 1987), in der Gruppe zu einem »Zeitkollaps« (Volkan, 1999, 2014), dem Zusammenfallen von Vergangenheit und Gegenwart in eins. Die »Geister der Vergangenheit«, wie Pogany-Wnendt sie in seinem Kapitel benennt, sind dann anwesend und bedrohen den Dialog.[15] Die Gruppenatmosphäre verändert sich, und kleinere Konflikte können zum Scheitern des Dialogs führen, indem die Teilgruppen sich gegenseitig angreifen oder eine Gruppe sich der anderen unterwirft (Bar-On, 2007). Mit Bion (1961, 2018) kann man dies als Regression zu den Grundannahmen von »Kampf oder Flucht« oder »Abhängigkeit« beschreiben.

In PAKHs »Post-Generationen«-Dialog beobachteten wir viele dieser Dynamiken und Muster in kritischen Momenten. Oft bekam ein kleiner und scheinbar unwichtiger Vorfall oder alltäglicher Konflikt besondere Aufmerksamkeit, indem er mit der Vergangenheit verknüpft wurde. Wäh-

14 Ein international für sein Werk über Nationalsozialismus und den Holocaust bekannter Künstler ist Anselm Kiefer, dessen Vater als Offizier im Zweiten Weltkrieg an der Ostfront eingesetzt wurde. Gerhard Richter, an dessen Biografie Florian Henkel von Donnersmarck seinen Film Werk ohne Autor (2018) anlehnte, hat den berühmtem Birkenau-Zyklus geschaffen, der aktuell ein eigenes Museum in der Nähe von Ausschwitz erhalten hat.

15 Für Momente von Telescoping siehe außerdem die Kapitel von Erda Siebert und Beata Hammerich in diesem Band.

rend der ersten Jahre der Arbeit des PAKH führten solche kritischen Momente tatsächlich zu einem Scheitern in der Fortführung des Dialogs, und der PAKH verlor eine Reihe von Mitgliedern auf diese Weise. Jedoch lernten wir mit der Zeit und zunehmender Erfahrung, die Bedeutung solcher Prozesse besser zu erkennen und sie zu bewältigen. Uns wurde klar, dass kritische Punkte zu transformativen Wendepunkten werden konnten, und wir begannen deshalb, sie nicht nur als Bedrohung, sondern auch als Herausforderung und Gelegenheit zu sehen, die Komplexität transgenerationeller Thematiken besser zu begreifen.

Im nächsten Abschnitt möchte ich einige wiederkehrende Verstrickungen beleuchten, die zunächst eine Bedrohung für uns darstellten, aber im Laufe unseres Dialogs zu Wendepunkten wurden. Zuerst werde ich Konflikte beschreiben, die um Situationen herum entstanden, welche mit der Veröffentlichung unserer Dialog-Prozesse zusammenhingen, was hauptsächlich die wissenschaftliche Arbeitsgruppe betraf. Die zweite Gruppe von Beispielen beziehe ich aus einer ganztägigen Großgruppensitzung von 2008, die von Vamik Volkan moderiert wurde.

An die Öffentlichkeit gehen: Eine Herausforderung für die Gruppe

Kritische Situationen traten immer auf, wenn Mitglieder des PAKH sich entschieden, mit ihrem Dialogprozess an die Öffentlichkeit zu gehen. Aus der Gruppenperspektive gesehen, bedeutet das Öffentlich-Machen, die Grenzen der Gruppe zu überschreiten und in die Matrix einer größeren Gruppe einzutauchen. Das erhöht schon im Vorhinein das Angst- und Spannungsniveau in der Gruppe und stimuliert regressive Phänomene wie z. B. die Tendenz der Gruppe, in Spaltungen zurückzufallen. Außerdem scheint die Öffnung nach außen aufgrund von Schamgefühlen, die in diesem Kontext auftreten, ein sensibles Thema zu sein (siehe auch die Diskussion von Scham im Kapitel von Beata Hammerich). Wir sahen dies bei den erschütternden Krisen des PAKH 1998 und 2001 und auch beim Konflikt zwischen Erda und Peter in der Vorbereitung auf die Konferenz 2006 in Kapstadt, die in vorangegangenen Kapiteln dieses Bandes behandelt wurden.

Ich war noch kein Mitglied der Gruppe als diese Konflikte sich ereigneten, aber mir war trotzdem klar, dass sie existierten und in der Luft hingen. Im Verhältnis zu den Gründern des PAKH, zur ersten Krise und zu Erdas und Peters Konflikt repräsentierte ich in gewisser Weise eine Post-Generation im

PAKH. Als ich mehr als einmal fragte, was damals geschehen war, wurde die Atmosphäre still und gedrückt und es brauchte einige Zeit und Mühe, bis die PAKH-Arbeitsgruppe bereit war, mir vom (Selbst-)Ausschluss eines jüdischen Gründungs-Mitglieds des PAKH zu erzählen (siehe Kap. Johannes Pfäfflin). Der PAKH hatte eine Leiche im Keller. Es gab latente Schuld- und Schamgefühle darüber, dass die Gruppe damals nicht fähig gewesen war, die Dynamiken zu verstehen und sie deshalb ausagiert hatte. Lange Zeit gab es ein Tabu, über den ersten großen Konflikt, der damals in der PAKH-Gruppe nicht gelöst werden konnte, zu sprechen, bis er dann in abgewandelter Form zwischen Erda und Peter wiederauftauchte. Die Auslöschung von Juden, die Teil der deutschen Geschichte ist, war in Abschwächung und auf einer sozialen Ebene als Ausgrenzung nun auch Teil der Geschichte und der Gruppenmatrix des PAKH geworden, und wie ihre Eltern früher erlebten die Beteiligten nun, wie schwer es ist, dies zu akzeptieren und darüber zu sprechen.

Bei der Vorbereitung unserer Beiträge für dieses Buch entschieden wir deshalb, eine Projektgruppe für Erdas und Peters Konflikt zu bilden. Wir drei trafen uns von Zeit zu Zeit, um unsere Gedanken, Wahrnehmungen und Gefühle darüber auszutauschen und besprachen dies dann in der Arbeitsgruppe. Die Tatsache, dass ich mich in der Position einer Außenstehenden befand, wurde in der Arbeitsgruppe als problematisch erachtet. Diese Position brachte jedoch den Vorteil einer gewissen Distanz zu den Teilnehmenden mit sich, was hilfreich war. Dennoch blieb das Problem des »darüber Schreibens« während des ganzen Schreibprozesses schwierig und wurde manchmal von Aspekten der Vergangenheit belastet: Die Frage, wer über was und wen sprechen oder schreiben dürfe, wurde plötzlich in der Vorstellung der Beteiligten zu einem Kampf um *Lebensraum*, einem tragenden Pfeiler der Nazi-Ideologie territorialer Expansion. Indem ich die Rolle einer teilnehmenden Beobachterin einnahm, wurde ich manchmal so wahrgenommen, als würde ich mich über andere stellen, sie in Forschungsobjekte verwandeln und beschämen. Deshalb befürchtete ich zeitweise, mein Kapitel könnte von der Gruppe »zerstört« werden. Man kann dies als eine sanftere Variante der »Vernichtungsangst«-Thematik interpretieren.

»Täter«-»Opfer«-Verstrickungen in der Großgruppe des PAKH

Die folgenden Beispiele sind Auszüge aus einer ganztägigen Großgruppensitzung (2008), die von Vamik Volkan moderiert wurde. Im Laufe des Gesprächs tauchten sich wiederholende Themen auf, die für eine Post-Genozid-Dialoggruppe typisch sein könnten. Die Sequenz der folgenden Szenen zeichnet den Gruppenprozess ab, wie er sich über den Tag entwickelt hat. Er begann mit einer verdeckten Opfer-Konkurrenz zwischen jüdischen und nicht-jüdischen Gruppenmitgliedern, gefolgt von der Enthüllung der heimlichen Liebe einer nicht-jüdischen Teilnehmerin zu ihrem Täter-Vater. Diese »unehrenhafte Liebe« wurde von einem jüdischen Teilnehmenden mit dem Empfinden großer Loyalität zu seinen traumatisierten Eltern beantwortet, die unvereinbar schien mit seiner Beziehung zur Täter-Tochter. Die Gruppe geriet dadurch an den Rand einer Spaltung. Diese konnte jedoch integriert werden und die Gruppe konnte sich Themen ihrer unterschiedlichen Großgruppenidentitäten zuwenden und trauern.

Beispiel 1: Latente Opferkonkurrenz

Bella, eine jüdische Teilnehmerin, kam zu spät zur Sitzung, die bereits begonnen hatte. Aufgewühlt erzählte sie uns, dass ihr die Wohnung gekündigt worden sei, in der sie über 20 Jahre gelebt hatte und die ihr Zuhause geworden war. Sie erlebte die Kündigung wie die Vertreibung aus ihrem Nest und brach in Tränen aus. Sie war verzweifelt, überwältigt von Gefühlen der Einsamkeit und erzählte vom Verlust ihres Heimatlandes. Ihre Familie war aus einem Land des ehemaligen Ostblocks nach Deutschland ausgewandert. Anna, ein deutsches Kriegskind, sprach stark auf Bellas Geschichte an und begann zum ersten Mal über die Verluste zu sprechen, die ihre Familie durch den Zweiten Weltkrieg und durch Vertreibung und Flucht aus dem Osten erlitten hatte. Ein anderes Gruppenmitglied antwortete ungehalten: »Das kann man doch nicht vergleichen, die Geschichte der Deutschen und die der Juden!« Davon ermutigt fuhr Bella fort, über das historische Schicksal der Juden zu sprechen und setzte ihre eigene Erfahrung in den Kontext der Geschichte der Vertreibungen von Juden. Ihre Wohnung zu verlieren, mag Bellas vergangene Verlusterfahrung aktualisiert haben und das Eintreten in die Großgruppe versetzte sie möglicherweise in eine Regression. In dieser Situation versuchte sie Sicherheit wiederzuerlangen, indem sie sich mit einem Aspekt jüdischer Großgruppenidentität verband.

Erda – ein Kriegskind und Kind nationalsozialistischer Eltern – war ebenfalls anwesend. Durch pures Glück hatte sie die Bombardierung und den Feuersturm von Dresden überlebt und ihre Familie war 1945 geflüchtet. Da ich neben ihr saß, spürte ich, wie tief Erda innerlich bewegt war, aber äußerlich erstarrte. Später sagte Erda, dass Annas Geschichte in ihr die Hoffnung geweckt hatte, in ihrem eigenen Leiden gehört und verstanden zu werden. Aber Bellas Erzählung hatte sie auch zutiefst beschämt und verstummen lassen. Erda hatte ihr eigenes Leid plötzlich als unwichtig empfunden und sich schuldig gefühlt, dass sie es überhaupt hatte erwähnen wollen. Auch Anna verstummte.

In dieser Szene wird die Not deutscher Kriegskinder spürbar, die in ein Kollektiv von Tätern hineingeboren wurden, aber selbst mit traumatischen Erfahrungen und Schuldzuweisungen belastet sind. Ihre spezielle Bürde ist in Dialoggruppen schwierig zu thematisieren, da dies angesichts des extremen Leids, dem Juden ausgesetzt waren, unangemessen erscheint. Mit ihrem Opfernarrativ hatte Bella direkt Bezug genommen auf deutsche Täterschaft und den Bogen bis in die Gegenwart geschlagen. Erda und Anna waren besonders empfänglich für diese Zuschreibung, sie erstarrten und verstummten. Diese Erstarrung wurde wiederum von einigen Gruppenmitgliedern als Härte und Kälte wahrgenommen. Alex, der bei diesem Treffen auch anwesend war, sah bei Erda »ein typisch deutsches Gesicht« ohne jedes Mitgefühl für Bellas Schicksal. Bella und Alex konnten die Vorstellung, dass Deutsche auch Opfer gewesen sein könnten, in diesem Moment nicht zulassen. Es war deshalb schwierig für Erda und Anna, sich Raum zu nehmen und ihre Geschichten zu erzählen. Obwohl Volkan Anna zweimal dazu ermutigte, traute sie sich nicht. Später sagte sie: »Ich hatte das Gefühl, wenn ich mir zu viel Platz nehme, dann geht es mir an den Kragen, ich werde platt gemacht. Irgendwie schien es lebensgefährlich für mich.« Über die Sitzung schrieb sie später:

> »Den weiteren Verlauf der Sitzung kann ich wegen der Flut der inneren Bilder nicht genau wiedergeben […] es war spannungsgeladen, wieder wurde in mir das Gefühl bestärkt, dass für diese bedeutsamen Erinnerungen und biografischen Zusammenhänge kein Platz sei – es unerwünscht, unerlaubt sei, so, wie ich es immer gekannt hatte. […] Dass diese Verluste eigentlich nie so richtig betrauert werden konnten, weil wir als Deutsche uns mit so unbeschreiblich schwerer Schuld beladen und kein Recht zu klagen hätten.«

Es lagen sehr viel Trauer darin sowie Schuld -und Schamgefühle und gleichzeitig ein Tabu, darüber zu sprechen und diese durchzuarbeiten. Dieses Tabu verweist auf die Macht der deutschen kollektiven Identität, die beschädigt und kontaminiert ist durch den Nationalsozialismus: »[...] weil *wir, als Deutsche* [Hervorheb. EH], uns mit unbeschreiblich schwerer Schuld beladen [hatten]«. Die Flut der inneren Bilder bzw. die Überflutung mit Schamgefühlen ließen Anna und Erda schweigen. Es stellte sich das Gefühl ein, kein Recht zu haben, über das eigene Leid zu sprechen. Es kam also nicht zu einer offenen Opferkonkurrenz, sondern sie blieb verdeckt. Die aggressiven Aspekte wurden gegen das eigene Selbst gerichtet und blieben unterschwellig wirksam. Auf die Frage, ob sie wütend sei, sagte Anna:

> »Ich wünschte, ich könnte wütend sein und mir endlich meinen Raum für meine eigene Geschichte nehmen. Stattdessen fühle ich mich jedes Mal daneben, unerwünscht und beschämt. Dann kommt diese schreckliche Angst, wo ich in den Boden versinken möchte.«

Auch Erda war überwältigt von Erinnerungen und gleichzeitig »ruhiggestellt« durch Schuld- und Schamgefühle.

Beispiel 2: Eine »unehrenhafte« Liebe – gespaltene Loyalitäten zu Täter-Eltern

Während der Sitzung unterstützte Volkan Erda und Anna aktiv. Er fragte danach, ob jemand von den nicht-jüdischen Deutschen persönliche Gegenstände aus der Vergangenheit besäße, die positive Assoziationen zuließen (sogenannte positive Reservoire, siehe Volkan, 1999). Durch diese Ermutigung ermöglichte er es ihnen, aus eng umschriebenen kollektiven Identifikationen mit Täteraspekten herauszutreten. Eines der größten Tabus, das am meisten mit Scham beladene, ist die heimliche Liebe zu Tätereltern. Eine solche »unehrenhafte« Liebe war in unserem Kreis lange als Diskussionsgegenstand vermieden worden, wurde aber in der Großgruppe zum Thema. Hier gab Erda ihre geheime Verbindung zum Vater ihrer Kindheit preis und sprach über sein Geschenk, das Buch *Der Kleine Prinz*, welches all die Jahre ihr geheimer Schatz gewesen war (siehe Kap. Erda Siebert). Erda erwähnte später, dass das Buch quasi magisch für sie wurde, besonders in Momenten großer Einsamkeit und als sie begann, das offizielle Dossier zu lesen, das die Rolle ihres Vaters während des Nationalsozialismus dokumentierte.

> »Ich holte es mit nostalgischen Gefühlen hervor und es verstärkte die vermeintlich guten Seiten meines Vaters. Es half mir, ambivalente Gefühle los-

> zuwerden, verhinderte aber auch das Trauern. Ich erweiterte es sogar, indem ich ein wundervolles Hörbuch kaufte und der poetischen Stimme zuhörte, die zu mir sprach. In solchen Momenten fühlte ich mich, als ob der *Kleine Prinz* sowohl mein Vater als auch ich sei.«

Mit Volkan (2013, S. 94) können wir das Buch als ein »verbindendes Objekt« verstehen, ein externalisiertes mentales Double des Vaters, das Erdas eigene mentale Repräsentanz »dort draußen« trifft. Die Idealisierung half, maligne (Selbst-)Objekt-Repräsentanzen in Schach zu halten. Es leuchtet ein, dass es für Erda immer sehr wichtig gewesen war, sich von ihrem Vater zu distanzieren. Das hatte sie offensichtlich auf der bewussten Ebene getan, indem sie so gründlich wie möglich seine Missetaten recherchierte und indem sie viele Jahre damit zubrachte, ihre Familiengeschichte zu dokumentieren. Jedoch offenbarte sie jetzt, dass in ihr noch immer der Vater ihrer Kindheit existierte, der Vater, den sie vermisst und idealisiert hatte. Da Erda in unserer Gruppe eine Protagonistin für alle Kinder von Tätern ist, konfrontiert mit einem Vater oder einer Mutter, die Verbrechen begangen hatten, war dies ein hochbedeutsamer Moment in der Gruppe, der von starker Anspannung begleitet war.

Kinder von Tätereltern mögen die Taten ihrer Vorfahren verurteilen und ihre Werte missbilligen, aber zur selben Zeit leben versteckte Loyalitäten weiter. Die geheime Liebe induziert Schuld- und Schamgefühle und macht die Kinder deshalb besonders anfällig für die Zuweisung der Täterrolle. Deswegen übernahm Erda die Aufgabe, die Schuld ihrer Eltern auf sich zu nehmen und akzeptierte die Beschuldigungen, die an diese hätten gerichtet werden müssen. Darin liegt eine gewisse Tragik: Täterkinder bleiben durch diese meist unbewussten Prozesse eng an ihre Eltern gebunden und leiden an Gefühlen der Identitätsdiffusion, gleichzeitig sind sie isoliert und einsam – sie sind in Entfremdung an ihre Eltern gebunden. Dies der Gruppe zu offenbaren und in ihrem Leiden Anerkennung zu finden, half Erda, die innere Spaltung zwischen dem idealisierten Vater ihrer Kindheit und dem verabscheuten Tätervater zu überwinden. Sie konnte die idealisierte, doch verblasste Vaterfigur näher untersuchen, was Raum dafür schuf, um einen Vater zu trauern, den sie nie gehabt hatte. Ihre geheime Komplizenschaft mit dem Vater ging über in eine differenzierte emotionale Auseinandersetzung, wie in ihrem Kapitel dargelegt. Dies verschaffte auch anderen nicht-jüdischen Teilnehmenden Erleichterung.

Peter als Erdas Gegenpart und Protagonist der Nachfahren von Holocaust-Überlebenden brachte jedoch die Anspannung auf den Höhepunkt, indem er empört reagierte. Für ihn war es undenkbar, dass jemand einen Vater, der Täter war, lieben könnte. Es konnte einfach nicht sein, dass Erda ihren Vater liebte. Sie sollte ihn verabscheuen – sonst könne er nicht länger mit ihr befreundet sein (siehe Kap. Peter Pogany-Wnendt). Es drohte jetzt eine Spaltung in der Gruppe und eine Regression in einen Kampf- versus Flucht-Modus.

Beispiel 3: Das Verlangen nach absoluter Solidarität – starke Loyalitäten zu viktimisierten Eltern

Peter wurde in dieser Situation wieder zum Protagonisten für jene Nachkommen von Überlebenden, die vom Leid ihrer Eltern geprägt, deren Ängste und Hass gegenüber den Tätern in sich tragen. Die Holocaust-Erfahrung seiner Eltern hatte die Welt in Schwarz und Weiß geteilt, sobald dieses Thema aufkam. Einen differenzierten Blick auf die Täter und ihre Nachkommen einzunehmen, schien in seinen Augen das Leid seiner Eltern herabzusetzen, was ihm unerträglich war. Es war eine Teilnehmende der dritten Generation, die einen Bruch in der zerbrechlichen Beziehung zwischen Erda und Peter verhinderte. Peters Tochter war überzeugt, dass alle Kinder ihre Eltern lieben, und äußerte ihre Meinung. Für sie war es undenkbar, ihren Vater nicht zu lieben, egal was er getan hatte. Peter achtete in seiner Qual nicht darauf, was sie gesagt hatte, und konnte sich später nicht daran erinnern – ein Zeichen dafür, dass er sich in einer emotional überfluteten inneren Situation befand. Volkan verstärkte die Stimme seiner Tochter, indem er sagte: »Alle Kinder lieben ihre Eltern.« Auf diese Weise wurden Gefühle der Liebe für die Eltern aus der Tabuzone geholt. Wir alle waren Kinder von Eltern, unabhängig von unseren kollektiven Identitäten.

Volkans Akzeptanz der Gefühle zu den eigenen Eltern hinterließ Peter in einer verletzlichen Position, die ihn verunsicherte und sogar beschämte. Doch mit ihrer wachsenden Fähigkeit zum »Containment« gelang es der Gruppe, sowohl Erdas als auch Peters Gefühle und Bedürfnisse zu fassen. In der Folge konnte Peter sein eigenes Verlangen nach absoluter Solidarität mit den Opfern hinterfragen. Volkans Aussage und die Akzeptanz seiner und Erdas Position durch die Gruppe entlasteten ihn von seinem Zwang, Schuldgefühle in Erda wecken zu müssen, um das Leiden seiner Eltern zu würdigen und zu rächen. Was ihm als emotionales Erbe von seinen Eltern mitgegeben worden war, konnte er nun zurücklassen. Ihr Leiden war ein Teil der Realität in der Vergangenheit; es würde nicht dadurch vermindert werden, dass er Erdas Gefühle für ihren Vater akzeptierte. Mit Peters veränderter Haltung verschoben sich auch die Positionen von Alex und Bella, die es zu Anfang des Treffens unerträglich gefunden hatten, deutsche Kriegskinder auch als Opfer zu sehen. Alex schlug vor, wir sollten alle Toten betrauern, egal auf welcher Seite sie standen – eine Aussage, die sehr tröstlich für Anna war und ihr Gefühl der Verbundenheit mit der Gruppe stärkte. Bella stimmte zu und nahm schließlich ihre vorwurfsvolle Bemerkung, dass sich in Deutschland nichts verändert habe, zurück. Das mit Erdas und Peters hochemotionaler Debatte verbundene Durcharbeiten der komplexen Verstrickungen mit den Eltern versetzte die Gruppe als Ganzes in einen anderen emotionalen Zustand, in dem Trauern möglich wurde.

Beispiel 4: Die Macht der kollektiven Identität überwinden

Als wir in der Großgruppe über das Trauern sprachen, kamen wir auch auf die deutsche Initiative »Stolpersteine« zu sprechen, die mit Namen von Menschen gravierte Pflastersteine vor Häusern verlegen, aus denen diese deportiert worden waren (siehe auch Kap. Peter Pogany-Wnendt). Diese Geste des Respekts vor den Toten und der Anerkennung ihres Leids wurde von Alex, dem Überlebenden, so kommentiert: »Die Deutschen spucken darauf.« Wieder lag Spannung in der Luft. Während ich meinen Ärger über seine Äußerung registrierte, fragte Volkan ruhig und interessiert: »Haben Sie das gesehen?« Alex dachte nach und gab zu, dass dies nicht so war. Durch Volkans Frage spürte er, dass seine starken Gefühle weniger mit der äußeren Realität als mit seinen angstgeplagten Erinnerungen und Fantasien über die Deutschen zu tun hatten. Es half mir, zu begreifen, dass Alex mich nicht persönlich hatte angreifen wollen, sondern mehr aus einer inneren Not handelte. Seine Ängste mussten anerkannt werden. Einige Jahre später, als Alex und Robert am Ende des »living Sculpture«-Workshops so heftig aneinandergerieten, sagte jemand in der Gruppe: »Alex, das ist jetzt wieder deine Angst.« Das klärte die Luft. Es beruhigte und setzte die Dinge in Perspektive. Ich lernte mit der Zeit, wie schwer es für Alex und seine Frau war, mit solchen Ängsten zu leben. Als ich die Gelegenheit hatte, mich in Vorbereitung auf dieses Kapitel ausführlicher mit Alex zu unterhalten, sagte er:

> »Weißt du, diese Stolpersteine symbolisieren für mich das Leben der Juden im Nationalsozialismus: auf dem Boden, im Dreck. Die sind für mich wie ein Stachel im Fleisch, immer wieder. Vielleicht hast du ähnliche Gefühle, wenn ich meine Kommentare über die Deutschen mache.«

Dass Alex diesen Vergleich machte und versuchte, meine Gefühle zu verstehen, hat mich tief berührt.

Es war ein großer Gewinn, den die Großgruppensitzung mit sich brachte, dass das Leid und die Traumatisierung der deutschen Kriegskinder angesprochen werden konnten. Im PAKH erlebten wir, dass die Anerkennung der Last der Vergangenheit für die Nachkommen von Tätern und das Mitgefühl für sie wichtig waren, um den Trauerprozess zu beginnen und das eingekapselte toxische Material zu verarbeiten. Gleichzeitig war dieser Prozess auch für die jüdischen Mitglieder hilfreich, da er ihnen half, ihre eigene unbewusste Verwicklung in das Trauma ihrer Eltern durchzuarbeiten. Interessanterweise war der Weg aus den Verstrickungen erst möglich durch die »Dekontaminierung« des verschmutzten deutschen Wir-Objekts, indem Volkan nach guten Reservoiren und verbindenden Objekten fragte (Volkan, 1999, 1981). Auf diese Art wurde die stigmatisierte und beschämende Beziehung von Täterkindern zu ihren Eltern aus der Tabuzone gehoben und trauern ermöglicht. Die traumatischen Erfahrungen, die sie selbst durchlebt oder durch ihre Eltern aufgenommen hatten, konnten jetzt zu einem zentralen Thema werden.

Durch das Durcharbeiten der Kollusion, die sich in der moderierten Großgruppe ereignet hatte, konnten die Protagonisten sich von Zuschreibungen durch andere bzw. den impliziten elterlichen Geboten lösen. Der Gruppenprozess besänftigte das Bedürfnis zur Projektion der schwierigen mentalen Repräsentanzen und ermöglichte es den Teilnehmenden, sie als Eigenes zu erkennen. Geteilte Gefühle und wechselnde Loyalitäten in der Gruppe linderten die Spannungen, die zuvor fast automatisch in Situationen aufgetreten waren, die mit der Vergangenheit verknüpft waren. Die Stagnation, die wir zuvor über einen langen Zeitraum im PAKH erlebt hatten, konnte aufgelöst werden, weil festgefahrene Zuschreibungen von »Opfer«- und »Täter«- Rollen aufgegeben wurden.

Dennoch lässt die zugrundeliegende Dynamik keine einfache Lösung zu. In der Gruppe verstanden wir, dass wir die beschriebenen Zwischenfälle nicht verhindern können, weil es sich um notwendige Schutzschilder gegen archaische Ängste handelt. Wir gewannen aber zunehmend mehr Sicherheit und das Vertrauen, damit umgehen zu können, ohne direkt Gefahr zu laufen, in schwerwiegende Spaltungsprozesse zu verfallen. Die Mitglieder des PAKH haben gelernt, solche Momente zu schätzen und auch die Zeit, Geduld und Arbeit zu würdigen, die es braucht, damit sich die Beziehungen nach Massengewalt und Trauma erholen.

Zusammenfassende Interpretation des Gruppenprozesses vor dem Hintergrund der kontextgebenden deutschen Gesellschaft

In Deutschland haben wir es mit einer Vergangenheit zu tun, in der Massenmord und Krieg von den davon betroffenen Generationen psychisch nicht verarbeitet werden konnten. Das Konzept transgenerationeller Übertragung impliziert, dass ungelöste Spannungen unter vorangegangenen Generationen sowohl in der Psyche der Nachfahren als auch in der Grundlagenmatrix der betroffenen Großgruppen repräsentiert sind. Diese Repräsentanzen führen zu spezifischen Dynamiken im Dialog der Post-Generationen, die Gegenstand dieses Kapitels waren. Wir nehmen an, dass der PAKH als Post-Genozid-Dialoggruppe bestehend aus Nachkommen beider Seiten des Holocaust ein Medium ist, das latente Spuren des Genozids sichtbar machen kann. Wer eine solche Gruppe besucht, begibt sich freiwillig in einen Prozess, in dem mentale Repräsentanzen des Traumas der eigenen Eltern oder deren abgespaltene Schuld- und Schamgefühle aktiviert werden. Darüber hinaus wird die sich entwickelnde dynamische Matrix einer Gruppe wie dem PAKH alle Muster enthalten, die in der Grundlagenmatrix der sie umgebenden Gesellschaft präsent sind. Einige der Teilnehmenden werden zu Protagonisten werden, die diese effektiv für die Gruppe in Szene setzen.

Wenn wir die Beziehungen zwischen den persönlichen Geschichten der Gruppenmitglieder, der Dynamik im PAKH und dem sozialen Unbewussten der deutschen Gesellschaft besser verstehen wollen, ist es hilfreich, zunächst noch einmal kurz die Nachkriegssituation zu beschreiben. Die Idealisierung Hitlers und der *Volksgemeinschaft,* die das Selbstbewusstsein der Nation während der nationalsozialistischen Zeit gestärkt hatte, verkehrte sich nun ins Gegenteil. Die Nation musste nicht nur mit der Niederlage und ihrer furchtbaren Destruktivität zurechtkommen, sondern auch mit ihrer Ent-Idealisierung, dem Kippen des überhöhten Selbstgefühls in ein extrem negatives Selbstbild, was mit heftigen Schamgefühlen einhergeht. Man muss davon ausgehen, dass die in Juden und andere Minoritäten projizierten Aspekte der Entwertung und Demütigung, die in Bildern wie »Wurm«, »Untermensch« und »Ungeziefer« oder Zuschreibungen von »unrein« ihren Ausdruck gefunden hatten, nun zurückkamen, um in der Psyche der Projizierenden ihr Unwesen zu treiben. Mitscherlich und Mitscherlich (1967) beschreiben die Vehemenz der psychischen Krise der Nation und die daraus resultierenden Abwehrmechanismen, insbesondere eine umfassende De-Realisierung und Unfähigkeit zu trauern.[16]

Die Teilung Deutschlands 1949 in die Bundesrepublik Deutschland (BRD) und die Deutsche Demokratische Republik (DDR) und der dann folgende Kalte Krieg förderten Spaltungsprozesse, die ohnehin schon im Gang waren aufgrund der großen Schuld, die Hitler-Deutschland auf sich geladen hatte. Es entstanden unterschiedliche Narrative der kollektiven Identität, das der »Tätergesellschaft« in der BRD und das vom »antifaschistischen Staat« in der DDR (Brecher, 2012). Die Spaltung auf politischer Ebene ermöglichte es den Deutschen beider Seiten, destruktive Aspekte der historischen Vergangenheit und ihre mentalen Repräsentanzen auf die jeweils andere Seite zu projizieren. Das unverarbeitete Destruktive konnte beim kommunistischen bzw. kapitalistisch-imperialistischen Feind untergebracht werden, womit Schuld- und Schamgefühle gemildert werden konnten.

Für die westdeutsche Gesellschaft der 70er-Jahre beschreibt Norbert Elias (1989) eine hohe Feindseligkeit der Gruppen untereinander, die zu einer angespannten öffentlichen Atmosphäre führte und deren Hintergrund vermutlich eine hohe Spaltungs- und Projektionstätigkeit war. Wenn Schuld- und Schamgefühle wie ein heißes Eisen in der Gesellschaft weitergereicht und möglichst schnell beim anderen deponiert werden, löst dies Aggression und Feindseligkeit aus. Gleichzeitig gelang es Hitlers Eliten trotz ihrer Kollaboration mit dem NS-System vielfach, ihre Karrieren ungehindert fortzusetzen (Frei, 2001) und die Tatsache, dass sie Täter oder Komplizen waren, wurde weitgehend verheimlicht und verleugnet.

---

16 Das Werk der Mitscherlichs wurde zu einem Meilenstein im Verständnis des Dritten Reichs und seiner Konsequenzen. Dennoch ist es in aktuellen Debatten umstritten. Wilke (2016) zum Beispiel bemerkt, dass die Unfähigkeit der deutschen Tätergeneration, um ihre Opfer zu trauern, nicht als Symptom verstanden, sondern als Renitenz eingeordnet wurde – in diesem Sinne versteht er die Arbeit der Mitscherlichs als moralistisch.

Die Geschichte meiner eigenen Profession kann hier als Beispiel dienen. Die Deutsche Psychoanalytische Gesellschaft (DPG), gegründet 1910, war stark in das nationalsozialistische System involviert. Unter der Annahme, sie könnten dadurch das Überleben der Gesellschaft im Nationalsozialismus gewährleisten, hatten die Mitglieder ihre jüdischen Kolleginnen und Kollegen ausgeschlossen, hatten 1936 das nationalsozialistische »Göring-Institut« mit aufgebaut und versucht, die psychoanalytische Theorie an die nationalsozialistische Ideologie anzupassen. Die DPG wurde dennoch 1938 von den Nationalsozialisten aufgelöst. 1945 gründeten die Berliner Mitglieder die DPG neu und Müller-Braunschweig, der intellektuelle Kopf der Anpassung ans Nazi-System, wurde erster Vorsitzender. Als er realisierte, dass der unterbrochene Dialog mit der Internationalen Psychoanalytischen Vereinigung (IPA) nicht so leicht wieder aufgenommen werden konnte, trieb er heimlich die Spaltung der Gesellschaft voran. Unter seiner Führung spaltete sich 1950 die Deutsche Psychoanalytische Vereinigung (DPV) von der DPG ab und 1951 wurde die DPV mit ihm als erstem Vorsitzenden von der Internationalen Psychoanalytischen Vereinigung (IPA) als Mitglied anerkannt. Die Tatsache, dass die DPV-Mitglieder, die in Deutschland geblieben waren – und Müller-Braunschweig in besonderem Maße –, ins NS-System involviert gewesen waren, wurde offenbar verleugnet. Die Akzeptanz durch die IPA stellte die DPV der internationalen Gemeinschaft in einem anderen Licht dar, nämlich als die »guten Deutschen«, wohingegen die DPG für lange Zeit zur alleinigen Erbin der Scham wurde und erst 2009 nach einem langen Prozess der Annäherung international anerkannt wurde.[17]

Das Bedürfnis strikt zwischen »guten« und »bösen« Deutschen zu unterscheiden war zu dieser Zeit sehr stark und auf allen organisatorischen Ebenen der Gesellschaft zu beobachten. Brecher (2012) beschreibt auch eine Spaltung zwischen dem öffentlichen Raum und dem Privatleben. Denn obwohl im politischen Diskurs seit den 1960er Jahren in Westdeutschland Schuld zunehmend thematisiert und anerkannt wurde, blieb das Thema in den Familien für viel längere Zeit unangetastet und verschwiegen. Dieses Schweigen wurde vielfach als ein bewusster Akt der Verleugnung verstanden. Willke (2016) argumentiert jedoch, dass das Schweigen auch traumatische Ursprünge haben kann und die Erfahrun-

17 Für eine ausführlichere Diskussion dieses Themas und der Prozesse zur Aneignung von Geschichte, siehe Lockot, 1985, 2003, 1994, 2000, 2008.

gen der deutschen Generation der Nazi-Ära (wie z. B. Bombenangriffe, Verluste von Familienmitgliedern, Vertreibung und Flucht) als Trauma anerkannt werden sollten. Dies konnte in der Öffentlichkeit aufgrund der Schuld, die das Land auf sich geladen hatte, jedoch lange nicht thematisiert werden. Da darüber hinaus Nazi-Täter dazu neigten, ihre Opfernarrative als Abwehr gegen die Konfrontation mit ihren Verbrechen zu gebrauchen, war es schwierig, Anerkennung des Leids und manchmal der Traumatisierung der deutschen Bevölkerung zu finden. Die deutsche Nachkriegsgeneration wuchs mit »beschädigten Eltern« auf, die nicht damit zurechtkamen, zugleich Täter/Mitläufer und traumatisiert zu sein (Willke, 2016). Wie Wilke feststellt, hatte die Elterngeneration jegliche Erinnerung an ihre Verwicklung mit dem nationalsozialistischen System gemeinsam mit ihren Kriegserfahrungen in der Psyche eingekapselt und sie dadurch »Worten und bewusster Reflexion unzugänglich« gemacht.[18] Aus der Unfähigkeit, sich dieses Trauma einzugestehen und es anzuerkennen, resultierte die Weitergabe und unbewusste transgenerationelle Übertragung seiner intrusiven Elemente an die Nachfahren der Täter; ein psychisches Erbe, das in den nachfolgenden Generationen verarbeitet werden musste. Das ist die Situation, in der die nicht-jüdischen Mitwirkenden an diesem Buch, geboren zwischen 1944 und 1962, aufwuchsen.

Es ist nicht verwunderlich, dass die größten Herausforderungen, die die PAKH-Gruppe zu bewältigen hatte, Spaltungsprozesse und Opfer-Täter-Verstrickungen waren. Dennoch waren wir alle erschüttert über die Intensität der Emotionen, die durch die »in vivo« Konfrontation mit unserer schrecklichen Vergangenheit im Arbeitsprozess des PAKH aufkamen. In scheinbar harmlosen Situationen durchlebten PAKH-Mitglieder intensive schmerzliche Gefühle, die verknüpft waren mit Konflikten darüber, wer »gut« oder »schlecht« ist und wer zur Gruppe gehören soll und wer nicht. Das Thema der »Vernichtung« tauchte in verschiedenen Variationen als Hintergrund der Gruppeninteraktion auf.

In der Anfangsphase des PAKH erfasste das Thema der Zugehörigkeit die ganze Gruppe (siehe Kap. Johannes Pfäfflin). Die Gruppe war äußerst idealistisch und enthusiastisch mit Ideen zu großen Projekten befasst und unterschätzte die Macht der darunterliegenden Destruktivität. Die Wahrnehmung der Gruppe als Ganzes ist in solchen Situationen gespalten. Auf

18 Zur Psychodynamik der Verquickung von Täterschaft und Traumatisierung siehe auch Kattermann (2017).

der einen Seite wird sie als »ideale gute Mutter« gesehen, die all ihre Mitglieder beschützt, und dieses idealisierte Bild der Gruppe vermittelt ihren Mitgliedern ein Gefühl von Stärke und Allmacht. Auf der anderen Seite gibt es die tiefe Befürchtung, dass das nicht der Wahrheit entsprechen könnte, und dass die Gruppe als Ganzes »schlecht« und potenziell verfolgend sein könnte. Dieser bedrohliche Aspekt wird normalerweise kollektiv verleugnet, kann aber in Momenten der Verunsicherung und Sorge in den Vordergrund treten. Solange die Beziehungen der Gruppenmitglieder untereinander noch nicht gefestigt sind und sich bewährt haben, handeln die Mitglieder dann unter dem Einfluss von Fantasien darüber, sie könnten von der Gruppe oder einem Gruppenmitglied zerstört werden und diesem werden dann in der Vorstellung verfolgende Eigenschaften zugeschrieben.

Für PAKH als Organisation waren die ersten Höhepunkte die Konferenzen 1998 und 2001, auf die in vorangegangenen Kapiteln Bezug genommen wurde. Das Sündenbock-Enactment, das sich während und nach der Konferenz 2001 ereignete, enthüllte das latente Vorhandensein von unbewusstem »toxischen Material« (Wilke, 2016), das den Gruppenmitgliedern von ihren Eltern übertragen worden war. Unbewusst wurden die nazistische Vorstellung von der Reinheit einer Gruppe, die durch die »Vernichtung« von anderen erreicht werden kann, sowie der Glaube an die Notwendigkeit des eigenen zerstörerischen Verhaltens zur Rettung der Gruppe in einer abgeschwächten Version ausagiert, nicht physisch, sondern im sozialen Kontext. Die Beschreibung der Gruppenatmosphäre nach diesem Ereignis als »dumpfe Lähmung« (siehe Kap. Johannes Pfäfflin) ähnelt wieder der Beschreibung der Atmosphäre im Nachkriegsdeutschland, in dem die Menschen tief depressiv waren und ohne Emotionen funktionierten (Mitscherlich & Mitscherlich, 1967).

Das Gruppenleben des PAKH kam in den Jahren danach fast zum Erliegen. Die Angst, doch »den elterlichen Samen« in sich zu tragen und »böse« zu sein, war bei den nicht-jüdischen Teilnehmenden unterschwellig ständig da und engte die Denk- und Handlungsmöglichkeiten ein. Sicherheitshalber verlegte sich die Gruppe auf das Thematisieren des Leids der Überlebenden und ihrer Nachkommen, es fand eine Art »Wiedergutmachung« durch Kümmern statt.[19] Dies war ein wichtiger Aspekt unserer

19 Mit Bar-On (2007) kann dieses Kümmern auch als eine Art der Unterwerfung gelesen werden, die auf eine eigene Aggression folgte. Bar-On beschreibt das Scheitern von Dialog entweder durch die Unterwerfung einer Gruppe unter die andere oder durch

Arbeit, der aber auf Dauer nicht aus den festgefahrenen Mustern herausführte. Dies gelang erst durch die supervidierte Großgruppensitzung 2008, in der die Verschmelzung mit elterlichen Repräsentanzen ein Stück zurückgenommen und Nachkommen beider Seiten als belastet wahrgenommen und anerkannt werden konnten, wenn auch auf unterschiedliche Art und Weise. Erst danach wurde es möglich, das Thema der »sozialen Vernichtung« in verschiedenen Variationen und Mini-Enactments durchzuarbeiten. Während dieses Prozesses war die konstant wiederauftretende Vernichtungsangst für die Protagonisten schwer zu ertragen, konnte aber von der Gruppe zunehmend besser »contained« werden. Alle Verstrickungen in dieser Phase kreisten um die Frage, wer die »Täter« waren und wer über was und wen sprechen und schreiben dürfe, wie man an vielen zuvor in diesem Kapitel beschriebenen Beispielen erkennen kann. Um solche starren Muster überwinden zu können, war es hilfreich, Prozesse der De-Identifikation von den zerstörerischen Loyalitäten zu den Eltern und zum eigenen Land zu ermöglichen. Oder wie Wilke (2016, S. 64, Übers. EH) es für die Nachkriegsdeutschen formuliert hat: »Sie brauchen Ermutigung, sich mit ihrem sozialen Unbewussten und ihrer Grundlagenmatrix als etwas ganz Eigenem zu identifizieren – mit dem Guten und dem Schlechten.«

Erkenntnisse und Schlussfolgerungen

Im Umgang mit einer traumatischen Vergangenheit spielt die Arbeit in der Gruppe eine entscheidende Rolle. Die PAKH-Gruppe erwies sich nicht nur als ein Katalysator und Verstärker, der die psychischen Repräsentanzen seiner Mitglieder ans Licht brachte, sondern auch als ein Übergangsraum, in dem diese sich von malignen Identifikationen lösen und sich teilweise von transgenerationell vermittelten Traumata befreien konnten. Die entstehenden »Opfer-Täter«-Verwicklungen zeigten deutlich, wie beide Seiten unbewusst von ihren elterlichen Repräsentanzen und ihrer Großgruppenidentität getrieben waren. Natürlich waren die Gruppenmitglieder als Post-Generation in Bezug auf den Nationalsozialismus und den Holocaust in Wirklichkeit weder »Opfer« noch »Täter«, aber sie handelten

wechselseitige destruktive Attacken am Beispiel des jüdisch-palästinensischen Dialogs in einer Gruppe von Jugendlichen. Trotz der Unterschiede in der politischen Situation haben wir im PAKH ähnliche Phänomene beobachten können.

so, »als ob« sie es wären. Die in die Psychen der Gruppenmitglieder eingeschriebenen elterlichen Repräsentanzen wurden im sozialen Raum agiert und dadurch erfahrbar als latente Themen der dynamischen Matrix von PAKH und der Kontext gebenden deutschen Gesellschaft. Die beobachteten Muster können als Mini-Enactments verstanden werden, durch die Aspekte der überwältigenden, nahezu unvorstellbaren Wirklichkeit eines Genozids und seiner Repräsentanzen im sozialen Raum der Gruppe in Szene gesetzt wurden. Gleichzeitig wurde dadurch erlebbar, wie Geschichte sich strukturell fortschreibt.

Das Aufarbeiten eines Genozids bedeutet, dass wir mit einer überwältigenden Destruktivität umgehen müssen. Die in der zweiten und dritten Generation auftretenden aggressiven Gefühle sind schwer zu ertragen, weil sie mit einer gewalttätigen Vergangenheit verbunden sind. Die Auswirkungen auf die beteiligten Individuen und die Gruppe sind deshalb sehr intensiv. In den beschriebenen Verwicklungen fühlten sich sowohl die Nachkommen von Holocaust-Überlebenden als auch die von Tätern/Mitläufern primär als »Opfer« und neigten dazu, die unerträglichen aggressiven Selbstanteile abzuspalten und sie auf andere zu projizieren. Sich in psychischer Nähe zu den zerstörerischsten Aspekten der Vergangenheit zu befinden – ich nannte sie die »Todeszone« –, kann zu einem bedrohlichen inneren Druck führen, der oft nur durch Externalisierung reguliert werden kann. Die größte Herausforderung während dieses Prozesses war es, sich der Tatsache zu stellen, dass alle von uns, Nachfahren von Tätern, Mitläufern und Überlebenden Aggressionen in uns tragen. Aufgrund kollektiver Zuschreibungen werden Nachkommen von Tätern in Streitigkeiten aber offener beschuldigt, wohingegen es in unserer Gruppe extrem schwierig schien, die Aggressivität von Überlebenden oder ihren Nachkommen wahrzunehmen und zu thematisieren.

Mentale Repräsentanzen und geteilte Aufgaben bei den Post-Generationen

Nachfahren beider Seiten hatten die Gemeinsamkeit, dass sie sich in ihrer Selbstwahrnehmung und ihrem Identitätsgefühl unsicher fühlten und an einer Verwischung ihrer Ich-Grenzen litten, vor allem wenn es um den Holocaust und die Traumatisierung oder Schuld der eigenen Eltern ging. Sie waren mit unbewussten Delegationen durch ihre Eltern belastet und dementsprechend in widerstreitenden Loyalitäten gefangen. Im Prozess des Durcharbeitens ging es immer wieder darum, eine eigene Identität für sich zu beanspruchen und herauszubilden.

Nachfahren von Überlebenden fühlten sich mit ihren viktimisierten Eltern auf verschiedenste Weise tief verbunden. Manche hatten den Wunsch, sie zu unterstützen und zu stabilisieren, und stellten dafür manchmal eigene Lebensperspektiven zurück. Dies allein kann eine Quelle latenter Aggressionen sein, die nicht an die traumatisierten Eltern gerichtet werden können und deshalb sehr wahrscheinlich auf die Nachkommen von Tätern verschoben werden. Der meist unbewusste Wunsch, das Leid der Eltern zu würdigen, indem man Rache an den Tätern nimmt, kann zu einer vorwurfsvollen Haltung gegenüber Täternachkommen führen. Zusammen mit einer tiefen, transgenerational übertragenen traumatischen Vernichtungsangst kann dies in der Gruppe eine Atmosphäre schaffen, die von latenter Angst, Misstrauen und Aggression geprägt ist. Manche Nachkommen waren mit ihren traumatisierten Eltern durch intensive Gefühle der Demütigung, der tiefen Scham, der Verletzlichkeit und intrusive, mit dem Holocaust assoziierte innere Bilder verbunden. Die Angst, aufgegeben oder ausgestoßen zu werden, konnte zu einem stillen Rückzug aus der Gruppe führen.

Auch Nachkommen von ins NS-System verwickelten Eltern übernahmen deren ungeklärte Angelegenheiten. Sie zeigten eine psychische Grenzverwischung in Bezug auf Schuld und -Schamgefühle, die sie zeitweise als eigene erlebten. Ihre Angst vor Bestrafung oder davor, ausgeschlossen oder aufgegeben zu werden, resultierte aus einem tiefen, meist unbewussten Gefühl, »schlecht« zu sein. Die geheime Liebe zu Eltern, die sich mit dem Nationalsozialismus kontaminiert haben, greift das eigene Selbstwertgefühl an und konterkariert alle Wünsche und Bemühungen, anders zu sein und sich von ihnen zu unterscheiden. Folglich blieben sie in Entfremdung an ihre Eltern gebunden[20] und versuchten, dies durch »Gut-Sein« zu kompensieren. Ein hohes Ich-Ideal kann als Bollwerk gegen psychische Verschmelzung mit Nazi-Vorfahren und der damit verbundenen Schamgefühle dienen und gleichzeitig auf eine latente Identifikation mit grandiosen Aspekten von Tätereltern verweisen. Dies stellt eine Quelle von Projektionen dar und macht sie gleichzeitig hoch anfällig für Schuldzuweisungen.

20 Johannes Pfäfflin beschreibt in seinem Kapitel die Verwandlung der »Gebundenheit in Entfremdung« in eine »Verbundenheit in Differenz«.

Darüber hinaus waren einige als Kriegskinder selbst traumatisiert durch Vertreibung, Flucht und Bombardierungen und wuchsen mit ebenfalls traumatisierten Eltern auf.

Sowohl Nachkommen von Überlebenden als auch die von Tätern/Mitläufern tragen Selbst- und Objektrepräsentanzen in sich, die Aspekte der Identifizierung mit Opfern und mit Tätern aufweisen. In aufgeladenen Situationen gibt es ein Bedürfnis zur eigenen Stabilisierung durch Abspaltung unerträglicher Selbst-Aspekte und Projektion auf das Gegenüber. Wenn dies zusammen mit »Telescoping« (Faimberg 1987, 2009) bei Individuen oder Zeitkollaps in der Gruppe (Volkan 1999, 2020) auftritt, wird die Unterscheidung zwischen innerer und äußerer Welt partiell verwischt. Überwältigende Gefühle führen zu einem inneren Aufruhr, der die Fähigkeit beeinträchtigt, Empathie mit dem Gegenüber zu entwickeln. Im Falle größerer Verstrickungen kann der Bezug zur Realität teilweise verlorengehen. Affektive Überflutung, das Generalisieren der eigenen Erfahrung, ein Verschmelzen mit der Erfahrung der Eltern und entsprechende kollektive Identifikationen führen zu einem Ausblenden von Fakten und tragen zu einem solchen Realitätsverlust bei. Innerhalb einer Gruppe werden solche Dynamiken sichtbar, manchmal in Form dramatischer Momente, manchmal als Mikroepisoden, die schwieriger nachzuverfolgen sind. Sie werden als Sprechakte sichtbar oder, wenn Teilnehmende keine Worte finden können, als Enactments. Die Atmosphäre kann plötzlich dumpf, angespannt, einschüchternd oder explosiv werden. Die Konflikte, die dann auftreten, beziehen sich auf Themen, die unvermeidlich sind: Wer ist gut und wer böse? Wer gehört dazu, wer wird ausgeschlossen? Wem ist es erlaubt, zu sprechen, worüber und für wen? Wem gehört der »Lebensraum«? Diese Thematiken tauchen in scheinbar kleinen Situationen auf, werden aber durch die Bedeutung der Vergangenheit, die sie mit sich tragen, signifikant. Bezogen auf die Dimensionen der Grundlagenmatrix wurde deutlich, dass vor allem die Dimension der Beziehung zwischen den Generationen durch die historische Gewalt verändert war und es hinsichtlich des Verständnisses von Zugehörigkeit zu einer Gruppe eine hohe Sensibilisierung und Verunsicherung gab.

Aus der Sicht der Gruppentheorie übernehmen die Protagonisten von »Opfer-Täter«-Verstrickungen im Gruppenprozess die Aufgabe, die unbewusste aggressive Spannung der ganzen Gruppe zu binden. Externalisierung hilft bei der Übertragung eines Problems in den sozialen Bereich, da es hierbei in der Gruppe sichtbar gemacht wird. Die latenten atmosphärischen Störungen machen sich dann an bestimmten Personen fest, wodurch sich andere erleichtert fühlen. Gleichzeitig können alle Mitglieder während des Durcharbeitens der Konflikte davon profitieren, indem sie sich mit den Protagonisten identifizieren und ihre eigenen Gefühle sortieren. Die Gruppenmitglieder brauchen einander als Figuren für die Übertragung oder Projektionsflächen, an denen Selbstaspekte »abgelegt« und »behandelt« werden können. Jedoch kann die Tendenz, unerträgliche Affekte abzuspalten, überwältigend sein und die ganze Gruppe erfassen. Dann kann es zu Gruppenregression oder sogar zu Fragmentierung kommen. Wie wir gesehen haben, können Gruppenprozesse zu Flucht-Kampf-Situationen eskalieren oder stillschweigend im Sande verlaufen durch Unterwerfung von Untergruppen und Rückzug von Mitgliedern. Man kann nicht voraussetzen, dass eine Gruppe »Containment« bietet, was die Fähigkeit zu Regulierung, Klärung, Konfrontation und Reflexion und auch gemeinsame Werte erfordert; alles Funktionen, die für die Lösung existenzieller Konflikte notwendig sind.

Früher in diesem Kapitel warf ich auch die Frage auf, ob Volkans Konzept von geteilten mentalen Repräsentanzen auch auf die nicht-jüdische deutsche Seite des Holocaust anwendbar ist. Unsere Befunde zeigen, dass es geteilte mentale Repräsentanzen der nicht-jüdischen Nachfahren in Verbindung mit dem Nationalsozialismus und dem Holocaust gibt, wie oben beschrieben. Eine Bemerkung des damaligen deutschen Bundespräsidenten Joachim Gauck am Tag des Gedenkens an die Opfer des Nationalsozialismus am 27. Januar 2015 unterstreicht dies. Er sagte: »Und mag der Holocaust auch nicht mehr für alle Bürger zu den Kernelementen deutscher Identität zählen, so gilt doch weiterhin: Es gibt keine deutsche Identität ohne Auschwitz« (Gauck, 2015, S. 7). Damit berührte er ein bedeutsames Thema, nämlich dass der Holocaust als eine innere Repräsentanz von Gewalt und Hass alle involvierten Menschen betrifft. Nicht-jüdische Deutsche sind mit dem Genozid dadurch verbunden, dass Deutsche kollektiv involviert waren in seine Realisierung. Der Holocaust hatte, auch wenn die jeweilige Beteiligung daran unterschiedlich war, einen Einfluss auf die deutsche Großgruppenidentität, dem sich keine deutsche Person entziehen kann. Er hinterließ ein verschmutztes Wir-Objekt (Willke, 2016) als mentale Repräsentanz der deutschen Großgruppenidentität, die drei Generationen nach dem Holocaust noch immer aktiv und spürbar ist. Die Identifikation mit einem negativen Wir-Objekt stellt jedoch ein Problem dar, da es zu neuen destruktiven Prozessen kommen kann, wenn Menschen das Bedürfnis verspüren, es zu »reinigen«. Außerdem kann ein schlechtes Wir-Objekt die Aufarbeitung historischen Traumas behindern, wenn das Leid der Menschen dadurch abgespalten bleibt.[21] Wie wir im PAKH gesehen haben, war es besonders für Täterkinder von großer Wichtigkeit, dass ihnen beim Trauern und der Verarbeitung des eigenen und dem durch ihre Eltern übertragenen Traumas geholfen wurde. Erst dann war eine tiefere Untersuchung der Verschmelzung mit Täteraspekten möglich. Zusammen mit den Ängsten der Nachkommen von Überlebenden, durch die Anerkennung des Leidens der nicht-jüdischen Kriegskinder und Nachkriegsdeutschen ihre eigenen Eltern zu verraten, führte dies zur Stagnation des Gruppenprozesses. Diese Kollusion war schwierig aufzulösen. Doch solange die Nachkommen beider Seiten von transgenerationell vermittelten, geteilten mentalen Repräsentanzen angetrieben werden und an den delegierten Aufgaben ihrer Eltern festhalten, können die »Geister der Vergangenheit« immer noch aktiviert werden. Deshalb ist es eine Hauptaufgabe, einen Trauerprozess zu ermöglichen, der es den Gruppenmitgliedern erlaubt, sich von widerstreitenden und zerstörerischen Loyalitäten gegenüber ihren Eltern und ihrer jeweiligen Großgruppe zu lösen. Ent-Identifizierung und Historisierung sind notwendige Prozesse um Zirkel der Wiederholung zu durchbrechen.[22]

Ein Transformationsprozess

Wenn in Post-Holocaust-Gruppen Spannungen auftreten, taucht oft die Frage danach auf, wer die »Täter« sind – ein interessantes Phänomen, das eine plötzliche unbewusste Verknüpfung mit der Vergangenheit anzuzeigen scheint. Es deutet auf ansteigende Ängste hin und auf eine zunehmende Neigung der Gruppe, in Spaltung zurückzufallen. Dann entsteht eine Pendelbewegung zwischen Opfer- und Täteraspekten zwischen den Protagonisten des Gruppenkonfliktes, die leicht zu einer Polarisierung führt, da

21 Siehe dazu die Ausführungen Wilkes (2016, S. 66–67) zum Terrorismus der 70er-Jahre in der BRD.

22 Juliane Prade-Weiss (2022) hat in ihrem Buch-Essay (dem die englische Ausgabe dieses Beitrags zugrunde lag) darauf hingewiesen, dass trotz der notwendigen Historisierung Wunden bleiben: zum einen, weil seelische Schmerzen nie ganz vergehen, zum anderen, weil durch Massengewalt Lebenswelten dauerhaft verändert werden.

in Momenten der Angst das Empfindungen von kollektiver Identität recht schnell aktiviert wird. Obwohl es viele individuelle Unterschiede zwischen PAKH-Mitgliedern gibt, tendierten sie in solchen Momenten dazu, ihre Differenzen der deutsch/jüdischen Großgruppendifferenz zuzuschreiben. Das liegt an der Macht kollektiver Identität, die durch historisches Trauma geformt wurde. Die »Opfer-Täter«-Verstrickungen, die wir in diesem Buch beschrieben haben, zeigen, wie Protagonisten beider Seiten von den mentalen Repräsentanzen ihrer Eltern und ihrer Großgruppe angetrieben wurden. Dadurch wurden nicht nur die zugrundeliegenden Thematiken der dynamischen PAKH-Gruppenmatrix sichtbar, sondern auch Aspekte der Grundlagenmatrix der uns umgebenden deutschen Gesellschaft. Das sind die Momente, in denen die Fähigkeit der Gruppe zum Containment unerlässlich wird. Es ist die Aufgabe der Gruppe, die notwendige »dritte« Option zu repräsentieren, einen interaktiven Raum zu öffnen, der durch gegenseitige Anerkennung und Wertschätzung aller Teilnehmenden gekennzeichnet ist. Dennoch lässt sich Spaltung, da sie ein Schutzschild gegen archaische Ängste und Fragmentierung ist, nicht vermeiden. Der Gruppenprozess verschiebt sich kontinuierlich zwischen dem Kollaps des emotionalen Raumes und seiner Wiederherstellung. Bion (1961, 2018) spricht von einer Oszillation zwischen Grundannahmegruppe und Arbeitsgruppe und Foulkes (1964, S. 227; 2007) nennt es »das Schwingen« zwischen dem Therapeutischen und dem Akademischen. Volkan (2013, 2020) beschreibt dies als »Akkordeon-Phänomen«: Auf Phasen von Verbundenheit und Solidarität folgen Phasen feindlicher Auseinandersetzung, bis eine sichere Vertrauensbasis aufgebaut wurde. Das Wissen darum, dass von Empathie getragene Verbindungen bei diesen Prozessen temporär zusammenbrechen können, sowie die Entwicklung von Vertrauen, dass sie wiederaufgebaut werden können, sind grundlegende Aspekte unserer Arbeit. Im Durchleben dieser Prozesse festigten die Gruppe als Ganzes und ihre Mitglieder zunehmend den Glauben an ihre Fähigkeit, die Vergangenheit zu verarbeiten. Zu transformativen Veränderungen kommt es, wenn im Laufe dieses Prozesses die Gruppe ihren Weg zurück zu ihrer »Containing«-Funktion findet. Dann fühlen sich die Teilnehmenden berührt und gegenseitig tief verstanden und akzeptiert. Diese Momente emotionaler Intimität und Akzeptanz sind notwendig, um die eigenen destruktiven Loyalitäten aufspüren und die mit diesem Prozess verbundenen Ängste ertragen zu können. Es entsteht ein Trauerprozess und statt sich zu mühen, unmögliche an sie delegierte Aufgaben zu erfüllen, können die

Teilnehmenden klar erkennen, was zur Vergangenheit gehört und worum es in der Gegenwart geht. Im PAKH ist es von essenzieller Bedeutung zu akzeptieren, dass beim Durchleben dieses Prozesses jede Person ihrem eigenen Weg folgen muss. Nachkommen beider Seiten eines Genozids haben ein gemeinsames Erbe, alle auf ihre je eigene Weise.

Danksagungen

Die Arbeit an den Gruppenprozessen des PAKH wäre ohne die Beiträge meiner Kolleginnen und Kollegen und aller involvierten PAKH-Mitglieder nicht möglich gewesen. Ihnen allen möchte ich aus ganzem Herzen danken. Hannah Schumacher hat den Text aus dem Englischen ins Deutsche übertragen, und Tony Hamburger, Peter Potthoff und Regine Scholz haben ihn im besten Sinn kritisch diskutiert. Ihnen allen möchte ich für ihre Unterstützung und ihre Anmerkungen meinen tiefsten Dank aussprechen.

Literatur

Bar-On, D. (2007). »Sie verstehen nur Gewalt« – Die Entfaltung verbaler Gewalt und »explosive« Diskurse im jüdisch-palästinensischen Dialog. *Gruppenpsychotherapie und Gruppendynamik, 43*(2), 109–136.

Bion, W.R. (1961). *Experiences in groups.* Tavistock Publications.

Bion, W.R. (2018). *Erfahrungen in Gruppen und andere Schriften.* Klett-Cotta.

Bode, S. (2004, 2021). *Die vergessene Generation. Die Kriegskinder brechen ihr Schweigen.* Klett-Cotta.

Brecher, C. (2012). Die unverträgliche Erinnerung: Holocaust und kollektive Identitäten in Deutschland und Israel. Jüdische Identitäten in Deutschland nach dem Holocaust. *Psychoanalyse – Texte zur Sozialforschung, 16*(1), 122–136.

Brockhaus, G. (2008), Muttermacht und Lebensangst. Zur politischen Psychologie der NS-Erziehungsratgeber Johanna Haarers. In J. Brunner (Hrsg.), *Mütterliche Macht und väterliche Autorität. Elternbilder im deutschen Diskurs* (S. 63–77). Wallstein.

Elias, N. (1989). *Studien über die Deutschen.* Suhrkamp.

Faimberg, H. (1987). Die Ineinanderrückung (Telescoping) der Generationen. *Jahrbuch der Psychoanalyse, 20,* 114–142.

Faimberg, H. (2009). *Telescoping. Die intergenerationelle Weitergabe narzisstischer Bindungen.* Brandes und Apsel

Foulkes, S.H. (1964). *Therapeutic group analysis.* George Allen & Unwin.

Foulkes, S.H. (1975). *Group analytic psychotherapy. Methods and principles.* Gordon & Breach.

Foulkes, S.H. (2007a). *Gruppenanalytische Psychotherapie. Der Begründer der Gruppentherapie über die Entwicklungsstationen seiner Methode in Theorie und Praxis*. Verlag Dietmar Klotz

Foulkes, S.H. (2007b). *Praxis der gruppenanalytischen Psychotherapie*. Verlag Dietmar Klotz.

Frei, N. (2001). *Hitlers Eliten nach 1945*. Campus-Verlag.

Fuchs, T. (2008). Sind psychische Krankheiten Gehirnkrankheiten? In K. Vogeley, T. Fuchs & M. Heinze (Hrsg.), Psyche zwischen Natur und Kultur (S. 67–80). Parodos.

Gauck, J. (2015, 27. Januar). *Tag des Gedenkens an die Opfer des Nationalsozialismus im Deutschen Bundestag*. Der Bundespräsident. www.bundespraesident.de/SharedDocs/Reden/DE/Joachim-Gauck/Reden/2015/01/150127-Bundestag-Gedenken.html

Gerson, S. (2009). When the third is dead: Memory, mourning and witnessing in the aftermath of the Holocaust. *International Journal of Psychoanalysis, 90*, 1341–1357.

Gobodo-Madikizela, P. (Hrsg.). (2020). *History, Trauma and Shame. Engaging the Past Through Second generation Dialogue*. Routledge.

Hirsch, M. (2012). *The generation of post memory: Writing and visual culture after the Holocaust*. Columbia University Press

Hopper, E. (2003). *The social unconscious: Selected papers* (Bd. 22). Jessica Kingsley Publishers.

Horn, E. (2014) Was tun mit dem transgenerationalen Erbe? Von der Abwehr durch Spaltung zum Dialog. In J. Lohl & A. Moré (Hrsg.), *Unbewusste Erbschaften des Nationalsozialismus. Psychoanalytische, sozialpsychologische und historische Studien* (S. 249–270). Psychosozial-Verlag.

Jüdische Gemeinden (o.J.). *Hardheim/Odenwald (Baden-Württemberg)*. www.juedische-gemeinden.de/index.php/gemeinden/h-j/842-hardheim-odenwald-baden-wuerttemberg

Kattermann, V. (2016). Nachdenken über das kollektive Metabolisieren traumatischer Spaltungen. In D. Adam-Lauterbach, F. Horzetzky, C. Seidler & M. Froese (Hrsg.), *Psychoanalyse im transkulturellen Raum: Eine Zwischenbilanz nach 25 Jahren APB* (S. 57-72). edition bodoni.

Kattermann, V. (2017). Unerträgliche Verbindungen. Nachdenken über Verquickungen von »Täter«- und »Opfer«-Erfahrungen am Beispiel nationalsozialistischer Gewalt. *Psyche, Zeitschrift für Psychoanalyse und ihre Anwendungen, 69*(11), 1046–1070.

Klein, M. (1946). Notes on some schizoid mechanisms. In J. Riviere (Hrsg.), *Development of Psychoanalysis* (S. 292–320). Hogarth Press.

Klein, M. (1973). *Die Psychoanalyse des Kindes*. Kindler.

Krondorfer, B. (2013). Interkulturelle Erinnerungsarbeit als offener Prozess. In H.F. Rathenow, B. Wenzel & N. Weber (Hrsg.), *Handbuch Nationalsozialismus und Holocaust: Historisch-Politisches Lernen in Schule, außerschulische Bildung und Lehrerbildung* (S. 481–497). Wochenschau Verlag.

Le Roy, J. (1994). Group Analysis and Culture. In D. Brown & L. Zinkin (Hrsg.), *The Psyche and the Social World* (S. 183). London

Lockot, R. (1994). *Die Reinigung der Psychoanalyse. Die Deutsche Psychoanalytische Gesellschaft im Spiegel von Dokumenten und Zeitzeugen (1933–1951)*. Edition diskord.

Lockot, R. (2000). *Psychoanalytiker eigenen sich ihre deutsche Geschichte an*. In A.-M.

Schlösser & K. Höhfeld (Hrsg.), *Psychoanalyse als Beruf* (S. 135–162). Psychosozial-Verlag

Lockot, R. (2003). *Erinnern und Durcharbeiten. Zur Geschichte der Psychoanalyse und Psychotherapie im Nationalsozialismus*. Psychosozial-Verlag.

Lockot, R. (2008). Die wechselvolle Geschichte des Namens der Deutschen Psychoanalytischen Gesellschaft. In K.J. Zienert-Eilts (Red.), *»Berlin ist ein schwieriger, aber bedeutungsvoller Boden…« (Freud an Abraham am 24.8.1908). 100-Jahr-Gedenkfeier der Gründung der Berliner Psychoanalytischen Vereinigung* (S. 45–58). Berliner Psychoanalytisches Institute.

Lohl, J., Moré, A. (Hrsg.). (2014). *Unbewusste Erbschaften des Nationalsozialismus. Psychoanalytische, sozialpsychologische und historische Studien*. Psychosozial-Verlag.

Mitscherlisch, A. & Mitscherlisch, M. (1967). *Die Unfähigkeit zu trauern*. Piper.

Moré, A. (2013). Die unbewusste Weitergabe von Traumata und Schuldverstrickungen an nachfolgende Generationen. *Journal für Psychologie, 21*(2), 8–17.

Nitzgen, D. & Hopper, E. (2017). The concepts of the social unconscious and the matrix in the work of S.H. Foulkes. In E. Hopper & H. Weinberg (Hrsg.), *The Social Unconscious in Persons, Groups and Society* (Bd.3, The Foundation Matrix extended and re-configured; S. 3–26). Karnac.

Prade-Weiss, J. (2022). Scham und Spaltung überwinden. Zur transgenerationalen Übertragung der Folgen von Massengewalt, *Psyche 76*(3), 264–274.

Reddemann, L. (2015). *Kriegskinder und Kriegsenkel in der Psychotherapie. Folgen der NS-Zeit und des Zweiten Weltkriegs erkennen und bearbeiten – Eine Annäherung.* Klett-Cotta.

Releaux, N. (2006). *Nationalsozialistische Täter. Die intergenerative Wirkmacht des malignen Narzissmus.* Psychosozial-Verlag.

Schlösser, A.-M. & Höhfeld, K. (2000). (Hrsg.). *Psychoanalyse als Beruf.* Psychosozial-Verlag.

Scholz, R. (2005). Warum Foulkes' Konzept der Grundlagenmatrix sinnvoll ist. *Gruppenanalyse, 1*(05), 5–11.

Scholz, R. (2017). The fluid and the solid – or the dynamic and the static: Some further thoughts about the conceptualisation of foundation matrices, processes of social unconscious and/or large group identities. In E. Hopper & H. Weinberg (Hrsg.), *The Social Unconscious in Persons, Groups and Society* (Bd. 3, The Foundation Matrix extended and re-configured; S. 27–46). Karnac.

Ustorf, A.-E. (2008) *Wir Kinder der Kriegskinder. Die Generation im Schatten des Zweiten Weltkriegs.* Verlag Herder.

Volkan, V. (1981). Linking objects and linking phenomena: A study of the forms, metapsychology and therapy of complicated mourning. International Universities Press.

Volkan, V. (1999). *Das Versagen der Diplomatie. Zur Psychoanalyse nationaler, ethnischer und religiöser Konflikte.* Psychosozial-Verlag.

Volkan, V. (2013). *Enemies on the couch. A psychological journey through war and peace.* Pitchstone.

Volkan, V. (2014). International relations and psychoanalysis. In C. Levitt (Hrsg.), *Hostile and malignant prejudice* (S. 57–83). Karnac.

Volkan, V. (2020). *Large-Group Psychology. Racism, Societal Divisions, Narcissistic Leaders and Who We Are Now.* Phoenix Publishing House.

Wangh, M. (1996). Die Durcharbeitung der Nazivergangenheit in der deutschen psychoanalytic community. Versuch einer Einschätzung aus naher Ferne. *Psyche, I*(2), 97–122.

Weinberg, H. (2007). So what is this social unconscious anyway? *Group Analysis, 40*(3), 307–322.

Welzer, H., Möller, S. & Tschuggnall, H. (2002). *»Opa war kein Nazi«. Nationalsozialismus und Holocaust im Familiengedächtnis.* Fischer TB.

Wilke, G. (2016). The German social unconscious: Second generation perpetrator symptoms in organisations and groups. In E. Hopper & H. Weinberg (Hrsg.), *The Social Unconscious in Persons, Groups and Society* (Bd. 2, Mainly Foundation Matrices; S. 61–80). Karnac.

Yalom, I. D. (1970). *The theory and practice of group psychotherapy.* Basic Books.

Über die Autor*innen

Peter Pogany-Wnendt, Dr. med., ist Facharzt für Psychotherapeutische Medizin und Psychiatrie in eigener Praxis in Köln. Er ist Gründungsmitglied und seit 2008 1. Vorsitzender des Arbeitskreises für intergenerationelle Folgen des Holocaust.

Elke Horn, Dr. med., ist Fachärztin für Psychosomatische Medizin, Psychoanalytikerin und Gruppenanalytikerin in eigener Praxis in Düsseldorf. Sie ist Dozentin, Lehranalytikerin und Supervisorin und Mitglied des Arbeitskreises für die intergenerationellen Folgen des Holocaust.

Beata Hammerich, Dipl.-Psych., ist Psychoanalytikerin in eigener Praxis in Köln. Sie ist 1968 aus der Tschechoslowakei mit ihrer Familie nach Deutschland geflüchtet. Sie war viele Jahre Vorstandsmitglied des Arbeitskreises für intergenerationelle Folgen des Holocaust.

Erda Siebert, Dipl.-Psych., ist Psychoanalytikerin in eigener Praxis in Düsseldorf. Sie war von 2008 bis 2018 2. Vorsitzende des Arbeitskreises für intergenerationelle Folgen des Holocaust.

Johannes Pfäfflin, Dipl.-Psych., ist Psychoanalytiker und Supervisor in eigener Praxis in Düsseldorf. Er ist Mitbegründer des 1995 ins Leben gerufenen Arbeitskreises für Intergenerationelle Folgen des Holocaust und war 1995 bis 2008 Vorstandsmitglied.

Psychosozial-Verlag

Martin S. Bergmann, Milton E. Jucovy, Judith S. Kestenberg (Hg.)

Kinder der Opfer. Kinder der Täter

Psychoanalyse und Holocaust

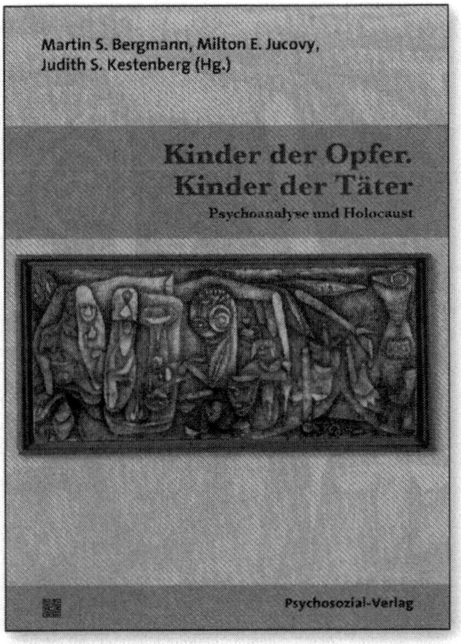

2016 · 425 Seiten · Broschur
ISBN 978-3-8379-2527-2

Nach ihrer Befreiung durch die Alliierten haben sich viele der Opfer der nationalsozialistischen Terrorherrschaft in alle Welt aufgemacht. Ein »Vorhang des Schweigens« legte sich auf die Ereignisse. Erst die zeitliche und räumliche Distanz befähigte die Überlebenden, ihre Erinnerungen zuzulassen, und die Therapeutinnen und Therapeuten, sich mit diesen auseinanderzusetzen.

Die Autorinnen und Autoren untersuchen anhand von erschütternden Fallbeispielen die charakteristischen Symptome der Überlebenden und der nachfolgenden Generation. Dabei gehen sie nicht nur auf die Nachfahren der Opfer, sondern auch auf die der Täter und Täterinnen ein und zeigen, dass die Entschädigungspraxis deutscher Behörden einer Fortsetzung der Verfolgung gleichkam.

Das vorliegende Buch wurde gleich nach dem Erscheinen der amerikanischen Originalausgabe als Standardwerk für die Auseinandersetzung mit den psychischen Folgen des Holocaust, insbesondere der zweiten Generation, bezeichnet. Die deutsche Ausgabe wurde um einen Beitrag von Ilse Grubrich-Simitis erweitert.

Mit Beiträgen von Maria V. Bergmann, Martin S. Bergmann, M. Donald Coleman, Yolanda Gampel, Ilse Grubrich-Simitis, Gertrud Hardtmann, James Herzog, Judith S. Kestenberg, Milton Kestenberg, Marion M. Oliner und Lutz Rosenkötter

Walltorstr. 10 · 35390 Gießen · Tel. 0641-969978-18 · Fax 0641-969978-19
bestellung@psychosozial-verlag.de · www.psychosozial-verlag.de